U0140630

王新志

学术思想与经验辑要

王新志◎著

全国百佳图书出版单位

中国中医药出版社

·北 京·

图书在版编目（CIP）数据

王新志学术思想与经验辑要 / 王新志著 . — 北京：中国中医药出版社，
2021.4

ISBN 978-7-5132-6571-3

Ⅰ . ①王⋯　Ⅱ . ①王⋯　Ⅲ . ①中医临床 – 经验 – 中国 – 现代

Ⅳ . ① R249.7

中国版本图书馆 CIP 数据核字 (2020) 第 253778 号

中国中医药出版社出版

北京经济技术开发区科创十三街 31 号院二区 8 号楼

邮政编码　100176

传真　010–64405721

保定市西城胶印有限公司印刷

各地新华书店经销

开本 710×1000　1/16　印张 17.75　彩插 0.5　字数 287 千字

2021 年 4 月第 1 版　2021 年 4 月第 1 次印刷

书号　ISBN 978-7-5132-6571-3

定价　78.00 元

网址　www.cptcm.com

社 长 热 线　010–64405720

购 书 热 线　010–89535836

维 权 打 假　010–64405753

微信服务号　zgzyycbs

微商城网址　https：//kdt.im/LldUGr

官 方 微 博　http：//e.weibo.com/cptcm

天猫旗舰店网址　https：//zgzyycbs.tmall.com

如有印装质量问题请与本社出版部联系（010–64405510）

版权专有　侵权必究

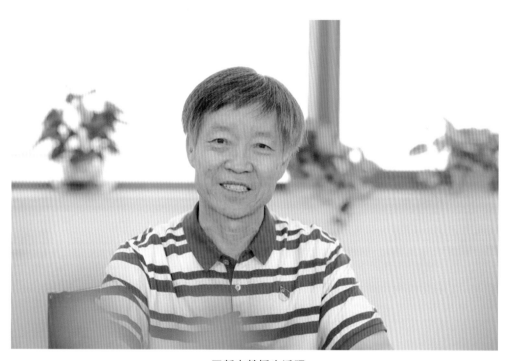

王新志教授生活照

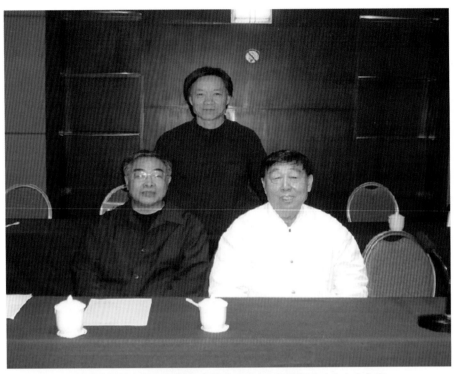

王新志（后排）早年与王永炎院士（右）、张伯礼院士（左）合影

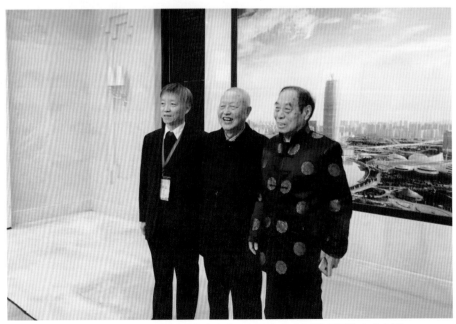

王新志（左）与国医大师张磊（中）、全国名老中医郑绍周（右）合影

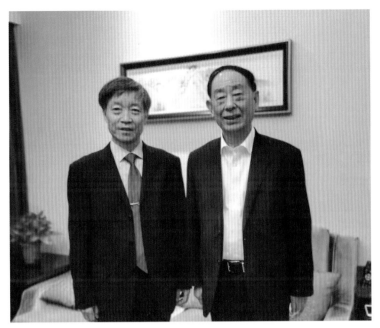

王新志与国医大师唐祖宣（右）合影

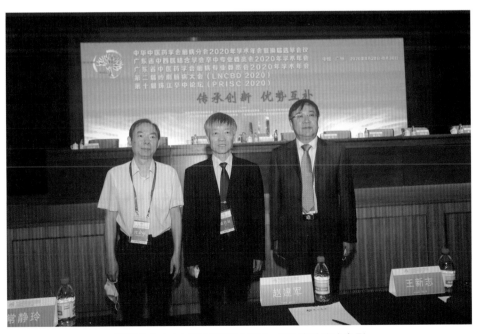

王新志（中）与弟子赵敏（右）、刘向哲（左）合影

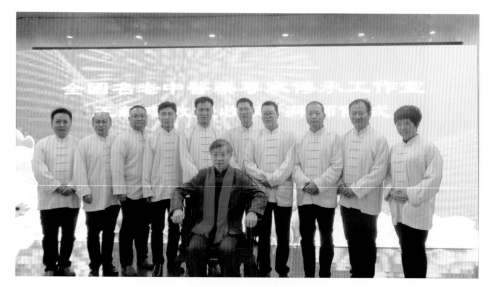

王新志与拜师弟子合影

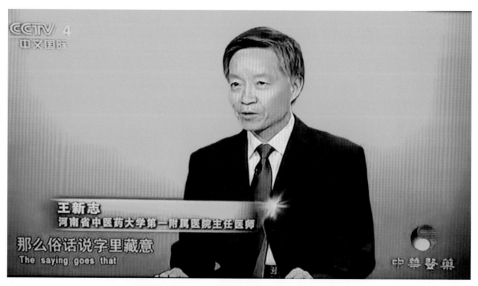

王新志做客中央电视台《中华医药》栏目

证　书

王新志同志：

为了表彰您为发展我国__医疗卫生__事业做出的突出贡献，特决定发给政府特殊津贴并颁发证书。

政府特殊津贴第2012-916-064号　　　　　　2013 年 2 月 5 日

国务院

享受国务院政府特殊津贴专家

全国老中医药专家学术经验继承指导老师

证　书

王新志同志于 2012 年 6 月被确定为第五批全国老中医药专家学术经验继承指导老师，为培养中医药人才做出贡献，特授此证。

证书编号：ZDLS201616008　　　　　　二〇一六年十一月十六日

第五批全国老中医药专家学术经验继承指导老师

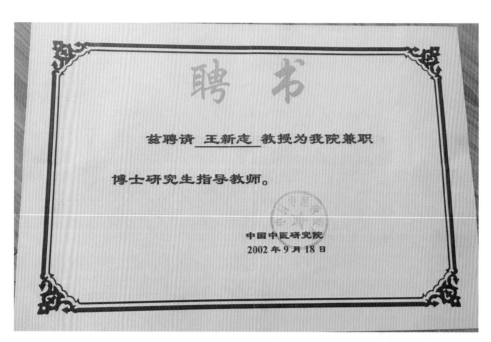

中国中医研究院（现中国中医科学院）博士研究生导师聘书

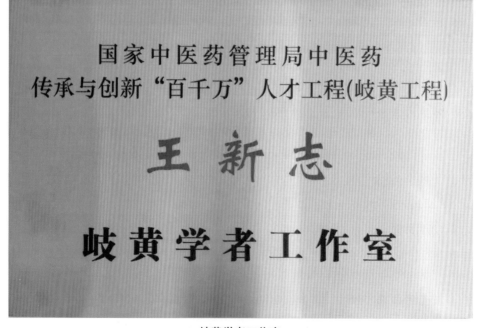

岐黄学者工作室

王序

　　中医药学植根于中国文化的土壤之中，是中国传统文化中的瑰宝。今天，回归中华民族优秀传统文化的中国智慧绝非偶然。我国政府高度重视中医药事业的发展，陆续出台了一系列扶持中医药传承工作的政策，以推动名老中医经验传承工作的开展。《中华人民共和国中医药法》的颁布实施，《中医药发展战略规划纲要（2016—2030）》的部署，为我们带来了前所未有的机遇，中医人备受鼓舞。

　　河南地处中原，天地之中，人杰地灵。中原大地曾经孕育了医圣张仲景。时代变迁，医学发展，我们不仅要继承、发扬传统中医理论精华，展示中医的特色和优势，同时还要以中医自身发展规律为指导，将传统资源优势与现代科学技术结合起来，加强中医药科技创新，提高中医药现代化的发展水平。

　　岐黄学者王新志教授，早年深研《黄帝内经》《伤寒论》《金匮要略》等经典著作，并广拜国内中医名家泰斗为师，长期坚持中医临床，经不懈努力，至学验俱丰，目前已是国内著名的中医脑病大家。王新志教授治学严谨，敢于创新，是一位既坚持中医药原创思维，又善于运用现代科学技术的领军标杆。他在国内较早地开展了大中量脑出血、大面积脑梗死的中西医诊疗研究，并取得满意疗效，使大批病人摆脱了死神、植物人、偏瘫的困扰。其高尚的医德、精湛的医术、敬业的精神、谦和的态度深受同行及广大患者赞誉。现任河南中医药大学第一附属医院脑病医院院长、主任医师、享受国务院政府特殊津贴专家、国家二级教授、博士研究生导师，全国名老中医药专家传承工作室获批者，第五批全国老中医药专家学术经验继承指导老师、首批全国优秀中医临床人才、河南省优秀专家、河南省首批名中医。兼任世界中医药学会联合会脑病专业委员会副会长、中华中医药学会脑病分会副主任委员、河南省中医药学会脑病专业委员会主任委员。以上荣誉的取得，既是一种担当，也是一种责任，更是众望所归。

《王新志学术思想与经验辑要》一书是其从医40余载的临床经验和学术思想的整理，此书付梓，可谓中医脑病界的一件幸事。书中介绍了学术渊源、学术思想、医论医话、医案精选、传承与科学研究成果内容。王新志教授深谙整体观念与辨证论治精髓，临证注重中西医内外综合治疗。提出"上病下取，脑病'胃'治"理论，创立"躯体情志病"理论概念，并提出中风恢复期及并发症治疗系列新观点。其创新活跃的临床思维，源于其渊博的中西医理论知识和精湛的临床技能。阅读此书，相信对广大后学具有启迪思维、开阔视野的重要作用，并且学而能用，用之有效，造福患者。

名老中医学术传承是利国利民的千年大计，关乎中医药事业的永续发展，需要一代一代学人不懈努力。此书的出版，必将对传承弘扬名老中医学术思想、创新发展中医药理论起到积极的推动作用。故乐而为之作序。

中国中医科学院名誉院长

中医工程院院士

中央文史研究馆馆员

王永炎

2020 年 2 月于北京

张序

2020年，新型冠状病毒肺炎（简称新冠肺炎）疫情在全球肆虐，给经济社会发展和人民健康带来了巨大创伤。作为首当其冲的我国，在党和政府果断决策、英明指挥下，充分发扬中西医结合、中西药并用的优势，取得了抗击疫情的阶段胜利，成为中国方案的亮点，受到海内外广泛关注。

当下，中医药发展正走在复兴之路上，"传承精华，守正创新"是新时代主题，更是中医药自身发展的要求。中医药是中华民族的瑰宝，也是打开中华文明宝库的钥匙，具有独特的理论体系和疗效优势，在治未病中的主导作用、重大疾病治疗中的协同作用和疾病康复中的核心作用日益凸显，已成为建设健康中国的重要力量。

中医药的核心是中医思维。传承精华，就是要传承中医药天人合一的整体观念、辨证论治的诊治方法及七情和合的复方治疗模式等，同时传承中医的大医精诚精神。但传承的同时，还要守正创新，就是要在坚守自身理论体系、遵循中医药规律的前提下，要自觉吸收、主动融入现代科技之中，不断创新发展，让中医药学真正做到历久弥新，学术长青。

各个学科都有传承发展的问题，但对中医药来说更加重要。传承是中医药发展的重要形式，师徒相授、知识代传、医案典籍、学术流派，延续了学术的生命；守正是中医药发展的基础，没有基础就如空中楼阁般虚幻缥缈，就没有了根基和方向。重视传承工作就抓住了根本，事业越是发展，我们越要坚守中医思维特点这条底线。几千年来，中医药薪火相传，历史悠久，但其理念并不落后，现代生命科学很多难题都可以从中医药宝库中找到解决方法。只要我们带着临床实践中的问题研究经典，按历史的脉络进行梳理，不但能总结学术发展演变过程，还能掌握多种破题的思路和方法，并接受实践的检验，在检验中不断修正提高。

整理名老中医的学术思想和临床经验，是中医药传承创新的较好方法，也是名老中医应有之责和担当所为。在这方面，王新志教授为学界做出了探索和示范。岐黄学者王新志主任医师，为国家二级教授、博士研究生导师、享受国务院政府特殊津贴专家、第五批全国老中医药专家学术经验继承指导老师、全国名老中医药专家传承工作室导师，现任河南中医药大学第一附属医院脑病医院院长、河南省中医药学会脑病专业委员会主任委员，曾任中华中医药学会脑病分会副主任委员等学术兼职。其从医 40 余载，学验俱丰，是国内著名的中医脑病专家。

由王新志教授撰著的《王新志学术思想与经验辑要》《王新志通腑法治疗脑病临床经验》《王新志虫类药治疗脑病临证应用》系列著作，通过大量临床鲜活的病案，系统总结了他治疗脑病的学术思想及临床经验。其著以经典理论结合个人临床经验，特色鲜明，重点突出；所录医案配伍严谨，处方轻灵；兼顾当前国内外与脑病相关的中西医研究新理论、新进展，具有很强的实用性和可读性，也是王新志教授数十载临床经验和学术思想精华的集中反映，他们融汇中西，理论联系实际的治学方法和创新意识给后学以启迪和借鉴。今日出版，实属可贺，值得广大医务工作者及医学院校学生学习。

该系列著作以突出临床指导性、实用性为特色，对于宣扬和传承中医药学术理论、提高脑病临床诊疗水平具有重要的参考价值，同时为名老中医学术思想的传承创新提供了宝贵经验，特为之序！

中国工程院院士
天津中医药大学校长
中国中医科学院名誉院长

张伯礼

庚子年·仲秋

自序

　　本书概括了笔者从医40余年的临床经验和学术观点，其中梳理自己求学、临证、科研、带教等经历，体会良多。这些经历对自身临床经验的积累、学术观点的形成均产生了重要影响，希望能为各位同道提供参考。

　　笔者于中国改革开放初恢复高考后，即1978年考入河南中医学院医疗系本科，在各位恩师的殷切教诲和引领下，始入岐黄之门；后辗转多地，求学于多位名医大家，受各家启迪而始晓中医之堂奥；40余年从事一线临床工作，从无畏、无知渐能知常达变、圆机活法，方得些许感悟；同道相求，各抒己见，常有茅塞顿开之感；正可谓"昨夜西风凋碧树，独上高楼，望尽天涯路"。医路渐行渐远，深知一人之渺小，即使倾毕生之力，也难以洞彻中医之大道也。今将从医数十年之经验和体会整理出来，或可微丰岐黄之道，惠及世人，则吾愿足矣。

　　迄今，笔者已培养80余名硕士、博士研究生，这意味着是80乘"n"次的学术思考，这些都给我带来了许多启发。近年来，笔者多次受邀于各地进行学术讲座，在备课过程中翻阅中医典籍，关注当前研究动态，无形之中也使自身知识得以积累与提高；讲课过程中结合临床实践，举一反三，又是对知识的夯实和巩固。老师又谓先生、教习，先生者出生在先，是为岁长而并不能说明就一定强于学生，只是更能扬清厉俗；教习者既教又习，即教学相长。由此深感"教人就是教己，输出就是输入"。

　　数十年岐黄之路，笔者对"读经典、做临床、拜名师"深有感悟，只有读书、临床，再读书、再临床、再感悟，才能从"看山是山、看水是水"到"看山不是山、看水不是水"，最后达到"看山仍是山、看水仍是水"的学术思维境界。我的经验除来自老师、同行、学生外，还有患者，诊治的患者积累到一定数量，经验自然就出来了。从医以来，我深感患者就是最好的老师，如对顽固性便秘的治疗，患者未有其他不适，攻下恐伤及正气，扶正怕过补壅滞，且对药物依从性差，患者在民间多方询问，得知生土豆榨汁有良好通便效果，为通便"偏方"，用后便秘果然痊愈。后患者转述我，临床每用之多有效。由此可见，与患者交流、向患者学习的重要性。第五批全国老中医药专家学术经验继承指导老师、首批全国优秀中医临床人才、河南省优秀专家、河南省首批名中医。兼任世界中医药学会联合会脑病专业委员会副会长、中华中医药学会脑病分会副主任委员、河南省中医药学会脑病专业委员会主任委员。以上荣誉的取得，既是一种担当，也是一种责任。

近年来，随着临床经验的积累，笔者逐渐认识到社会、心理因素在疾病产生、发展中的重要作用。先贤云："百病皆生于气。"情志、心理异常可导致各种疾病的产生，临床上诸多疾病亦常伴有精神情志障碍，且更为隐匿。我总结为"百病皆生于气、百病皆生气"，情志病"躯体化""隐匿化"。对情志、心理疾病的重视，使我更加重视从整体审察患者，坚持以整体为主、局部为辅的原则，明显提高了临证疗效。此可能是从医者"众里寻他千百度，蓦然回首，那人却在灯火阑珊处"的治学境界，化繁为简，返璞归真。

在此衷心感谢恩师中国中医科学院王永炎院士、国家荣誉称号"人民英雄"张伯礼院士为本书作序，笔者有幸于早年听从两位院士教导，他们医技精湛、医德高尚、硕望宿德，拥有大医情怀，是我辈学习的楷模。愿两位先生松龄长岁月、鹤语寄春秋。

每一位门人都是其老师学术思想的践行者、享用者、拓展者和完善者。感谢我的门人及学生赵敏、刘向哲、毛峥嵘、杨海燕、王彦华、周红霞、杨国防、路永坤、关运祥、许蒙、康紫厚、朱盼龙、赵慧娟、张艳博、彭壮、张亚男、许可可、赵俊朝、陈俊华、王小燕、汪道静、刘彩芳、林燕杰、王孟秋、张鑫、王飞丽、吴芳芳、王灿、王博、孙永康、徐方飚、孙田烨、李明远、崔馨月、潘媛媛、宋研博等人协助整理本书，为本书的出版付出了艰辛的劳动。

洋洋洒洒，字已过千，念及于此，感触良深。拙作虽简，半生心血，粗鄙偏颇，恭聆指正。

王新志

庚子年重阳于郑州

目录

第一章

学术渊源

第一节　医家小传

　　王新志，男，1955年生于河南省郑州市，自幼喜爱医学。早年，跟师于河南中医学院本草方剂教研室第一任主任阎基巩主任医师学习中医学基础知识，为之后医学之路奠定了扎实的中医基本功。1974年参加工作，从事基层医疗工作；工作后孜孜不倦，继续求学。1978年考入河南中医学院，在校期间系统学习了中医基础理论，熟读四大经典著作，通过深研《黄帝内经》《伤寒论》《金匮要略》等医家经典著作，对整体观念及辨证论治有深刻认识。1983年大学毕业之后，时常听取张磊（国医大师）、李修五（河南中医学院内科教研室第一任主任）、秦进修（河南中医学院伤寒教研室主任）、李秀林、郑绍周等著名老中医的教诲，对中医知识又有进一步认识。1996年先后跟师于我国著名老中医王永炎、刘渡舟、焦树德、印会河，临诊学习，受益匪浅。临床上汲取众家之见、诸家之长，进一步深化了对中医学理论的认识，为其学术思想的形成、发展奠定了良好的根基。

　　现为国家中医脑病临床重点专科、学科学术带头人，河南中医药大学脑病学科学术带头人，河南中医药大学第一附属医院脑病医院院长。先后主持、参与承担了十余项各级、各类科研课题，获成果奖多项。其牵头研制开发的中药六·二类新药"中风星蒌通腑胶囊"中标了国家中医药管理局新药基金资助项目，此项目也是河南省"八五""九五""十五"科技攻关项目资助课题，已获河南省科技进步奖二等奖、三等奖各一项。在完成临床前药理、毒理研究后，同时进行多年的初步临床观察，于2004年获国家药品监督管理局批准的临床试验批件。

主编《中华实用中风病大全》《中风脑病诊疗全书》等十余部著作。其中《中华实用中风病大全》由人民卫生出版社出版，时任卫生部部长陈敏章教授亲自为此书题写书名、全国脑血管病防治研究办公室主任王文志教授、中国中医科学院名誉院长王永炎院士称其为该领域内的鸿篇巨著，并分别获得河南省教育委员会科技进步一等奖、河南省科技进步三等奖。另外，在各类各级学术期刊上发表论文200余篇。

王新志教授于1995年被中华中医药学会评选为"中国百名杰出青年中医"；1996年被遴选为河南省中医管理局"112人才工程"十个学术带头人之一；1997年被评选为"河南省跨世纪学术和技术带头人"，同年晋升为主任医师；1998年被河南中医学院遴选为硕士研究生导师；1999年被中共河南省委、河南省人民政府评选为河南省优秀专家；2002年被中国中医科学院遴选为博士研究生导师；2007年被国家中医药管理局选定为首批"全国优秀中医临床人才"；2009年被评选为河南省首届名中医；2012年被遴选为第五批全国老中医药专家学术经验继承工作指导老师；2013年成为享受国务院政府特殊津贴专家；2016年被选定为仲景书院国医导师，同年王新志全国名老中医药专家传承工作室获批建设；2018年经层层选拔成为国家中医药管理局中医药传承与创新"百千万"人才工程（岐黄工程）岐黄学者。

第二节　学术品质

一、医风高洁

伟大的科学家爱因斯坦说："人只有献身社会，才能找到那短暂而有奉献的生命的意义。"从医40余载，王新志教授一直将以诚待人、严以律己、广施仁爱作为做人、行医的原则。在其心目中，患者永远是第一位的。生活中，一年365天，皆为上班有点、下班没点，医院和家两点一线的生活已成常态。即便是在出差路上、下班后，也常常是咨询病情的电话不停。王新志教授常讲："患者的生命重于一切，尤其是脑出血、大面积脑梗死患者，要管理患者的呼吸道、消化道，还要管理患者的血糖、血脂、血压，稍有疏忽，有时候一口痰处理不好，就足以要患者的性命。医生的使命光荣、责任如山；从医者最宝贵的就是诊疗经验，而这些经验来之于民，所以服务于民就是对医者的基本要求，也是对社会的最大奉献。"

平时王教授也注重养生，尽力起居守常，坚持锻炼。医者调摄养生、精神饱满，才能思路敏捷，辨证无误。只有保证身体健康，才有更多的时间和精力为患者解除病痛。因此，王教授每遇患者亦必再三嘱咐传授预防保健之法，并将自己的心得体会整理出来，分发给就诊患者。

二、治学严谨

中医书籍，浩如烟海。王教授认为一个人一生不可能也不必要全部阅读，但读经典却是最基本的要求。既然选择走中医之路，就要以中医学科为主，踏踏实实，坚持不懈地去读经典、用经典，在此基础上，阅读相关历史文献及近现代教学、临床、科研的新成果、新进展，融会贯通。

王教授认为，读经典与临证二者缺一不可。故每于闲暇之时必持经典默读，亦必于纸端记录心得。而临证时如遇疑难病例，亦常引经据典，背诵原文，处方选药，效如桴鼓。对于经方的认识和应用，王教授认为用经方治今病，正如拆旧屋盖新房，其木材非一，不经工匠之手，焉能用乎？"方虽是旧，弘之唯新"，在长期的临床实践中师古而不泥古，不拘门派，不断汲取经典的养分，有许多经验方就是在经方的基础上化裁而得。

王教授认为，读经典不代表局限于历史的继承，更要从不同层次、不同侧面去汲取现代医学的知识和技能。王教授虽已年过花甲，仍保持阅读医学杂志和报刊的习惯，并时常上网查阅文献资料，关注医学发展的新进展、新趋势，以最新的视角理解中医，做到与时俱进。

三、笔耕不辍

学术思想的形成与勤于实践、善于总结分不开。王教授常随身携带笔记本和笔，每遇疑难病案必记录之，读经典及临证有心得时将之记载。王教授以多年临床经验之积累，辛勤耕耘，在繁忙的工作之余，先后独著及主编11部著作，参编多部学术论著，发表学术论文200余篇。

王教授常告诫学生在临床要结合流行病种，研究中医发展趋势，将中医应用融入到时代发展中，而不是故步自封，要以不变应万变。王教授善用经方，更善于结合自己临证体会，研究、总结和开发经方在临床中的灵活运用，先后带领团队中临床科研人员及研究生进行临床观察和实验研究，开发出如治疗中风痰热腑实证的中风星蒌通腑胶囊等5种院内制剂。王教授遣方用药是对辨证用经方很好的诠释，也是其临床经验智慧的结晶。

四、传道授业

近10年，王教授及其团队已成功举办、承办国家级及省级学术会议20场次。如2017年10月13日至2017年10月15日，中原脑病论坛暨首届河南脑病学术大会及河南中医药大学第一附属医院脑病专科联盟成立大会，在郑州嵩山饭店成功召开。本次大会以"创新提高，合作共赢"为主题，秉承中西并重理念，设立了以"走近院士、对话大师"为主题的主会场，以王新志教授、刘向哲教授为坛主的"脑血管病、脑研究及脑健康论坛"等11个分论坛。本次大会邀请张伯礼院士、王琦国医大师、张磊国医大师、唐祖宣国医大师、全国名中医丁樱教授及高颖教授、许予明教授、黄燕教授、张允岭教授等73位专家莅临授课，参加会议的代表达2000余人，成为河南医学界空前的盛会。到目前为止，河南脑病大会已成功举办3届，在业界赢得了一席之地。2017年11月18日，作为全国名老中医传承工作室建设的重要组成部分，王教授在郑州市明珠大酒店收徒10人，并举行学术活动。

另外，王教授及其团队主办、承办中华中医药学会脑病分会第二届学术会议1届，国家级、省级中医药继续教育项目暨河南省中医学会脑病分会学术年会17届，其中还包括国家级中医药专题论坛（头痛、脑出血）会议2次，对脑出血、脑梗死、帕金森病、头痛、失眠、眩晕、痴呆等脑系疾病的国内外研究进展、重症监护、康复及护理等方面进行了大会讲解、学术交流，推广普及了中医药防治脑血管病的知识。培训人员近万人次，惠及河南省内及周边省市中西医同行，教书育人成绩卓越。

王教授作为专家学者及国家中医药管理局中医药文化科普知识巡讲专家，每年在全国各地巡讲80余场次。

五、三匠风采

王教授倡导做三匠（看病匠、讲课匠、写书匠）。

医生首先是个看病匠。作为一名医生，看好每一个患者是每位医生的基本职责，王教授提倡"终点站式服务"，这样才有良好的"二百五十效应"。王教授常讲，金奖银奖不如患者的夸奖，金杯银杯不如患者的口碑，让每一位就诊者满意才是对医者最大的奖励。

医生也是个讲课匠。王教授常讲，作为一名医生，自己不但要会看病，更要善于总结，把自己的经验总结出来，讲给所有同行、所有的人，那看病的力量将一传十，十传百，因为一个再好的大夫，24小时不睡觉也有看不完的患者。东讲西讲不如学术会议来讲，东夸西夸不如同行来夸。一堂课会让几十、几百、几千人受益。

医生更是个写书匠。中国之广，世界之大，看病讲课，你的时间、精力是有限的，若能把看病之经验，写成书或文章，那将会使无数的医生与患者受益，并可流传后世。

王教授特别崇尚张伯礼院士常说的"一流的医生应该是：坐下来会看病，站起来能演讲，闭上眼睛善思索，科学研究出成果"。王教授从医40余载，用精湛的医术、博大的爱心、谦和的态度，为许多命悬一线的患者重新点亮生命之光，为学生树立了学习的榜样。目前，王教授仍然在岗位上默默奉献着自己的热忱与智慧，并且对自己提出了更高的要求，百尺竿头，更进一步。

第三节　引领团队

一、建立专科，成绩斐然

作为河南中医药大学及河南中医药大学第一附属医院脑病学科、学术带头人，王新志教授建设国家中医药管理局脑病重点专（学）科、国家卫生健康委员会临床重点专科，成绩斐然。

王教授作为脑病医院院长，在任期内，制订了河南中医药大学第一附属医院脑病医院《中医脑病重点专科建设发展规划》《中医脑病重点学科建设发展规划》，落实了年度工作计划任务，进一步明确了发展目标。实现了以本专科收治的中风病、眩晕、痴呆为重点病种，同时拓展帕金森病、运动神经元病、睡眠障碍、癫痫等疑难疾病的中医诊治领域。其团队牵头制订的《眩晕诊疗方案》及《眩晕中医临床路径》被国家中医药管理局发布并在全国推广应用，此方案及路径因坚持中医整体观念和辨证论治特色，以临床实践为基础、提高临床疗效为目的，注重中医药特色的突出和优势的发挥得到同行的认可。开展中风病等脑病病证结合的临床研究和临床疗效评价研究，拓展了中医药防治脑病的理法方药理论。

二、学术带头，持续发展

脑病医院专科病区规模逐渐扩大，形成了6个专业、5个病区的专业团队。在医院各级领导的大力支持和全体同人的努力和帮助下，于2011年7月7日成功申报成为国家临床重点专科建设项目，经过各病区通力合作，3年建设期满，顺利通过国家中医药管理局验收；2012年成功申报国家中医药管理局重点学科建设项目，为十二五重点学科建设创造了良好开局，并于2018年以优等高分成绩通过国家验收。另外，通过管理年评估工作，对脑病科8个常见病种的中医特色诊疗方案重新进行了优化，并撰写每个病种评析优化报告。制作并发放《脑病科特色病种诊疗规范》《脑病科常用方剂50首》《脑病科常用中医诊疗方法和技术》等医师工作手册，人手一册。同时，优化制订了《脑病科重点专科建设3年发展规划和工作计划》。通过脑病医院全体同人的努力，医院脑病科与北京中医药大学东直门医院、安徽中医药大学第一附属医院共同成为国家中医药管理局全国脑病重点专科协作组组长单位。2018年又成功申报成为国家中医脑病区域诊疗中心建设单位。

三、综合管理，初见成效

按照医院党政领导的要求，脑病医院5个病区从2013年4月起实施了人、财、物及医、教、研统一管理。脑病医院成立了医疗质量管理小组、疑难病会诊讨论小组、重点专学科建设小组、经管小组、继续教育小组、宣传小组、科研管理小组、门诊专病分化管理小组等8个小组，并且均制定了各小组实施方案。

（一）医疗服务

近5年不断完善医疗服务质量管理工作，为患者提供优质医疗服务。

（二）科学研究

其团队平均每年在各级杂志发表论文50余篇，出版专著10余部，年均新增科研项目10项，新获得各级科技成果奖8项。

（三）学科建设

一是优势病种诊疗方案优化及路径管理逐步上台阶。二是队伍建设及人才培养：①成功从河南大学第一附属医院引进神经内科介入专家吴涛教授，并开展各项疑难介入手术，如血泡样动脉瘤手术；引进郑州大学神经介入专业硕士研究生2名，使我院脑病介入工作又上新台阶。②脑病团队成功申报、争取，获得4个"全国名老中医工作室"，拥有全国名老中医学术继承指导老师5名。三是专科联盟与专科共建取得丰硕成果。脑病医院积极响应国家医改号召，在我院医疗集团开展的对基层医院"专科共建"活动中，在思路指引和成功实践下，于2017年10月14日至2017年10月15日在河南郑州成功举办了河南脑病专科联盟成立大会，并且成功举办专科联盟论坛，与150个联盟单位的负责人签订了联盟协议书。2019年10月20日在河南郑州又牵头成立了华中地区中医脑病专科联盟。脑病医院5个病区分别与多家医院合作，选派专家长期或定期下乡，协助基层医院创建脑病病区，住院患者人数逐步提升。同时，积极开展了脑血管病介入治疗，并协助基层医院顺利通过二甲医院的评审。并与睢县中医院、范县中医院、淇县中医院、永城市中心医院等近20家医院签约专科共建单位。四是开展新技术。脑病医院近年来开展新技术、新项目10余项。如针刺阿呛穴加星状神经节阻滞术联合药物治疗卒中后吞咽障碍、眩晕病的综合诊疗术、体外血浆净化技术治疗高胆固醇血症、血泡样动脉瘤手术等复杂脑血管病的介入新技术，疗效显著，国内先进，省内领先。

四、学术传承，团队建设

王新志教授传承团队，由从医30余载、学验俱丰的刘向哲主任担任岐黄学者及其全国名老中医传承工作室负责人。工作室成员由10余名人员组成。积极培养高层次人才，培养高级职称人员7名，中级职称人员6名。其间，培养博士研究生3名，硕士研究生14名，其中2名博士研究生、9名硕士研究生已顺利毕业。每月围绕名老中医药专家学术经验开展交流研讨、病案讨论、医案评价等人才培养相关活动4次，目前已成功举办60余次，保存有相关视频记录资料。建设期内已接纳进修人员30名。以岐黄学者工作室、全国名老中医药专家传承工作室为平台，接收市级、县级中医院徒弟20名，并分别于郑州市明珠大酒店、临颍市中医院、南阳张仲景医院等地举行拜师仪式，接收规范化培训医师10余名。

（毛峥嵘、杨海燕整理）

学术思想

第一节　强调整体观念与辨证论治

一、整体观念

王教授认为，源于《黄帝内经》的中医整体观念是中医学的思想理论基础，是值得进一步研探的观点。整体观念主要体现在以下几点：一是在疾病的诊治中，要以"天人相合""天人相应"的整体观审视疾病的发生、发展，因时、因地、因人制宜，辨证论治。旨在说明对于疾病的预防、诊断及治疗，应明确自然界的各种变化与人体健康和疾病的相关性。二是注重生理、病理之整体观，重视脏腑生理功能的相互影响或制约、病理状态的相互传变或转化。疾病的发生往往取决于各脏腑之间的生、克、乘、侮，表现为生理状态的平衡或病理状态的乖戾，故注重五脏六腑的调和及脏腑间的生克制化，直接关系到疾病的发生及转变。三是从整体观的角度来全面分析，认识疾病的发生、发展规律。认为正气与邪气的虚实是发病的关键，正邪相搏、胜负决定发病与否及疾病的消、长、进、退，故当全面分析疾病的病因病机，了解正邪的盛衰，以明确疾病的证治，避免疾病诊治过程中的片面性。四是重视疾病防治之整体观。在疾病诊治过程中需重视"急则治其标，缓则治其本""治病必求于本"的整体观念。具体应用时，可分为急则治标、缓则治本、标本同治三种情况。药物在体内的流通、到达病所，需要通畅的气机，气机得畅，药达病所则病自除。因此，通畅自如的气机是生命之根本。可见，"治病必求于本"为标本治则之大要。疾病是复杂多变的，有痼疾、新病、新发、后发、正虚、邪实之不同，故首先要明急缓，方可有紧急之时先治标、病缓之时着重治疗根本的说法。标本缓急是由疾病的情况和阶段所决定的。故知本末，明急缓，晓变化才是标本急缓治则的应变之理。

二、方证相应

方由证立，证随方名，方能测证，证能验方。很多有效的经方、名方都是结合了中医理论精华和长期临床实践经验配伍而成。方证相应是指证候是处方的依据。反之，方剂又是检验证候诊断正确与否的手段。中医临床用药主要是用方剂治病，方剂的潜能蕴藏于整合之中，针对全息病证，融合调节对抗、补充、启动组织自适应、自稳态、自修复的整体功能，求得和谐自然的整合效应。显然，病证结合、方证相应体现了整体观念与辨证论治的原则。

三、宏观辨证与微观辨证相结合

微观辨证是以微观指标认识与辨别疾病，而传统的中医辨证主要从宏观层次着眼于功能方面的认识。随着现代医学科学技术的不断发展，使微观辨证成为可能，同时亦证明了功能与结构是统一的，中医的证必有其微观的表现和物质基础。现代中医学研究认为，从微观层次用现代科学技术结合传统宏观辨证指标对机体进行认识，通过长时间的方药疗效观察，以建立微观辨证指标，进行微观辨证。在无法辨证、证候复杂，或不太明显的情况下，微观辨证可显示出极大的优势。王教授认为，影像学、超声、心电图、生化检验、病理学等辅助检查是中医四诊辨证的有益补充和延伸，是微观辨证的重要内容。王教授主张辨证与辨病互参，两者对辨病论治极为有利，且符合现代中医的发展趋势，体现了中西医互参、扬长避短、优而择之的医家观点。

四、动态辨证

疾病的发生过程并非静止，王教授认为只有对疾病的动态发展过程全面了解，才能进行正确的辨证论治。动态辨证法贯穿于《伤寒论》六经病证辨治过程的始终，张仲景善用动态的眼光去观察六经病证的病情变化，明确疾病的病机，进而判断疾病的发生、发展及转归，疗效颇佳。王教授临证时善于把握中风病的动态发展变化，抓住动态中转变的节点，当机立断，使得疾病向好的方向转变。例如，大面积缺血性中风容易向出血性中风转换，此种转换主要发生于大面积脑梗死与急性脑出血的患者，此时抗栓与降颅压、调控血压等治疗需十分谨慎，密切观察患者神志及运动障碍情况，及时借助微观辨证的影像学检查来明确病情发展的趋势，把握病情以便指导下一步治疗。再譬如，中风病之风火痰瘀虚实在疾病的整个过程中是动态变化的，具体到每个患者而言亦是动态变化的。

（本文摘自笔者博士研究生杨海燕毕业论文《名老中医王新志教授学术思想及治疗中风病学术经验整理与研究》）

第二节　中西并重　内外结合

王教授在中西贯通的理论及实践基础上，进一步提出了中西医相链接的思维模式，对在临床实践中如何确立中医、西医之间的关系，具有重要的临床指导意义。例如出血性中风，特别是高血压引起的基底节出血。若小剂量出血，内科保守治疗即可；中、大量出血，急性期除了常规的脱水、降颅压治疗外，西医外科的开颅手术显示出极大的优势。然而外科开颅去骨瓣、清除血肿术，虽可及时避免高颅压引起脑疝、危及生命之因素，但开颅手术对患者的创伤往往较大，且需再次行颅骨修补术，对患者脑功能影响也较大，许多患者及家属较为排斥。由此，受邓小平"黑猫白猫论"思想的启发，王教授打破教条主义的意识形态束缚，奉行"拿来主义"思想——不论中医、西医、内科、外科，凡是有利于患者的皆可为我所用。王教授在临床上率先参加了北京贾宝祥教授举办的"颅内血肿微创清除术"学习班，并在科室积极开展此项目。截至目前，已成功完成手术1000余例，为患者节省了费用，避免开颅手术，挽救患者的生命，并指导全省40余家基层医院开展此项目，因此得到河南省卫生厅等上级单位的高度认可，并为其开办3期脑出血微创专题培训班，向同道传授其宝贵经验。

对于反复缺血性中风发作的患者，若对其行颅脑MRA、CTA或DSA等检查后，多数患者可发现颈内动脉或基底动脉中重度狭窄，虽给予积极内科治疗，但仍反复发作中风。每次发病后遗症的叠加，最终导致患者终身残疾或死亡。例如，借助颅脑MRA、CTA或DSA等影像手段，发现颅内动脉瘤或动静脉畸形。颅内动脉瘤犹如定时炸弹，若遇患者情绪波动、紧张等随时会出现破裂，导致颅内出血，直接危及患者生命。王教授认识到介入手术的优越性及用于临床的必要性，在院内大力推广介入手术的治疗，对许多颈内动脉中重度狭窄，并积极行保守治疗而无效的缺血性脑梗死患者，或颅内动脉瘤患者的治疗起到举足轻重的作用。王教授在临床上提倡中西并用、内外结合的教学、临床理念深得同人和医患的认同。"拿来主义"思想迎合了现代中医学的发展，突出疗效为先、方法多变、不拘泥于教条的现代医生诊治理念。

（本文摘自笔者博士研究生杨海燕毕业论文《名老中医王新志教授学术思想及治疗中风病学术经验整理与研究》）

第三节　四诊合参　尤重腹诊

一、腹诊

腹诊是临床中常用的诊断方法之一，在中医诊断中尤为重要，王教授在疾病诊疗过程中尤其重视腹诊，并且不拘泥于古代医家"急者看脉，缓则查腹"认识的局限，认为疾病急性期、恢复期等都应重视腹部临床表现。王教授根据其多年临床经验，总结了利用望、闻、问、切等方法诊查腹部以协助诊治疾病的经验。

（一）历代医家对腹诊的认识

《难经·五十六难》云："脾之积名曰痞气，在胃脘，覆大如盘。"此为目前记载较早的应用腹诊的方法。张仲景对腹诊的应用更为广泛，如《金匮要略·腹满寒疝宿食病脉证治》载："病者腹满，按之不痛为虚，痛者为实。"即是最直观的应用腹诊的方式。腹部脏腑主要有脾、胃、小肠、大肠等，李东垣为著名的补土派代表，创作《脾胃论》，足见其对脾胃及腹部的重视。中医流传至日本，随着时间的迁延，在日本对于腹诊的理解和应用分出"难经派""伤寒派"等不同流派，并且有"先证而不先脉，先腹而不先证也"之说，可见腹诊的重要性。随着现代医学技术的进步，腹诊作为最原始获取诊疗资料的方法，仍有其不可替代的作用，尤其不能被中医师所忽略。

（二）腹部与脑的联系

1. 经络

《灵枢·经脉》记载足阳明胃经"循发际，至额颅"，而其支者，"下膈，属胃，络脾"；足三阴经脉循行于腹部，上至头面，以足厥阴肝经为例，其循行于腹部，与肝、胆、胃等联系后上至颠顶；奇经八脉以任、督两脉为例，前者汇集阴脉，从腹里上至面部、目部；后者循于后背正中，上达颠顶之上，其一分支由少腹直上，贯脐，而后经心达咽喉。此外，如十二经别中足阳明、足太阴经别经脾胃在鼻部与足阳明胃经汇合，十二经筋中足三阳经筋起于足趾，循股外上行结于烦（面）。可见腹部通过经络与脑部联系密切。

2. 脏器

腹部有脾、胃、肝、小肠等脏器。脾主运化，升清以养脑络，脾胃为气机升降之枢纽，脾胃不和，则清气不能营运脑窍；肝主疏泄、藏血，开窍于目，左升而影响全身气机，肝血和营气上供于脑，肝功能失常，可使双目生疾、脑能失常；小肠泌别清浊，功能失常，可影响正常清气升散，导致脑部失养。人体分有"三焦"，少腹位置应属下焦，下焦失常，可影响中焦、上焦，进而影响全身功能。由此可见，腹部脏器皆可影响脑部正常发育及正常功能的维持，体现了腹部与大脑联系密切。

（三）王新志教授在脑系疾病中应用腹诊经验

1. 中风病

中风病急性期多实证，腹部胀满不适，按之有条索样物或球状物，结合舌苔黄腻、大便秘结等特点多为痰热腑实证。如腹部自觉胀满、憋闷、拘紧等不适，按之柔软者，多偏向于肝阳上亢；腹部拒按、按之温热者，患者常有腹部灼热感，此多为肝火上炎。这两个与肝相关证候部位并非全为右腹部，左侧亦可见，以"肝生于左"。如腹部望之圆润、膨隆，按之濡软，多为痰湿之邪内阻。

中风病恢复期多虚，气虚多望之腹部起伏减弱，肠壁柔软、喜按，闻之肠鸣音弱；阴虚者，皮肤多触之正常，久按温热，甚者夜间潮润、黏腻；阳虚者，少腹多隐痛，按之则舒，皮肤发凉。

此外，王教授在中风病方面推崇张石顽所说："凡痛，按之痛剧者，血实也；按之痛止者，气虚血燥也；按之痛减而中有一点不快，虚中夹实也。内痛外快，为内实外虚；外痛内快，为外实内虚。"以此指导实际临床中虚实夹杂的复杂病证。

2.痫病

首先应用腹诊辨别阳痫、阴痫。阳痫多身腹热汗，腹壁坚实，或可闻及痰鸣，少腹硬结；阴痫多腹部湿润冷，腹壁柔软。而后根据具体病因，以区分痫病的不同类型。风痫四肢强直，腹部板结，以风邪为主，风性开泄，腹部常可扪及汗液，汗出特点常为微汗、清稀、发凉；痰痫多腹部肥胖，按之濡软，或胃脘、两胁有痰鸣之声；惊痫者则恐于接触，遇人痫胜，如接触腹部其症愈重；食痫腹部胀满不适，恶按，按则疼痛；虫痫常表现为腹痛时发时止，纳食后多症状减轻，甚至少腹可触及条索样、久按活动之肿块；滞痫发病前多由情志异常，引起肝气郁滞，气机疏泄失常，可有腹胀，或肝木乘脾，上腹疼痛，或肝气下迫肠管，下腹疼痛，大便性状异常；虚痫多有腹部皮肤苍白或枯槁、肠鸣减弱、隐痛等。

3.失眠

胸胁胀满、走窜不适，右季肋部按之不舒，胃脘部烧灼疼痛，或有少腹胀满，伴有大便干结，常提示肝郁化火证；腹部痞闷隐痛，兼见嗳气、吞酸者多为痰热内扰；腹部久按烦热，常为阴虚火旺特征，除此之外，此证型之人腹壁多浅薄、色暗，双侧少腹部可有热、涩之感，尤以排小便时为甚，以心火下移，随小便出，烧灼尿道；腹部羸瘦，或形盛而软，乏生动之气，肤色多萎黄，可兼见按之隐痛，多为久病体虚或年老体衰导致心脾两虚之证；心虚胆怯证患者腹部症状常不明显，可偶有季肋部拘紧、酸楚，症状隐匿。

4.头痛

风、寒等外感病因引起的头痛，腹部症状常被医者所忽视，"正气存内，邪不可干"。王教授认为，有诸外必有内因。外感头痛多位于头两侧、前额及头后部，前两者因少阳、阳明内因为导，主要由于肝郁、脾胃虚弱等，表现在腹部多为胀满、走窜不适、隐痛、痞满等；治疗时不仅要祛邪，还应根据腹部状况疏肝或扶正。后枕部疼痛多为足太阳膀胱经受邪，足太阳经经气通于手太阳经，该经主干过膈，达胃，连于小肠，所以也可表现为纳差、腹部冷痛等。因痰湿、肝阳、肝火、虚等内因导致头痛者，腹部症状基本如前所述中风、失眠、痫病等相应表现，其由瘀血所致者，可伴有少腹刺痛。另外，与月经有关之头痛，腹部症状多亦与月经周期有关，经前期多实证，腹胀、刺痛；经后期多虚证，腹软喜揉、隐痛绵绵；经中期多与冲、任脉有关，腹诊就显得更为重要。

5.眩晕

对眩晕的诊治，王教授总结认为"无郁不作眩"，即气、血、痰、火、湿、食皆可导致眩晕的发生，其中以"气郁"最为常见，这在一定程度上完善了眩晕的中医诊治。情志失常，影响全身气机，头部失养，以腹胀而部位不定为主，可有腹部、颈部拘紧不适，或肝气旁克胃肠，表现为上腹痛、下腹胀痛拒按，稍遇冷气或情绪异常猝然发作，泻后如常，或气郁日久，肝阴耗伤，阳亢上至颠顶，特殊表现为右腹部隐痛、叩痛、脐周疼痛；"血郁"即血瘀，肝藏血，气郁疏泄失常，可导致血行受阻，表现为右上腹部刺痛、持续性疼痛，多伴有痛经，影响月经正常来潮，出现经前疼痛加重，伴有血块；气机失常，郁而生火，火热之邪上扰神明，可致眩晕，火郁于肝络则胁肋灼热疼痛，扰郁胃者，可出现多食易饥、空腹烧灼，经前多腹痛而恶按恶热，经行量多、经期提前；平素嗜食肥甘厚腻，化痰生湿，或久而蕴热，妨碍中焦，影响清气升扬，头窍失养，诱发眩晕；饮食不节，脾胃受损，不能正常濡养其他脏腑，亦可诱发眩晕。

另外，需要注意的是，王教授对气郁的治疗细分为四期，亦适用于因气郁导致的眩晕。一是气郁期。气郁早期以肝气失常的表现为主（腹部走窜不适、症状随情绪波动等）。二是肝胃期。随病情发展转变为肝胃期，以脾土受侮于肝木之症状为主（胃脘痛、上腹痛、下腹胀痛、泻后痛减等），此处"胃"为中医广义的"胃"，包括胃与肠。三是心肝期。本期又可分为两种不同状况：其一以肝疏泄失常影响藏血功能，导致心血不足的症状（易惊、惕惕不能止、月经周期异常、经期腹痛等）；其二为肝气久郁化热，上触心火，导致心肝火旺的症状（急躁易怒、腹部灼热、口苦等）。四是肝肾期，即久病肝阴耗伤，肝肾同源，导致肾亦亏损，多以肝肾阴虚症状为主（少腹按压隐痛、右上腹隐痛等），此期治疗非独疏肝治标，同时应补肝肾之阴以治本。

6.痴呆

王教授认为，痴呆的产生以虚为主，首先为肾之阴阳两虚，强调"阴不足不以化髓形，阳不足不能驱髓功"。肾阴虚，脑髓失充，肾阳虚衰导致脑髓功能失用，两者相结合而致痴呆。其次为脾虚，肾主脑、生髓，如脾之功能虚弱，后天之精气不能濡养先天，导致肾虚，久之亦可导致痴呆，但病情较长。肾阳虚为主者，腹部冷痛、喜温喜按、晨起为重，遇冷易发，或五更泄泻、泻后如常，腰膝酸软；肾阴虚为主者，多腹部偏瘦，腹壁单薄，也可表现为体胖而皮肤荣润欠佳，皮肤色暗发黄或发红，毛发稀疏、枯槁，甚至皮肤枯槁；有红肿热痛者，皮损多迁延数月不愈，表现为疮面结痂后痂皮易脱，周围色素沉着，痊愈后留下圆形暗色斑块；脾虚者，以腹痛、腹胀等为主要临床表现。

附：卒中后肺炎

对于卒中后肺炎，王教授在临证时总结出卒中后除肺炎相关症状外，患者多存在肠鸣音减弱、腹胀、纳差、排便减少等。王教授认为其病因是金气不足，影响大肠运化，使肠腑阻滞，进而影响脾胃运化；脾为生痰之源，若脾失健运，痰湿内生，亦加重肠腑阻滞，提出了通腑化痰、培土生金治疗卒中后相关肺炎的学术观点。

（四）王新志应用腹诊具体体现

王教授重视腹诊体现在其临床、科研、教学等方面，如其在"胃不和则卧不安"的基础上提出"卧不安胃也不和"的观点，认为失眠与胃肠症状相互影响，失眠可导致腹胀、大便不畅等，反之亦成立。通过对中风急性期痰热腑实证的研究，形成了治疗急性中风通腑法理论体系，开发出中风星蒌通腑胶囊，经临床观察安全有效，并已进行至临床试验末期，此成果是在腹诊基础上产生的，充分说明了王教授对腹诊的重视。

"腹者，生之本，百病皆根于此，是以诊病必候其腹"，王新志教授作为国家级名老中医，学识渊博，在长期脑病一线临床工作基础上，形成了重视腹诊的诊断方法，为中医的传承、发展做出了重要贡献。

二、问诊

中医四诊指望诊、闻诊、问诊和切诊四种诊法。望，指观气色；闻，指听声息；问，指询问症状；切，指摸脉象及按诊。《古今医统大全》载："望闻问切四字，诚为医之纲领。"体现了四诊对于临床资料收集及指导治疗的重要性，正如《医宗金鉴·四诊心法要诀》记载："望以目察，闻以耳占，问以言审，切以指参，明斯诊道，识病根源，能合色脉，可以万全。"其中对于问诊，张景岳在《景岳全书·传忠录》概括为"一问寒热二问汗，三问头身四问便，五问饮食六问胸，七聋八渴俱当辨，九因脉色察阴阳，十从气味章神见"。即十问歌。而对于中医脑病中问诊的应用，因其多为内伤之邪，王教授提倡"十问皆俱，尤以饮食与二便"。

（一）问饮食

问诊是中医辨证论治的基本方法之一，临床诊治往往是从问诊开始的。问诊首先须明确患者此次就诊的目的，围绕主诉问其发病的病因、部位、程度、症状特点、时间等。王教授临证时在问诊过程中重视询问患者饮食及大便情况。从"脾为后天之本、气血生化之源"的理论出发，认为治病首先调理脾胃。尤其内伤疑难杂病，饮食不节是其常见的病因。嗜食肥甘厚腻、生冷刺激之物，日久极易损伤脾胃；脾胃受损，运化功能失司，则气血生化乏源，表现为乏力倦怠、面色萎黄等气血不足之象；脾虚则运化水液失调，脾虚则生痰；肺为贮痰之器，肺气失宣，升降失司，则为咳喘。内伤杂病，又常常影响脾胃运化功能，导致纳食异常。若为饮食所伤，脾胃运化失司，升降失常，或痰湿内蕴，气机阻滞，或气血亏虚，失于濡养，而变生诸病。故王教授临床问诊时特别注意问饮食情况，如从食欲、食量的大小、口渴与饮水、口味的厚寡等临床表现中掌握脾胃的运化功能、津液的盈亏，从而了解脾胃的寒热虚实状态。

（二）问大便

患者的大便通畅与否与病情的发展、预后密切相关。王教授对于中风病的治疗尤以通腑之法为要，故十分重视大便是否通畅。大便不通畅分腑实与排便不畅：若为便秘、腑实，考虑为痰热内结致阳明腑实，则当行泄热行气、化痰通腑之法，方选大承气汤加减；若为大便不成形，排便不爽，如便臭秽，考虑为脾气亏虚、湿热蕴结所致，治疗当以健脾理气、清热利湿为法。另外，小便也可直接反映患者的寒热情况，故明确二便情况，对疾病的诊治至关重要，尤其是大便情况，若大便不畅，极易导致毒气内结，病情复杂难愈。

（本文摘自《时珍国医国药》2019年第30卷第3期及笔者博士研究生杨海燕毕业论文《名老中医王新志教授学术思想及治疗中风病学术经验整理与研究》）

第四节　上病下取　脑病"胃"治

王教授在治疗中风、不寐等疾病过程中发现此类疾病多与胃、脾、肠功能异常有关，临床常通过治疗胃、脾、肠达到治疗脑病的目的，而胃、脾、肠又以胃为根本，故王教授提出新的"胃"的概念，并结合老年患者多以腑为根本，逐渐形成了"脑病'胃'治"的理论体系，其具体治疗中根据病情调胃、理脾、和肠各有侧重。

一、理论基础

脑作为奇恒之腑，与胃、脾联系密切。论述脑与胃的联系最早记载于《灵枢·动输》，是为"胃气上注于肺，其悍气上冲头者，循咽，上走空窍，循眼系，入络脑"，可见胃与脑海直接以络脉相连；《脾胃论》云"胃病则气短，精神少，而生大热"，体现了胃病与脑的相关性；《临证指南医案》记载叶天士在治疗中风病过程中总结"凡中风症，有肢体缓纵不收者，皆属阳明气虚""久热风动，津液日损，舌刺咳嗽，议以甘药养其胃阴"，充分体现了脑病治胃的重要性。再者脑与脾的联系，脑系神明之府，为神之所居，《灵枢·平人绝谷》云："神者，水谷之精气也。"说明神由水谷之气化生，水谷精气属后天之精气，赖脾的运化功能得以生成；《灵枢·本神》曰："脾藏营，营舍意。"脾运化水谷，化生精微而为营气，进而影响五神之意。而脾胃功能与全身各脏腑功能均有联系，如《类经·论脾胃》即载："脾胃为脏腑之本，故上至头，下至足，无所不及。"脾胃功能失常可导致全身疾病的发生，如《脾胃论·脾胃盛衰论》载："百病皆由脾胃衰而生也。"其原因李东垣在《脾胃论·脾胃虚实传变论》中阐述为："若胃气之本弱，饮食自倍，则脾胃之气既伤，而元气亦不能充，而诸病之所由生也。"脾胃功能虚衰可导致脑病的发生，如《脾胃论》中倡"脾胃虚则九窍不通论"。

关于脑与肠直接联系的记载相对较少，多以肠、胃同时出现，如《素问·通评虚实论》记载："头痛耳鸣，九窍不利，肠胃之所生也。"直接表述肠胃不适可引起九窍不通而引发头痛、耳鸣等。《伤寒论》则论述胃肠不适可导致神志的异常，是为"阳明病，胃中燥，大便必硬，硬则谵语"。而《素问·阴阳应象大论》记载："阴胜则身寒，汗出，身常清，数栗而寒，寒则厥，厥则腹满死，能夏不能冬。"表明了厥证与肠胃之间的联系。

总之，脑与胃、脾、肠的联系紧密，且脑病与胃、脾、肠的功能失常密切相关。

二、脑与"胃"的关系

单纯的胃虽说可受纳及腐熟百谷，然若不与他脏配合，则功能失常。如对于水谷的纳运，胃纳百谷，兼能腐熟，精华借脾而运化，则能养于机体，包括脑；糟粕下于肠，排于体外，则纳运正常，如若二脏不能配合，则胃腑满而实；脾胃合为中焦之枢纽，对全身气机升降有重要作用，脑居于高位，全身气机失调则清气不能升而养之，没有脾则胃能调气机之说无从谈起。对于胃、脾、肠之间错综复杂的联系，王教授提出新的包括胃、脾、肠在内的"胃"的概念，认为胃、脾、肠为一个相对的小整体，且以胃为主，原因如下：其一，《素问·玉机真脏论》记载："五脏者，皆禀气于胃；胃者，五脏之本也。"《脾胃论》论述"五脏之气上通于窍，五脏禀受气于六腑，六腑受气于胃"，说明五脏赖六腑精气滋养，而六腑又以胃为根本，脾为五脏之一，同样应以胃为本。其二，《灵枢·本输》记载："大肠、小肠，皆属于胃，是足阳明也。"《脾胃论》曰"大肠、小肠受胃之荣气，乃能行津液于上焦，溉灌皮毛，充实腠理。若饮食不节，胃气不及，大肠、小肠无所禀受，故津液涸竭焉"。说明大肠、小肠同样以胃为根本，胃腑虚弱则大肠、小肠功能失常。

脑为一身之主，掌管全身脏器生理功能，脑神机失用，则对各脏器的掌握、调配、协调功能减弱或消失，引起病理变化，包括胃、脾、肠等；反之，胃、脾、肠等功能失常，同样可导致脑功能异常。中风、不寐等疾病多见于老年人，老年人常见胃、脾、肠功能异常，根据脾、大肠、小肠均以胃为根本所提出的'胃'的概念，结合《素问·示从容论》《类经》所提倡年长者以腑为主，是为"年长则求之于腑""夫年长者每多口味，六腑所以受物，故当求之于腑以察其过"，学习王永炎院士所提出"病在大脑，治在胃肠，利在中枢，辅在四旁"的学术观点，王教授临证强调从"胃"论治脑病，故提出脑病"胃"治的概念。

在治疗时，根据具体疾病，病位又各有侧重，如对卒中后相关肺炎的治疗以脾为主，中风痰热腑实证以调胃肠为主，有烧心、吐酸等症状以单纯治胃为主；治法有补有泻、先补后泻、攻补兼施等，随个体差异而施；形成了调胃、理脾、和肠的治疗原则。其中，对于不寐，他认为"胃不和则卧不安，卧不安则胃亦不和"，引申出"病在大脑，治在脾胃，利在心神，辅在四旁"的治疗原则，强调对脾胃的治疗还可益心神。

三、上病下取，脑病"胃"治

（一）中风病

1. 中风病急性期——通腑化痰

王教授认为痰瘀互结、腑气不通，气血逆乱于脑，脑脉痹阻，脑髓失用为中风病急性期主要病机，强调肺失宣肃、腑气不降、窍闭神逆、神不导气为其关键，通腑化痰法能够通畅腑气、清痰热之邪、急下存阴，从而注重通腑化痰，兼调气机，以脏腑辨证为基础，兼顾他脏，逐渐归纳为以通腑化痰为基础的"通腑六法"，并研制出成方制剂中风星蒌通腑胶囊，由瓜蒌、胆南星、大黄、枳实、丹参等药物组成。

通腑六法：①通腑化痰兼理肺：肺为贮痰之器，又与大肠相表里，肺气宣肃失司，则痰液闭藏，肺气不能通达大肠，肠管无力而肠腑实结，两者相互交结，又能相互助贼邪之势。治疗时在通腑化痰基础上常佐以调畅气机之药，如以桔梗升提肺气，以牛膝引气机下行，两药为临床常用组合，以治肺气理全身气机，气机升降相宜，则事半功倍。②通腑化痰兼疗脾：腑气不通以下治之，痰液聚集以化痰，然痰有寒热之分，治疗失误又助邪胜，故临床又分清热化痰及温化寒痰。脾为生痰之源，治痰不能离脾，忘脾则化痰无尽。对于痰热者，通腑化痰与治脾相结合，多以调胃承气汤治之；寒痰者，合以温脾汤，通腑化痰与温养脾脏共治。③通腑化痰兼调肝：盛怒薄厥，肝阳暴亢者，兼以平肝，以天麻钩藤饮合调胃承气汤；风痰交夹为中风病常见病理因素，治疗以调胃承气汤为主，加入天麻等。④通腑化痰兼补肾：老人多虚，阴虚风动亦可致中风病产生，治疗多以滋肾养肝为主；肝肾阴虚为中风病根本病理因素，而木又赖水之滋养，故强调滋补肾脏的重要性。⑤通腑化痰兼清心：心者，五脏六腑之大主，又为神明之所，见意识丧失者，为浊邪扰于心窍，治疗兼以清心开窍，热者以通腑化痰合以安宫牛黄丸，寒者合以至宝丹辈。⑥通腑化痰兼醒脑：脑者，主神机，脑窍蒙蔽，同样可导致意识障碍、反应迟钝等，治疗时所使用的药物除有化痰功效外，尚可开窍益智，如石菖蒲、制远志。

通过临床观察，通腑化痰法可提高急性脑缺血30分钟患者血清超氧化物歧化酶含量，降低丙二醛、血栓素B2含量，升高前列腺素I2含量，有明显的抗自由基、抗血栓形成、抗血小板聚集及保护脑组织的作用。以急性脑缺血大鼠模型为研究对象，中风星蒌胶囊可降低血浆中超氧化物歧化酶、一氧化氮、钙离子、丙二醛、内皮素浓度，降低脑组织含水量，调节氨基酸平衡，从而有抗急性脑缺血再灌注损伤的作用。

2. 中风病恢复期——以补为先

对于中风病恢复期的治疗，王教授以补脾胃为先，即使变为他证者，亦多以甘草为先顾护脾胃。使用中医传承辅助平台系统对王新志教授治疗脑梗死的883例医案处方进行分析，排在首位的即为甘草，共使用734次，可见甘草对顾护脾胃的重要性。王教授常讲："脾胃为后天之本，濡养全身，为治久病之根本，如脾胃健运，辨证误亦可挽回，如用药扰于脾胃，金银之品亦为患者不能受，更无从谈治病。"

（二）中风相关肺炎——通腑化痰、培土生金

王教授在临证中，结合中风相关肺炎诊疗经验，提出了通腑化痰、培土生金治疗卒中后相关肺炎的学术观点，拓展了"肺与大肠相表里"及"培土生金杜绝生痰之源"理论在脑病中的运用。

中风后患者多虚，易受外邪，肺为娇脏，为五脏之华盖，邪先客之；中风急性期易腑气不通，痰与糟粕壅滞，肺为贮痰之器，痰扰肺脏，使肺脏宣肃失常，功能受损，可导致痰浊与腑实更胜。从现代医学角度讲，中风多影响患者肢体活动，长期卧床可导致坠积性肺炎的发生率升高；病后饮食引起呛咳，又能导致吸入性肺炎；病后机体免疫能力的降低同样可导致肺炎的产生。由上可知，对于中风相关肺炎的治疗尤为重要。王教授总结临床经验，认为中风病患者以脏腑虚衰为根本，而脾胃为后天之本，培土可养五脏。本肺炎的产生区别于普通肺炎之处在于病因不同，非外邪直中，乃脾胃虚衰，生痰过多，或脾胃为中焦之枢纽，纳运功能异常，治疗时尤其应注意培护脾土，脾土不健，则肺炎不绝。

现代研究表明，胃内酸碱度升高能够引起杀菌作用降低，进而消化道细菌定植于肺部，成为感染发生的基础。胃肠道功能的减弱能够使吞咽障碍、误吸的发生率升高，同样可诱使肺炎的产生，且吞咽障碍是中风相关肺炎产生的独立因素。

（三）通腑过极——气利

凡事有法度，病证亦如是。对于中风病急性期及相关肺炎均强调通腑化痰，但通腑泻下太过引起不适者比比皆是。王教授强调中病即止，因中风病产生本为虚证，痰浊交夹，以通腑化痰急治其标，得利则止，防使素体更虚。对于临床中所遇到通腑太过引起下利不止、不能自制者，为坏证，下利过而致素体更虚，不能固摄二便，以仲景之"气利"名之，并效其治法，以诃梨勒散治之。如若下利病情急重，可予禹余粮等涩肠固脱，或直接以真人养脏汤治标。

（四）胃不和则卧不安——其实卧不安也胃不和

《素问·逆调论》提出"胃不和则卧不安"，最早指出不寐与胃肠的关系。王教授在临床中发现，不寐患者同样可产生胃肠不适，提出"其实卧

不安也胃不和"的概念，扩展了不寐与胃肠的联系。

对于胃不和导致不寐的论述较多，脾胃后天之精气生成营卫之气，营卫阴阳失调可导致不寐，如《灵枢·大惑论》记载："卫气不得入于阴，常留于阳，留于阳则阳气满，阳气满，则阳跷盛，不得入于阴，则阴气虚，故目不得瞑矣。"胃与心、脑又密切相关，胃与脑通过络脉相连、与心相通，脾胃功能失常可影响脑、心，引起不寐。对于卧不安导致脾胃等脏腑不适，王教授认为其原因如下：其一，卧不安则精神心理异常，出现烦躁、思虑过度等，这些情志活动又都以脾思为前提，思虑过度，进而影响脾胃；其二，精神心理异常可使全身气血阴阳逆乱，导致脾胃受损。

从脾胃论治不寐，临床常见证型有湿热阻滞、肝旺脾虚及土壅木郁。首先，最常出现的证型为湿热阻滞，多见于睡眠不规律、嗜食肥甘厚腻及辛辣刺激者，表现为口黏腻、腹胀、大便黏腻臭秽，此型多为身体盛壮之人。赢弱者正气亏虚，五味过极初始则机体愈虚，未能发展为湿热交阻则体虚不受；体壮者，痰湿蕴热或与火热兼夹，阻于中焦，发为本证。湿重热轻者以温胆汤治疗，湿热并重者以二妙散为基础，热重湿轻者以龙胆泻肝汤为主。其次是肝旺脾虚。夜寐不安，影响肝脏疏泄，克于脾土，导致少腹拘急、排便急迫，压于肠管还可见大便形细等，治疗多以痛泻要方为引，加入疏肝及补脾之药。再者土壅木郁，不寐可导致肠管蠕动缓慢，或他脏功能失常，使脾土壅盛，扰及肝木，出现吐酸、口苦、腹胀等症状。

除上述辨证治疗外，王教授还认为除"脾为生痰之源，肺为贮痰之器"外，脑亦为贮痰之所，湿痰阻于脑窍可导致多寐，痰与热交夹可致不寐，故对不寐的治疗多胃肠与脑同治。两者或以胃肠为主，治脑辅之；或以脑为主，治胃肠辅之；或两者共轭。如在临床中治疗郁证所引起不寐常使用半夏泻心汤、黄连汤，以调理中焦为主而治脑；对于心神不宁所导致不寐以磁朱丸为主，脑胃并治；另外常引用《黄帝内经》治疗不寐第一方——半夏秫米汤，此方方义以半夏从胃调脑贯穿疾病治疗始终。半夏寒痰、热痰均可治，如《本经逢原》载："半夏，同苍术、茯苓治湿痰；同瓜蒌、黄芩治热痰；同南星、前胡治风痰；同芥子、姜汁治寒痰；惟燥痰宜瓜蒌、贝母，非半夏所能治也。"如仅以不寐症状为主或兼有热象者，使用清半夏；以痰湿为主，以法半夏；胃肠症状表现明显者，使用姜半夏。

现代研究亦可为"卧不安则胃也不和"观点提供证据。有研究通过对比观察健康人与失眠患者幽门螺杆菌感染情况，发现失眠者发生感染的概率远远高于健康者（P<0.01），结果表明失眠患者多有幽门螺杆菌的感染，两者存在平衡关系。食欲素存在于神经中枢及胃肠道系统，有学者对和胃安神方治疗失眠的机制进行探讨，包括半夏、薏苡仁、陈皮、茯苓等药，发现其改善睡眠可能与调节食欲素水平有关，并且此方还可调节兴奋性及抑制性氨基酸神经递质平衡，后者同样与失眠密切相关。

综上所述，王教授的脑病"胃"治学术思想，论述了其所认为的脑与"胃"的联系，形成了"胃不和则卧不安——其实卧不安也胃不和"等学术观点，拓展了"病在大脑，治在胃肠，利在中枢，辅在四旁"概念，总结了包括中风病急性期注重通腑化痰，中风病恢复期以补为先，中风相关肺炎通腑化痰、培土生金，气利治以诃梨勒散及从胃肠论治不寐等疾病的治疗方法，可为脑病的治疗提供参考。

（本文摘自《中医杂志》"王新志从'胃'论治脑病学术观点探析"）

第五节　发作性脑病　从痰论治

发作性疾病是指反复发作的突发症状，而发作间歇期表现完全正常的一组临床综合征。目前，诊断及鉴别诊断主要依靠患者的临床特点和发作期同步脑电波是否出现痫样放电。其发作形式的特点同癫痫样发作极为相似，在诊断为癫痫的患者中有11%～25%为非痫性发作性疾病，通过视频脑电图可鉴别诊断。

发作性疾病范围较广，在临床上若遇见无法确诊的发作性疾病，以及排除上述诸多疾病的发作性疾病时，西医该如何诊断及治疗？这是很多临床医者普遍面临的问题。在西医治疗颇为棘手的情况下，很多患者开始求助于中医。

每次遇到发作性疾病患者询问病因时，王教授经常对患者讲："你这是由痰引起的。"患者就会很疑惑："我这又不咳嗽也不吐痰的，怎么说由痰引起的呢？"王教授此时就会耐心给患者解释："中医认为的痰，分为有形之痰和无形之痰，有形之痰乃喉中有形之物，而无形之痰邪随气机升降流窜，上可达颠顶，下可至涌泉，无处不在，无处不有，痰停哪里，哪里就会出现问题。"中医学认为，相比起有形痰邪而言，无形之痰致病更为广泛，其发病形式也变化多端。无形之痰邪涌于颠顶，可见眩晕、头疼；聚于髓海，可见痴呆、中风、癫痫；停留于孔窍，则见视物模糊、耳鸣耳聋、舌痛舌麻等。可见发作性疾病多与变化多端的痰有关，治痰法在治疗这类疾病中尤为关键。

王教授观察发现痰邪引起此类病证的原因有二。首先，随着生活习惯的改变，很多人喜食油腻荤食及辛辣味重之物，导致脾胃运化水谷精微功能受损，脾失健运，聚湿成痰。同时，又因缺乏锻炼，营养过剩，造成形体肥胖，胖人多湿，加剧了痰瘀之邪的产生。其次，随着老龄化程度的加快，部分中年人的脏腑功能开始减退，不能正常运化气血津液，津液凝聚，在体内积累到一定程度，终成痰瘀。

历代医家对"痰邪"致病多有所论述，如《褚氏遗书》最早提出"痰积"为百病之源。《褚氏遗书·本气》所载："一为痰积壅塞，则痰疾生焉，疾证医候，统纪浩繁，详其本源。痰积虚耳，或痰聚上，或积恶中，遏气之流，艰于流转，则上气逆上，下气郁下，脏腑失常，形骸受害。"元·王珪创制滚痰丸，并于《泰定养生主论》中提到："头面四肢，胸胁内外，为病百般，皆痰形不一所致""其候往往不同，其状各相异"，认为痰所致病，病态万状，是方书未尝载其疾，医者不能别其证，是"怪病多痰""凡诸怪病求诸痰"的先声；明·楼英《医学纲目》中描述痰的证候时云："痰之为病，或偏头风，或雷头风，或太阳头痛，眩晕如坐舟车，精神恍惚，或口眼瞤动，或眉棱耳轮俱痒，或颔腮四肢游风硬肿硬，似疼非疼，浑身燥痒……或四肢肌骨间痛如击戳，乍起乍止，并无常所，或不时手臂麻疼，状如风湿，或卧如芒刺不安，或如毛虫所蛰，或四肢不举，手足重滞，或眼如姜蛰，胶黏痒涩，开阖甚难……"清·汪启贤《济世全书》载："凡奇怪之证，人所不识者，皆当作痰证而治之也。"元·王珪认为痰病在脑系可见癫，狂，头痛，头风，口眼瞤动，脑后风声，鼻闻焦臭，喉间豆腥，咽嗌不利，精神恍惚，惊恐怵惕，心烦易怒，无端悲泣，忽见天边二月交耀或见金光数道，寝梦刑戮刀兵，浑身叮如虫行等。

（本文摘自《光明中医》2018年第33卷第8期）

第六节　痰瘀兼病　比例权衡

近年来，随着人们生活方式的改变，临床上常见的中医病证类型也发生了变化。中国工程院院士张伯礼教授通过对冠心病中医证候及证候要素演变规律的研究认为，近年来痰浊、气滞等标实证候要素在冠心病的病机中所占比例有所提高。王教授根据多年在脑系疾病方面的临证经验及研究，认为此观点亦适用于中风病等脑系疾病的证候变化中，认为中医学对脑系疾病的防治应在标本兼顾的基础上更加注重对瘀血、痰浊等标实证的防治。

痰指"痰浊"，瘀为"瘀血"，二者均为体内的有形之邪。痰邪来源于体内的津液，瘀血本为体内的阴血，从生理上来说，二者可属"津血同源"，病理上则为"痰瘀同病"。若痰瘀为病日久，正气渐耗亏虚，机体气血阴阳俱虚，则变证百出，病情缠绵难愈。

王教授常讲，中华人民共和国成立之前，战火不断，兵荒马乱，社会动荡不安，人们缺吃少穿，故当时应以虚证多见，因虚致瘀，虚瘀互见。随着人们膳食结构的改变，喜食肥甘厚味，多吸烟喝酒，增加了体内痰浊生成的可能性，加上交通条件、工作生活环境的改善，人们多静少动的生活方式，则又给瘀血的生成提供了可能。故中风病痰瘀互见贯穿始终，治疗上应从张伯礼教授"化痰不忘化瘀，祛瘀不忘化痰"。但验之临床，痰瘀在疾病发生过程中的致病程度并不是对等的，多数患者为痰多瘀少，或是痰少瘀多。故临床治疗中要根据痰瘀的偏重缓急灵活用药，活血化瘀要有所侧重，治则虽同，方药有异，疗效悬殊。临床辨病证时，王教授常重视舌诊，多根据患者的舌苔情况辨痰，舌质情况诊瘀。凡有痰浊、痰湿内阻，舌苔多腻；凡有瘀血内滞，舌质多为暗红、紫暗，或常伴有舌体上瘀斑、瘀点。临证时要分清痰瘀之轻重，辨明脏腑之寒热虚实。若患者舌苔厚腻、舌质暗淡不紫，为痰浊较重、瘀血偏轻，治疗应以祛痰为主，佐以活血之品；若患者舌质紫暗，或伴有瘀斑、瘀点，舌苔偏薄少腻者，为瘀血较重、痰浊轻者，治疗应以活血为主，佐以祛痰之品。临床中根据患者的舌诊情况，结合具体病情，大概划分痰瘀比例，有所偏重地运用化痰药与活血药，常获良效。

王教授认为，临证时不能一概认为血栓就是血瘀，中风就应活血。应该依据证候的动态演变规律，在活血化瘀的基础上，明辨脏腑之虚实、寒热之偏胜、气血阴阳之盛衰，辨证论治。验之临床，有的人常年服用活血药仍中风，这是因为病机不明确。结合新时代的特点，临床上痰瘀互结常见，但比例随病程因人有别，治疗用药比重因人而异。故临证时要做现代明医，恰如其分地开出适合患者内在病因病机的"化痰活血方"。

（陈俊华整理）

第七节　无郁不作眩

"郁"《说文解字》释：右扶风郁夷也。"郁"有积聚、阻滞之义，最早见于《黄帝内经》，如《素问·六元正纪大论》载："郁极乃发，待时而作也。""郁"经后世医家实践总结，又将其范围进一步拓展和细化。如《临证指南医案·郁》曰："邪不解散，即谓之郁。"说明郁证病理过程中，气机受阻的状态。又如《丹溪心法·六郁》云："气血冲和，万病不生，一有怫郁，诸病生焉。故人身诸病，多生于郁。"表明"一郁生而诸病生"。王教授把"郁"理解为：人体内伤疾病后，气的运行受阻，结聚体内不得发越，气机功能障碍的一种病理变化，同时易致他病，可谓"百病皆生于气"。故郁久不愈，可发为气滞、血瘀、痰郁、湿郁、食郁，或者五脏气机结聚的疾病。因此，可以说临床大部分疾病中都存在"郁"的病理过程。哈佛大学教授亚瑟·克莱曼也说道：在疾病发展的历史长河中，人们从最初的"传染病时代"跨越到"躯体疾病时代"，而目前已然进入到"精神疾病时代"。

眩晕病理因素根源于中医学的"无虚不作眩""无痰不作眩""无风不作眩"，王教授通过多年临床经验及在古代医家"无风、无痰、无虚不作眩"的基础上，认为郁证与眩晕在病理上有一定的相关性，许多患者有因郁致痰、致虚的病理变化，其中部分因痰、因虚而作眩，且郁证与眩晕有特定的临床征象。他在治疗上遵循"无郁不作眩，治晕需调肝"原则，酌加补虚、化痰、活血治疗郁证性质眩晕，从而达到理想的临床疗效。

一、因郁致痰而作眩

"郁"的病机为气血津液运化失常，气机在体内郁结阻滞；肝失条达，津液运行不畅，停聚于脏腑、经络凝聚而为痰；《丹溪心法·痰十三》中记载："痰之为物，在人身随气升降，无处不到，无所不在。"痰湿内生，浊痰上犯清阳之位，则作眩。中医证候强调兼化、同化，刘完素言"火本不燔，遇风洌乃焰"，认为六气之中，不必一气独为其病，痰久必夹瘀，瘀久必夹痰。王教授在治疗时遵从朱丹溪之"善治痰者，不治痰而治气，气顺则一身津液随气而顺矣""痰涎壅盛，必先理气"等思想，因此临证时常以理气为主，如二陈汤为基础方，加香附、柴胡、胆南星；若血瘀明显者，可加丹参、鸡血藤、郁金；痰热互结者，酌加竹茹、栀子、天竺黄等。

二、因郁致虚而作眩

郁证的病程相对较长，长期正邪交争，耗伤正气，导致久病多虚。《灵枢·口问》载："上气不足，脑为之不满，耳为之苦鸣，头为之苦倾，目为之眩。"此处所提"上气不足"可理解为气血亏虚，"脑为之不满"可以理解为肾精不足。如思虑、劳倦、饮食不节，导致脾气不运，胃不受纳，故气血无以化生，或久病不愈，入络则伤气血，或失血量多，以上皆可导致气血两虚，气虚则清阳不升，血虚则脑络失养，而发为眩晕。又如禀赋不足，或老年肾气虚损，或病久肾气损伤，而致肾中精气亏虚，或肾藏精功能失常，导致髓海不足，发为眩晕。

郁证引起的眩晕，皆有情志不畅之病因，其晕主要表现为自我感觉的失稳、失衡，甚至是担心失衡摔跤的恐惧心理，常伴头脑的不清晰、不清亮；隐匿而不甚明显，性格特征比较明显，伴随症状具有多样性、广泛性、怪异性等。王教授将其伴随症状总结为：六化——躯体化、隐匿化、领袖化、高端化、微笑化、决不认可化；九的——医学难以解释的、五花八门的、千奇百怪的、千姿百态的、痛苦万状的、莫可名状的、变化莫测的、诸医无法的、诸药无效的；十二状——昏晕懵痛响空、紧胀沉热凉麻。

王教授在总体治疗上以小柴胡汤、半夏厚朴汤、甘麦大枣汤、逍遥散、百合地黄汤等方，灵活加减化裁；提出治疗上应从肝着手，不离疏肝、调肝，这是一个大的方向，临证治疗应是灵活多变的，在大方向的指导下，有时活血为主，有时调肝为主，有时和解为主，有时以心理治疗为主。因此，王教授又提出治疗该病当活血一法、调肝一法、和解一法、综合一法、心理一法，做到"社会治安，齐抓共管"。

（王博整理）

第八节　脏腑盛衰有时辰　疑难怪病当遵循

一、运用"子午流注理论"治疗疾病经验

子午流注是中医时间医学的重要组成部分，是在《黄帝内经》按时针刺治疗学的基础上发展起来的时间治疗学。子午指时间，子为夜半（23点至1点），午为日中（11点至13点），流注是流动和输注。子午流注指气血循行于十二经脉之中，并按照十二时辰中阴阳的盛衰变化而呈现出相应的盛衰变化。人体的气血通过经络流注到机体各部，以灌注营养脏腑、四肢百骸，这种流行灌注各脏腑组织具有潮水一样的时间节律。当某时辰气血循行灌注到某经脉脏腑时，该经脉脏腑就处在功能最旺盛之时，当气血流注最为不足的时候，该经脉脏腑功能就处在最衰减的状态，而这个衰弱的时刻通常出现在旺盛后的第六个时辰，如子时最衰减的时刻为午时，丑时最衰减的时刻为未时，寅时最衰减的时刻为申时，卯时最衰减的时刻为酉时，辰时最衰减的时刻为戌时，巳时最衰减的时刻为亥时，这就是十二时辰经脉脏腑的旺衰规律。这一研究，既涵盖传统时间医学中所体现的阴阳

五行、五脏六腑、天人合一、因时施治的思想，使子午流注"刚柔相济、阴阳结合、气血循环，环环相扣"，又与现代精准的时间点相结合，使"候时而治"更具科学性、合理性。王教授认为，"子午"一词，不仅仅代表"子时、午时"，也可代表子午流注中任意两个相对应的时辰（丑未、寅申、卯酉、辰戌、巳亥），更寓意万物中所有相对应的关系。故"子午"代表时间的两个极点，表示相对应的关系。（表1）

表1　十二经脉流注表

经脉时间	旺时	现代时间	衰时	现代时间
手太阴肺经	寅	3～5	申	15～17
手阳明大肠经	卯	5～7	酉	17～19
足阳明胃经	辰	7～9	戌	19～21
足太阴脾经	巳	9～11	亥	21～23
手少阴心经	午	11～13	子	23～1
手太阳小肠经	未	13～15	丑	1～3
足太阳膀胱经	申	15～17	寅	3～5
足少阴肾经	酉	17～19	卯	5～7
手厥阴心包经	戌	19～21	辰	7～9
手少阳三焦经	亥	21～23	巳	9～11
足少阳胆经	子	23～1	午	11～13
足厥阴肝经	丑	1～3	未	13～15

二、验案举隅

（一）验案1

李某，男，78岁，农民。以"间断性失眠、夜间胃部灼热3年"为主诉于2018年2月28日初诊。患者自诉近3年来，间断性失眠、多梦、呓语，于每年春节过后发作，其他时间好转。发作时常因夜间2～3点出现烧心反酸而醒，醒后不能入睡，半小时至1小时后逐渐缓解，此症状每年持续1～2个月，后自行缓解。刻诊症见：失眠、反酸、烧心、口苦，纳呆，二便可。舌质淡红、苔白；脉弦。家属代诉平时脾气急躁，稍不顺心即暴躁动怒。既往高血压病史数十年，规律服用左旋氨氯地平片2.5mg，每日1次，血压控制不佳。中医诊断：不寐（肝郁乘脾证）。治以疏肝泻火，兼以理脾。方用丹栀逍遥散合左金丸加减，处方：柴胡12g，当归15g，薄荷9g（后下），白芍12g，牡丹皮15g，茯苓12g，枳壳12g，炒白术30g，栀子12g，黄连12g，生姜3g，吴茱萸3g，炙甘草9g。10剂，水煎服，每日分早晚2次服用。并嘱患者控制血压，调节情志，喜怒有节，顺其自然，晚餐要清淡，不宜过饱，忌浓茶、烟酒及情绪过分波动，睡前泡脚等事项。

2018年3月16日二诊：患者来诊时心情愉悦，自诉失眠、多梦较前明显好转，上周失眠1~2次，家属代诉呓语消失，患者反酸、烧心、口苦较前均明显好转，纳食好转，二便可。舌质淡红、苔白；脉弦。慢病守方，效不更方，守上方继服，14剂，水煎服，每日分早晚2次服用。

按语：根据天人相应的整体观念，五脏与自然界四时阴阳相通应，肝在五行属木，主春，与自然界春气相应，且春节之后多应早春，为一年之始，阳气始生，万物乃发。根据子午时间，夜间2~3时为丑时，丑时又为肝经经气循行之时，故春天夜间2~3时为肝经一年之中最为旺盛之时。肝藏血，血舍魂，若肝气、肝血失和则魂无定所，不能入肝，游行于外，神无所安而出现不寐、多梦、呓语等症状。又肝为木脏，喜条达而恶抑郁，主气机疏泄，根据子午时间，丑时为肝经当令，此时若肝木过于亢盛，肝木乘克脾土，伤及脾胃，易出现反酸、烧心、口苦、食欲欠佳等症状，半小时至1小时后，过了肝经循行旺时，肝气减衰，患者症状逐渐好转。该患者平时急躁易怒，多年高血压病史，失眠、多梦、呓语、反酸、烧心，舌质红，脉弦，且春节后夜间2~3点发病，一派肝火旺盛之象。王教授认为，不寐常多火，或实火，或虚火。针对该患者，王教授用丹栀逍遥散合左金丸加减为主治疗，方中运用逍遥散疏肝为主，左金丸清肝泻火，加丹皮清泄肝经血分之热；加栀子、黄连清泻心火，因木生火，根据实则泻其子的原则，用黄连、栀子泻子火。根据亢害承制原则，清心经之火后，火不旺则不克金，则金盛，金盛则克木，使木衰，木衰则不克土，则失眠、反酸、烧心好转。纵观本医案，王教授围绕"肝脾"论治，看似与失眠无关，实则抓住了失眠的根源，所谓"治病求于本"是也。这种迂回的诊疗思路，与长期的学识积累、多年的临床经验是分不开的，这也是吾辈需潜心学习之处。

（二）验案2

李某，女，80岁。以"丑时小便时大便失禁半年"为主诉于2018年

10月31日初诊。患者诉近半年来，每于凌晨1~3点出现小便时大便失禁，大便偏稀。现症见：凌晨1~3点出现小便时大便失禁，大便偏稀，平素乏力，懒动，纳眠可。舌质淡、苔薄；脉细。既往高血压、脑出血病史。中医诊断：泄泻（脾胃虚弱证）。治以益气健脾，化湿止泻。方用参苓白术散加减。处方：党参30g，白术炭30g，麸炒山药30g，诃子肉30g，甘草6g，茯苓15g，麸煨肉豆蔻10g（后下），补骨脂18g。14剂，水煎服，每日分早晚2次服用。

2018年11月16日二诊：丑时二便失禁症状明显好转，纳眠可。舌质淡、苔薄；脉细。患者不适症状明显好转，慢病守方、效不更方、继守上方，14剂，水煎服，每日分早晚2次服用。随访2个月，无明显不适。

按语：中医学认为，肝主疏泄，脾主运化；肝气舒畅，可协助脾胃升降，促进食物消化。若肝失疏泄，气机郁滞，易致脾失健运，出现脾虚泄泻之证。根据子午时间，丑时为肝经当令，此时木气过于亢盛，对脾土克制太过，致脾土不足，即"木旺乘土"。王教授运用参苓白术散，补脾胃，益肺气。因土生金，脾土旺则金得生，金盛克木，又可抑制肝木之亢盛，肝木衰，则不乘土。再加麸煨肉豆蔻、补骨脂温肾阳，阳气升，湿滞去，则二便失禁症状消失。

本病与上诉病例虽同属于肝经当令之病，但二者截然不同，上述病例属于肝火亢盛为主，以疏肝泻火、兼以理脾为治则；本病例以脾虚为主，以补脾胃、益肺气为治则。两则病例虽治则、治法不同，但其本质均是结合子午时间理念与脏腑的关系进行辨证论治。

临床中常会遇到以明确的发病季节、发病时间为特点的疾病，中医药辨病、辨证治疗效果明显。王教授从"子午流注"的角度治疗此类疾病，治法新颖，疗效肯定，为广大同道提供一个新视角、新参考。

（林燕杰整理）

第九节　出血性中风动态观

脑出血隶属于中医学"中风病"之范畴。清·唐容川《血证论》谓："离经之血，虽清血鲜血，亦是瘀血。""瘀血不去，新血不生"，则出血不止。而脑出血正是脏腑功能失调，气血逆乱，血溢脑脉之外，停积局部，由动态变为静态的"离经之血""恶血""贼血"。由此可知，瘀血既为脑出血之病理基础，又为脑出血之病理产物。瘀血不除则变证丛生，"血不利则为水"，血滞则水停，津液外渗，变生痰饮；血瘀则气滞，经脉不利，故肢体不遂；气水互结，变化生热，内射于肺，则为痰喘；外闭肌腠，营卫不和而发热；血瘀与痰浊蒙阻清窍，神机失用而现神志迷蒙或昏愦。张学文教授将此概括为"颅脑水瘀证"，表现为一组以神明失主、肢体失用、九窍失司、语言失利等症候群组成的病证，并指出其治则为醒脑通窍、活血利水。

现代医学研究提示，脑出血时脑血管内外均存在瘀血。首先，现代医学指出脑出血后主要的病理改变为脑血肿及周围脑组织的水肿。血肿的机械性压迫使血肿周边及其远隔区域的血流量下降，缺血、缺氧及由此而引发的包括血管通透性改变，血管活性物质、自由基产生，Ca^{2+}超载，兴奋性氨基酸、炎性物质产生、凝血级联反应，凝血酶产生等内在的化学毒性反应，造成了严重的不可逆的神经功能缺失。其次，目前的血流变学研究提示，脑出血急性期血液处于浓、黏、凝、聚状态，提示脑出血急性期存在着"瘀血"的病理改变。

对于脑出血患者的治疗，王教授认为，在临床辨证的基础上，可以根据瘀血的新旧之分，加用不同功效的活血之品，可达桴鼓之效。如发病时，刚离开血管的新血状如"豆浆"，尚有流动性，再出血的可能性大，此时宜活宜止，可选用具有化瘀与止血双向作用的中药，达止血不留瘀的作用，代表药有大黄、三七、蒲黄等。其中大黄、三七的使用频率最高，同时慎用破血通络峻猛之品。24小时后离经之血即成旧血，旧血已腐化，出血的可能性变小，状如半固态的"豆腐脑"，此时宜活宜利，给予活血利水类中药，如益母草、泽兰、泽漆、王不留行、琥珀等。同时，酌情选用活血祛瘀之品，如丹参、红花、延胡索等。数日后则凝结成块，状如固态的"豆腐块"，此时基本不会再出血，宜破宜散，可放心选用破血通络类中药，代表药有水蛭、虻虫、䗪虫等。"久病多虚"，需扶正以祛邪，可选用养血活血类中药，如当归、鸡血藤等。同时，出血性中风病因病机复杂，证候繁多，王教授临证时强调活血需辨证，诸法参其中，或醒脑开窍，或平肝潜阳，或通腑泻下。值得一提的是，本病病理性质多属本虚标实，加之侵入性治疗如微创血肿清除术、外科开放手术等术后，邪去六七，正虚渐显，尤宜辨证给予益气扶正，酌情予以补肾之品。

综上所述，王教授在临证时，对于脑出血患者的治疗，认为"离经之血便是瘀"，认为疾病的发生、发展是一个动态变化过程，出血性中风亦不例外。王教授创造性地提出了出血性中风的动态观，在辨证治疗的基础上，分时期、分层次地运用活血止血、活血利水、破血止血的活血化瘀三部曲治疗出血性中风。

（本文摘自笔者硕士研究生朱盼龙毕业论文《芪红利水饮配合微创血肿清除术治疗脑出血的临床研究》）

第十节　有情之品疗有情之身

动物药在中医临床被广泛使用，尤其是在脑病诊疗中。其原因主要有两方面：其一，人们在长期的生产、生活和医疗实践中体会到动物药的临床功用，并经过反复实践，逐渐确定了功能；其二，动物药的应用与发现和我国古代哲学思想密切相关，如儒家思想中的"天人感应"理念和传统的"取象比类"思维模式等，均对动物药的产生与应用起到重要影响作用，如"以骨补骨""有形配有形""以髓补髓"之说。随着动物药的应用与认可，医家将其部分具有很好补益作用的动物药材称为"有情之品"。中医将血肉有情之品严格界定在"补益类动物药"之范畴。血肉有情之品已成为中医对动物类补益药的固定描述用语之一。

王新志教授认为动物药"有血、有肉、有骨、有髓"，并且"有情"，类似于人体的脏腑结构组织，是中医药膳、食疗之一宝，其成分更容易被人体吸收，从而补充人体五脏的物质亏损，故称其为"血肉有情之品"。王教授在临床上运用虫类药治疗脑系疾病，常概括为一句话："血肉有情之品治疗血肉有情之躯。"认为草木无心，血肉有情，动物药更接近人情，其补益之功效在草木金石之上。王教授之观点在其编著的《有情之品疗有情之身》中多次提及，书中特意介绍了"五脏"疾病的有情之品调护法，其中"心脑"疾病可食用的药食材有海参粥、胡桃阿胶糕、五灵脂丸、阿胶大枣粥、驴肉等；"脾胃"疾病，可用的药食材有海参粥、牛肉、鸡内金、牛乳、生姜汁、乌鸡、猪蹄等；"肺脏"疾病，可使用的药食材有紫黄茶、蛤蚧、泥鳅、羚羊角、鳖甲、银耳雪梨阿胶汤等；"肝脏"疾病，可用的药食材有当归鸽子汤、猪肤红枣羹、猪肝羹、阿胶冻、龙眼阿胶汁、海参木耳冰糖汤等；"肾脏"疾病，可用的药食材有雪蛤膏鸡汤、羊肉、蛤蚧酒、鹿茸等；并介绍了其他常见病，如皮肤病的调护方法等。

动物药种类繁多，有飞鸟之类行于天者，有虫兽之类行于地者，亦有鱼贝之属潜于水者。王教授常从"取象比类"的角度，基于"天地水"三部分类法，对动物药进行分类选用。"天地万物者，不以数推，以象之谓也"，古人认为，世界万物都是相互联系的，人类生老病死的规律在自然界中能找到相应的体现，而中医所用的动物药便是基于这种"取象比类"的思维方法实践总结而来的。王教授认为，中医的理论来源于大自然，并与自然界密切相关，通过这种密切关系推导出药物的功效并运用于人体，在实践中不断得以验证。王教授根据此类思维选用的虫类药有蝉蜕、地龙、鹿筋、鹿茸、鳖甲、鸡内金等。同时，认为虫类药通经达络、搜风剔络之特性，非一般草木类药物所能及。并且从最原始的动物之性来讲，虫类与人体体质比较接近，故虫类药容易被吸收利用。脑部为诸经脉气血汇聚之所，如《灵枢·邪气脏腑病形》载："十二经脉，三百六十五络，其血气皆上于面而走空窍。"王教授认为，脑系疾病大多病势缠绵，病程冗长，瘀血、痰浊滞留脑络。临证治疗脑系疾病时，应根据患者病症酌选1～2味加入处方当中，每收事半功倍之效。虫类药具有祛风痰、平肝阳、息风、止痉之功效，常用于中风病、癫痫、眩晕等疾病，代表药有全蝎、蜈蚣、僵蚕、乌梢蛇等。王教授通过临床实践，创制出的"中风七虫益髓胶囊"，主要组成为水蛭、地龙、蜈蚣、全蝎等，具有补肾益髓、活血化瘀、搜风通络之功，临床治疗急性缺血性中风病疗效确切。随着现代药理学对动物药的研究、开发和利用，诸多学者用此类动物药治疗慢性肾病、肺病、男科、妇科、皮肤病、肿瘤等领域，效果显著。王教授在药食同源和中医理论的指导下，继承和发展了前贤的宝贵经验，并结合个人的临证心得，立方遣药，灵活多变，通过辨病、辨证与辨药理相结合，善于将动物药用于疾病的防治、养生保健、康复调理中，形成了自己特有的理论，具有十分重要的临床借鉴意义和学术参考价值。

（本文摘自《北京中医药》2015年第34卷第7期及笔者硕士研究生林燕杰毕业论文《王新志教授运用虫类药治疗脑系疾病学术思想研究》）

第十一节 提出"躯体情志病"理论

情志病在综合医院脑病科主要隶属于中医学的"郁证""不寐""百合病""脏躁""梅核气"及"癫狂"等范畴。王教授认为，情志疾病的发生是患者本身就有对于此病的易感性，为个人体质因素所致。多思多虑之人更具易感性，加之脏腑功能异常，故对外界刺激的耐受性降低、敏感性增加，在受到外界强烈或持久的刺激时则易于发生情志疾病，这三个因素缺一不可，共同导致了情志疾病的发生。因体质难以改变，外界刺激不可避免，王教授在临床上遇到有相当一部分情志疾病表现为单一脏、单一腑、五体、五窍，或相互交杂而为病。在此基础上，王教授提出"五脏六腑、五窍五体"均是情志病的靶器官，总结出了情志病的六化、九的、十二状；根据推演络绎法提出从五脏论治情志病，提出"心神不定，躯体有病"，认为躯体为神的外在表现，此为中医学"形神一体"观念的具体应用。王教授认为，情志与五脏的关系最为密切，情志活动依赖于五脏精血的充盈和阴阳平衡，五脏所藏的水谷之精气是情志活动的物质基础。故在临证时，常用经方治疗情志病，师仲景之意，而不泥于仲景之方；根据患者的不同情况，辨证论治，灵活应用经方调理五脏治疗情志病。

一、提出"五脏六腑、五窍五体"均是情志病靶器官的学说

王教授认为，情志与五脏六腑的关系最为密切。情志活动依赖于五脏精血的充盈和阴阳平衡，五脏所藏的水谷之精气是情志活动的物质基础，《灵枢·平人绝谷》曰："五脏安定，血脉和利，精神乃居。故神者，水谷之精气也。"情志活动又依附于五脏，可视为五脏活动的表现，可反映五脏精气盛衰。因此，七情失常可直接伤及脏腑而引起疾病，如《素问·阴阳应象大论》载："人有五脏化五气，以生喜怒思忧恐。""怒伤肝""喜伤心""思伤脾""悲伤肺""恐伤肾"；《灵枢·口问》载："故悲哀愁忧则

心动，心动则五脏六腑皆摇，摇则宗脉感，宗脉感则液道开，液道开，故泣涕出焉。"即张志聪所谓"情志伤而及于形"的病变，也可先引起气机失调，继而伤及脏腑，如《素问·举痛论》载："余知百病生于气也。怒则气上，喜则气缓，悲则气消，恐则气下，寒则气收，炅则气泄，惊则气乱，劳则气耗，思则气结。"情志不畅，人体气的升降出入运动失衡，导致气郁化火、气滞血瘀、气滞生痰、气虚血弱等病理变化，最终伤及脏腑。并且情志的改变不仅影响本脏受邪，也会导致他脏犯病。因此，王教授提出五脏（心、肝、脾、肺、肾）、六腑（胆、胃、大肠、小肠、三焦、膀胱）、皮肉筋骨脉、眼耳鼻舌身均是情志病的靶器官的观点。

二、总结出头部躯体化"十二状"临床特征

王教授在临床上遇见此类患者多有以下相似画面：初见患者，展现一张笑脸，彬彬有礼，积极向上，与其交流后，察觉不到病状，需刨根问底，患者对症状的描述千奇百怪，其发病以身体的某个部位为主，多在局部，表现为昏懵、沉紧、异常响声、痛苦异常。此病多见于无所事事之人或高级知识分子，多考虑郁证。治疗以疏肝、调肝药物有效。故王教授将情志病的六化总结为隐匿化、躯体化、高端化、领袖化、微笑化、坚决不承认化；九的指医学难以解释的、五花八门的、千奇百怪的、千变万化的、痛苦万状的、莫可名状的、变化莫测的、诸医无法的、诸药无效的；十二状指昏晕懵痛响空、紧胀沉热凉麻。国际ICD-11将以往的躯体障碍修正为躯体忧虑障碍。因此，不论从中医角度或西医角度，似乎达成了共识——躯体会闹情绪，也会焦虑。

三、从五脏论治情志病

心主血脉，藏神，是生命活动的最高主宰，为生命之根本，《素问·六节藏象论》载："心者，生之本，神之变也，其华在面，其充在血脉，为阳中之太阳，通于夏气。"五脏六腑必须在心的主宰下进行活动，才能相互协调，共同维持正常的生命活动，故王教授从心论治，常用栀子豉汤、桂枝甘草龙骨牡蛎汤、炙甘草汤、酸枣仁汤治之。

肝为"血府"，主藏血，血养神而舍魂，为情志化生之源。情志致病以气机失调为先导，责之于肝。肝主疏泄，调畅全身气机，通利气血。

《伤寒论》第96条言："伤寒五六日，中风，往来寒热，胸胁苦满，默默不欲饮食，心烦喜呕，或胸中烦而不呕……小柴胡汤主之。"说明少阳病可有神志、行为、消化道异常的表现，与抑郁症的症状相吻合，提示抑郁症与少阳枢机之间有着密切的关系。王教授认为，肝胆互为表里，共同调畅周身之气，故抑郁症的治疗可从条达枢机、疏解肝郁论治，又郁久伤及五脏，损伤气血阴阳致虚实夹杂，故当先从肝论治，肝旺乘脾，当兼顾脾。张锡纯谓"柴胡禀少阳生发之气，为足少阳主药而兼治足厥阴"，故临床治疗抑郁躯体化头部症状多辨证选用柴胡类方加减。从肝论治，临床常用治疗情志病经方有小柴胡汤、四逆散、吴茱萸汤。

从脾胃论治，临床常用治疗情志病经方：小建中汤、半夏泻心汤、半夏厚朴汤、甘麦大枣汤。王教授根据《金匮要略》"夫治未病者，见肝之病，知肝传脾，当先实脾"的思想，治疗情志病时多加用健脾胃之药，既可治疗脾胃虚弱，又可"先安未受邪之地"，防止"木旺乘土"。王教授认为，精神抑郁胃肠也抑郁，易出现失眠、大便黏腻、纳呆、腹胀等症状。根据"胃不和则卧不安"的理论，提出了"胃不和则卧不安，卧不安则亦胃不和，人失眠大便黏"之论治思路。现代医学研究证明胃肠疾病可致叶酸吸收不良，使同型半胱氨酸升高，从而导致动脉粥样硬化，还能使血浆纤维蛋白原升高。治疗上王教授提出"病在大脑，治在胃肠；利在心神，辅在四旁"之治法，选用半夏泻心汤加减，或宗仲景之方选用生姜、大枣健脾和胃。

肾主水液，主封藏，受五脏六腑之精而藏为真阴，是人体阴精之根本。肾阴亏虚，阴精不足：一则不能滋养肝木，使肝失疏泄、肝阳上亢发为阴虚火旺之证；二则不能上济心火，致心火亢盛，扰乱心神发为心肾阴虚证。从肾论治，临床常用治疗情志病经方：肾气丸、奔豚汤、黄连阿胶汤。阳气充盛，脏腑形体官窍得以温煦，其功能活动得以促进和推动，各种生理活动得以正常发挥，机体新陈代谢旺盛，产热增加，精神振奋。若阳气虚衰，温煦、推动、兴奋功能减退，则表现为精神萎靡、情绪低落、喜静蜷卧等一派功能低下之象。故患者以情绪低落、精神萎靡、喜静蜷卧、兴趣及愉快感丧失等症状就诊，则用温肾阳法，如肾气丸，或在其他药物基础上加用温肾阳药，如淫羊藿、巴戟天等。

肺主气，司呼吸，肺主一身之气的生成，肝升于左，肺降于右，共同促进气机的正常疏泄。若肺主气功能失常，则影响气机升降。从肺论治，临床常用于治疗情志病之经方有百合地黄汤、百合知母汤、肝着汤。

（本文摘自笔者硕士研究生汪道静毕业论文《王新志教授运用经方从五脏论治情志病经验总结》及《中国中医基础医学杂志》2020年第26卷第1期）

第十二节　统筹兼顾　防治未病

一、中风病勿单纯见风治风

王教授认为，风邪是中风病一个重要的致病因素，有外风、内（肝）风之别。中风病也最早是从风论治，唐宋以前是祛除外风治之，疏风散邪，扶助正气。方用小续命汤（《千金方》）、大秦艽汤（《素问病机气宜保命集》）。金元后从内风治之，叶天士提出治宜滋阴息风潜阳之法，此后张锡纯力主镇潜息风之法创镇肝息风汤。而今之医家在治疗中风病急性期时多采用俞根初的羚角钩藤汤以"速折风火上腾之威"。《临证指南医案·中风》指出中风病的发病机理为"精血衰耗，水不涵木……肝阳偏亢，内风时起"，体内正气亏虚而引动内风。五志过极化火生风，痰瘀阻滞脉络，气机不畅，肢体筋脉失养，引动内风。

二、注重中风先兆的识别与治疗

中医"治未病"思想体现了"未病先防"及"已病防变"两方面内涵，主要表现为注重养生、防病于未然，杜绝萌芽、扼病于萌动之时。治疗应尽早、预防传于他脏，调摄病后、防止疾病再发。未病先防需要从固护正气、增强体质，倡导健康生活方式，调节情绪、保持平和心态等方面做起，以防病于未然，此同现代医学中风病的一级预防。已病防变，主要表现为中风先兆、中风病发、中风预后的辨证治疗，体现的是中风病的二、三级预防。首先，中风病在发病之前，多有先兆症状，中风的先兆极易被忽视，应注意辨识，及早治疗。如出现发作性的肢体麻木、酸困等感觉障碍、活动不遂等运动障碍及眩晕、言语謇涩等发作性症状，需果断采取相关措施，避免危重症的发生。其次，对于中风病发，需严格控制肥胖、吸烟、血压等危险因素，针对病因病机进行治疗，防止疾病的进展，延缓自然病程。最后，对于中风病恢复期因疾病存在反复及复发的可能，要做到未雨绸缪，控制好危险因素，预防复发，并坚持康复治疗促进恢复，使得伤而不残，残而不废，体现了中风后的三级预防。王教授在临证时对于40岁以上患者，如经常出现头晕、头痛、肌肉跳动、肢体麻木及发作性言语謇涩，均酌情告之病情，并给予积极防治措施。

中医"治未病"思想的内涵是中医预防医学的精髓及核心，如何让普通大众通俗易懂地接受此思想？医学科普宣传是必然的。现如今，医院越盖越多，规模越来越大，但仍有看不完的患者，为什么？王教授认为是理念问题。过去总说医生是救死扶伤的白衣天使，而现在更多的是强调医者应该去维护健康。维护健康通俗地讲就是"窗口前移，重心下移"。在疾病发生之前，采取有效方式，扼病于萌芽之时。有的医护人员认为医者是治病救人的，医学科普不是他们的职责。古人将医生称作司命工，就是管理生命的人，并不是简单的有病治病。很多疾病是起源于少年，植根于青年，发展于中年，发病于老年，比如说癌症、心脑血管病，都是数十年的病程，一时暴发。故治疗起来比较困难，应该将疾病扼杀于摇篮中。王教授常讲，任何高科技都不可能让患者恢复如初，不如在未患病时预防。提早预防疾病的发生，患者少得病，不得病，晚得病，减轻社会经济负担。

如何做到有效的科普宣传？王教授经过多年经验，总结出以下内容：五进四美三热爱、还需两开一平台。

五进：提倡、组织广大医务工作者进农村、企业、社区、机关、学校进行科普宣传，到老百姓中间去讲，将科普知识宣传给不同的人、不同的阶层、不同的组织，在线下进行面对面讲解，有效预防疾病的发生。

四美：王教授认为科普宣传应该做到电视有影、广播有音、报纸有字、网络说事，用通俗易懂的、美的语言全方位、广覆盖，进行医学科普知识的宣传。

三热爱：医学知识对于普通大众来说是深奥的、晦涩难懂的。王教授认为医学科普应该是把复杂问题简单化，科学问题科普化，用中国文化、中医的通俗语言，再加上医学知识三者融合在一起，让老百姓一听就懂，一学就会，一用就灵。比如，王教授常给患者讲，你看癌症的癌字，一个癌字三个口，傻吃海喝加瞎抽，废物堆积成山你跟鬼走。高血压、糖尿病、心脑血管病等85%以上都是不良生活方式造成的。所以我们平常所说的戒烟限酒，合理膳食，平常心态，适当运动，是非常重要的四大基石。通过中国传统文化讲知识，用趣味性的语言，让大众乐意去听，容易接受。

两开：如何加大医学科普的宣传力度？开发所有医生讲治未病，开发领导层重视治未病。王教授认为众人拾柴火焰高，每个医务工作者都有科普宣传的义务。医者可以随时随地进行科普宣传，如在聚会、旅游时利用所学的知识，运用简单的语言，给身边的同伴普及医学常识。一个人的力量是有限的，领导的重视是必不可少的。现如今，国家已经采取了一系列措施发展医疗卫生事业，如加大资金投入，多发放医学科普书籍等。

一平台：王教授认为，应该为治未病的所有工作者搭建平台，让其有用武之地。

医学科普是一个很大的概念，科普的对象是普通大众。开展医学科普，王教授认为改变生活方式是最重要的医学科普知识。王教授常说，癌症、心脑血管类疾病并不是老年人的专利，除了一些遗传类疾病，多数疾病在任何年龄段均可发生，故应从娃娃抓起，养成良好的生活习惯。医院是科普最重要的团队，每位医务工作者除了用药物、手术刀去治疗疾病，更应该重视语言的魅力，在接触患者时，应该用最简单的语言，让老百姓从不同的角度去看、去听、去得到医学知识。

（本节摘自《中医脑病主治医师480问》）

（陈俊华整理）

第十三节 总结病证变迁、体质偏向与中风病的联系

中风病以其高发病率、高致残率、高病死率、高复发率严重危害着人类的健康。目前大多数学者认为，中风病是在气血内虚的基础上，遇有劳

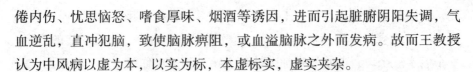

倦内伤、忧思恼怒、嗜食厚味、烟酒等诱因，进而引起脏腑阴阳失调，气血逆乱，直冲犯脑，致使脑脉痹阻，或血溢脑脉之外而发病。故而王教授认为中风病以虚为本，以实为标，本虚标实，虚实夹杂。

王教授通过对历代医家的论述进行整理研究后，并结合临床观察，认为中风病病因病机之本除了本于虚者之外，亦有以实为主者，不可一而概之。但无论病起于何，单纯的辨证对病因病机之本的属性认识都是局限的，不利于针对中风病病因病机之本早期强化治疗，从而限制了中风病的诊治疗效。对此，王教授引入体质辨证，强调体质与证候相结合，是有效识别中风病病因病机之本质，了解病势缓急，寻找中风病证候动态演化规律，以及判断复发情况的可靠途径，以便给中风病的诊治带来新的突破。

一、以"质"为本，认识中风病的病因病机之本

治病求本是中医治疗疾病时获得疗效的关键。如何认识疾病的病因病机之本，对中医药的诊治疗效具有重要的指导意义。张景岳在《景岳全书》中指出："当识因人因证之辨，盖人者，本也；证者，标也。证随人见，成败所由。故当以人为先，因证次之。"近代医家朱莘农亦讲："医道之难也，难于辨证；辨证之难也，难于验体，体质验明矣，阴阳可别，虚实可分，病症之或浅或深，在脏在腑，亦可明悉，而后可以施治，此医家不易之准绳也。"由此可知，中医学在辨证的同时，亦十分强调对体质的辨识，并将其与证候相较，强调视其为"本"，同时强调将其放在辨证之前，通过对体质的识别，明晰证候的标本虚实。

中医学认为，体质是人体生命过程中，在先天禀赋及后天获得的基础上所形成的形态结构、生理功能和心理状态方面综合的、相对稳定的固有特质，是人类在生长、发育过程中所形成的与自然、社会环境相适应的个性特征。体质具有相对的稳定性，对不同的疾病具有易感性，且是疾病发生时证候形成及转归的基础，在一定程度上能够反映出疾病的病因病机本质属性。

中风病的体质研究表明，中风病的病因病机之本具有虚实两个方面，主要与气虚、痰湿和阴虚有关。王教授通过对120例中风患者的中医体质类型进行结合分析，提出中风病的体质类型主要为气虚质、痰湿质及阴虚

质，并根据体质的虚实性质，将体质类型合并为平和质、虚性体质（包括气虚质、阳虚质和阴虚质）和实性体质（包括痰湿质、湿热质、瘀血质和气郁质），三种体质类型所占比例分别为1.7%、60.8%、37.5%，清晰地显示出中风病病因病机之本有虚实两个方面，同时也显示出中风病病因病机之本主要为气虚、痰湿及阴虚。

中风病是老年人群的多发疾病，当代老年人的体质特点亦反映出中风病的虚实多面性。从体质的角度诊治中风病，能够更准确识别急性期实证背后的病机虚实本质，并利用早期识别证候的标本属性，对中风病的诊治无疑具有重要的意义。

二、以证为标，把握中风病的病势缓急

王教授通过临床实践研究提出，中风病急性期证候分布有瘀证、痰证、风证、火证、气虚证及阴虚阳亢证，其中以实证为主，虚证相对较少，且中风病急性期的各种证候在不同体质间的分布比较均衡，证候的发生和体质无明显的相关性。说明在中风病急性期各种病理变化剧烈，病势急剧。证候并不能反映体质的本质属性。中风病恢复期气虚证、阴虚阳亢证增长较为明显，而同时风证、火证则显著下降，从而形成以虚实夹杂为主的证候分布特征。且通过对中风病恢复期各种证候在体质间的分布进行相关医学分析，表明痰证、气虚证、阴虚阳亢证分别与痰湿质，气虚质、阴虚质具有明显相关性。证候随着病程的进展，逐渐向体质属性趋同，共同反映出疾病的本质，而风证、火证却在此时期显著性下降，病势趋于平缓。

因此，王教授通过中风病的证候特点，了解中风病的病势缓急，总结出中风病急性期以风证、火证相对出现比例较高，证候与体质属性分离，病势急剧。中风病恢复期则以风证、火证相对出现比例较低，证候与体质属性趋同，共同反映疾病的病因病机本质，病势较缓。

三、体质与证候结合，把握中风病"动态时空"演变规律

体质与证候具有密切的联系，主要体现在体质是证产生的基础，制约着证的形成和转归；证含有体质的成分，同时也影响或改变着体质。有学者研究认为，体质在许多情况下决定着机体对某些疾病的易患性或病变过

程中的倾向性。证的背后或多或少体现着个体的体质特点。但在一定条件下，某些证候与体质状态并不一致，因此证是病变过程中阶段性反应，疾病的不同发展阶段可表现出不同的症状特征，当某些疾病超越了体质的制约程度，则又可反过来影响体质的改变。

王教授通过对中风病主要体质的证候急性期与恢复期的变化研究显示，在气虚质患者，气虚乃中风病的病因病机之本，随着病程的进展发生比例逐渐增高，气虚证占居第一位，且与痰湿质和阴虚质之间形成明显的差异，表现出和气虚质具有明显的相关性；而风证、火证、痰证随病程进展逐渐消退，为气虚质的主要标证。在痰湿质患者或阴虚质患者中也存在相似的病程进展。同时，也可以看到痰证虽然在气虚质或阴虚质间逐渐下降，但痰乃有形之邪，下降速度较风、火无形之邪缓慢，并且还显示出瘀证在各体质间的发生比例均较高，且无明显的体质分布差异，前后变化亦不大，提示可能为中风病的基本病理改变，亦可能与中风病的发生对体质的病理改变有关。

综上所述，体质具有相对稳定性，是疾病发生及证候形成、演化的基础，能够反映疾病发生时的本质基础，且对证候的动态时空演变具有重要的制约作用。因此，以体质诊断为基础，结合证候诊断不仅可以反映疾病的病因病机本性，还能够全面反映疾病的动态时空特征，对中风病的诊治具有重要的意义。

四、以体质为导向，判断中风病的复发情况

中风病的体质类型包括气虚质、痰湿质、阴虚质、瘀血质、阳虚质、气郁质、湿热质、平和质8种。王教授通过对234例缺血性中风患者的体质类型进行辨别，结果显示首发缺血性中风病的体质类型主要为痰湿质、阴虚质、气虚质、瘀血质，分别占27.5%、20.8%、18.0%、12.4%，相加共达78.7%。提示痰湿质、阴虚质、气虚质、瘀血质是首发缺血性中风病的主要的体质类型，和缺血性中风病的发生具有一定的相关性。同时，瘀血质、痰湿质、阴虚质、气虚质在复发组占有很高的比例，分别为32.1%、25.0%、19.6%、12.5%，相加共达89.2%，提示瘀血质、痰湿质、阴虚质、

气虚质是复发中风病的主要的体质类型，和中风病的复发具有一定的相关性。因此，以体质为导向，观察中风病中医体质类型分布，对发挥中医药的特色与优势，防治中风病的复发，改善患者预后具有重要的作用。

（本文摘自笔者硕士研究生杨国防毕业论文《缺血性中风常见中医体质类型与证候的相关性研究》及硕士研究生贺光临毕业论文《缺血性中风复发常见体质类型调查与可干预性危险因素的研究》）

参考文献

［1］付渊博.中风星蒌通腑胶囊治疗缺血性中风急性期（痰热腑实夹瘀证）的临床研究［D］.郑州：河南中医学院，2008.

［2］王新志，刘向哲.中风病中医治疗10法［J］.中医杂志，2002（4）：305-307.

［3］王新志，李燕梅，刘向哲，等.中风星蒌通腑胶囊治疗急性缺血性中风120例［J］.中华中医药学刊，2002（2）：153-154.

［4］毛峥嵘.王新志教授辨治中风后通腑学术思想和临床经验整理及临床应用研究［D］.济南：山东中医药大学，2015.

［5］张鲁峰.通腑化痰法对抗急性脑缺血损伤作用的实验研究［D］.郑州：河南中医学院，2002.

［6］张曙霞.中风星蒌通腑胶囊对急性脑缺血再灌注损伤作用机制的实验研究［D］.郑州：河南中医学院，2002.

［7］高祖名.通腑化痰法抗大鼠急性脑缺血再灌注损伤作用的实验研究［D］.郑州：河南中医学院，2001.

［8］王山.中风星蒌通腑饮对急性缺血性中风患者血管内皮细胞功能的影响［D］.郑州：河南中医学院，2006.

［9］杨海燕，杨克勤，孙永康，等.基于数据挖掘的王新志治疗脑梗死恢复期用药规律研究［J］.中国中医药信息杂志，2019，26（2）：106-109.

［10］孙永康，王新志，杨海燕.王新志教授在脑系疾病中应用腹诊经验［J］.时珍国医国药，2019，30（3）：702-703.

［11］张淑霞，潘晓华，刘国荣，等.卒中相关性肺炎的发病机制及预测因素的研究进展［J］.医学综述，2016，22（23）：4637-4640.

［12］柳宏伟.中国脑卒中患者并发肺炎的危险因素的Meta分析［D］.长春：吉林大学，2016.

［13］杨海燕.名老中医王新志教授学术思想及治疗中风病学术经验整理与研究［D］.济南：山东中医药大学，2015.

［14］侯理伟，苏晓兰，郭宇，等.胃不和则卧不安——魏玮教授从脾胃论治失眠的学术思想［J］.中国中西医结合消化杂志，2018，26（9）：791-793.

［15］夏梦幻，刘文平，王庆其.脾胃病与情志的相关性初探［J］.中医杂志，2019，60（16）：1351-1354

［16］许蒙，王新志."胃不和则卧不安"——其实"卧不安"则"胃也不和"［J］.光明中医，2017，32（6）：783-784.

［17］谌剑飞，谭薇，严颂琴，等.失眠与幽门螺旋杆菌感染关系研究及中西医病机探讨［J］.中华中医药学刊，2007，25（12）：2466-2467.

［18］黎发根，李绍旦，杨明会，等.和胃安神方对失眠大鼠血浆及下丘脑食欲素A的影响［J］.环球中医药，2012，5（11）：801-803.

［19］毛静远，牛子长，张伯礼.近40年冠心病中医证候特征研究文献分析［J］.中医杂志，2011，52（11）：958-961.

［20］祝维峰.缺血性中风痰瘀互结机制的探讨［J］.浙江中医学院学报，2000，24（3）：57-59.

［21］王辉，韩涛，郭炜，等.缺血性脑血管病痰瘀互结证临床回顾性研究［J］.山东中医杂志，2013，32（1）：15-16.

［22］朱妍，韩学杰.高血压病从痰瘀论治的理论研究［J］.中西医结合心脑血管病杂志，2006，4（10）：890-891.

［23］李方园，许丹成."郁"字形义探源［J］.现代语文（学术综合版），2016（12）：119-120.

［24］王功勋，郭东方.浅谈郁证［J］.环球中医药，2009，2（2）：139-140.

［25］姜凤英，杜金香.心身医学在现代临床医学教育中地位与作用的思考［J］.中国医学伦理学，2003，16（1）：41-43.

［26］董振华.六气兼化理论及其在风湿病中的应用［C］.中华中医药学会风湿病分会2010年学术会论文集，2010：3.

［27］蒋健.郁证发微（十七）——郁证眩晕论［J］.上海中医药志，2016，50（12）：4-9.

第三章

医论医话

第一节 读经方 做临床 用对量 煎好汤

后世称仲景之《伤寒杂病论》为"方书之祖"，称该书所列方剂为"经方"，其用方配伍巧妙，方精药简，疗效显著，历经千年而不衰。王教授师仲景之意而不拘泥于仲景之方，在临床实践中，读经方，用经方，重剂量，煎好汤，对经方的应用有独特之处。

一、注重药物剂量的把握，随证加减

先贤有云：中医不传之秘在于剂量。关于经方的剂量一直备受关注，见仁见智。得用量者得疗效，剂量问题是临床医家绕不开的问题。关于药物剂量，历代方书、医案所载不尽相同，对于经方原本剂量的换算至今未有定论。目前，较为公认的古今度量衡换算按一两等于15g左右来换算，以麻黄汤为例，原文中"麻黄三两（去节），桂枝二两（去皮），甘草一两（炙），杏仁七十个（去皮尖）"。那么麻黄汤原方中换算成现代剂量即麻黄45g，桂枝30g，此方剂量之大很难被患者接受，在当代很少会有医家开出如此大剂量之处方。为了安全考虑，当代很多著名经方大家大多以3g或5g来换算一两，处方所用剂量一般都在3～30g，很少有超出国家药典剂量使用的。说明即使仲景所处时代的一两的确等于现代的15g，在临床应用时也应以3～5g来换算，这是符合时代需求的。

事物有两面性，中药剂量则有常规剂量和非常规剂量，非常规剂量无非取两端，即大剂量或小剂量。仲景原方中部分药用量很大，如炙甘草汤中甘草用四两，约合现代60g，临床常用30g以上；小柴胡汤中柴胡用量达半斤之多；小陷胸汤中用全瓜蒌大者一枚，干者约300g，湿者约680g；抵当汤中水蛭、虻虫各30个，相当于60g水蛭；如此大剂量的药物用量不胜枚举。随着时代发展，一些医学流派，如扶阳派、火神派等，对大剂量处方用药很是热衷。如使用一些辛温发散的药，麻桂附起手10g以上，细辛多在10g以上，其他普通药物从15g开起，所谓"量大力宏、见效快"。毋庸置疑，大剂量，甚至超出药典规定量的处方用药是比较不安全的，但若能明辨病证、精准遣方，使药证相符，确能快速见效，短期内祛除病根。但有些医者则主张小方治大病，以小剂量的方药频服、久服治疗慢性疑难杂病，如理中汤常用剂量为人参5g，白术9g，干姜5g，炙甘草6g，四逆汤常用剂量为制附子6g，干姜4g，炙甘草4g。通过长期临床实践，王教授认为不管是大剂量的"单刀直入"之效，还是小剂量的"四两拨千斤"之效，只要药到病除，两者殊途同归。

关于药物剂量至今仍无统一标准，医家用药风格各异，较难参考。若投经方效不佳者，除需详察病脉证外，还要考虑是否病重药轻、药不及病，根据病情必要时加大剂量，可功专力宏，直达病所。以临床解痉急名方芍药甘草汤为例，方中芍药、甘草为君药，王教授临证之时，芍药常用量为30~80g，一般从30g开始根据病情酌情加量。芍药又分白芍和赤芍，对于二者功效，成无己曰："芍药，白补而赤泻，白收而赤散，故益阴养血，滋润肝脾，皆用白芍；活血行滞，宣化疡毒，皆用赤芍。"《医门棒喝·伤寒论本旨》概括为："芍药有赤白不同，若以养阴宜用白芍，如达邪则当用赤芍。"临床解痉急时常需加大剂量，甘草多用蜜炙，一般用量为9~30g，临床根据症状酌情加减：若大便干结者，则重用生白芍；若脾胃亏虚、便溏者，生白芍可易为焦白芍，酌加焦山药、焦白术，且以炙甘草为主；中风患者伴有肝阳上亢，可用生甘草，另加钩藤；肢体麻木且痰浊较明显者，加天麻、僵蚕；睡眠差者，加郁金、琥珀（冲服）以解郁安神。

二、重视煎煮方法，不忘煎汤代水

《伤寒论》全书共载方113首，其中需要煎煮的方剂共102首，由此可

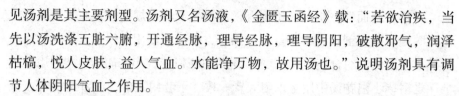

见汤剂是其主要剂型。汤剂又名汤液，《金匮玉函经》载："若欲治疾，当先以汤洗涤五脏六腑，开通经脉，理导经脉，理导阴阳，破散邪气，润泽枯槁，悦人皮肤，益人气血。水能净万物，故用汤也。"说明汤剂具有调节人体阴阳气血之作用。

《伤寒论》中所涉及汤剂的煎煮方法多种多样、应用灵活，汤剂的煎煮法与复方的配伍用药一样重要，是理、法、方、药的重要组成部分，对于疗效的发挥至关重要。概括来讲煎煮的目的有四个方面：①改变药性，减毒增效；②控制药物不同功效的发挥；③掌控药物作用趋向，使药效直达病所；④充分析出有效成分，使组合药效最优。

仲景方中，煎药用水有特殊规定涉及麻沸汤浸渍、井水、泉水、清浆水等。同时，还有与辅料同煎，如酒、醋、蜜、姜汁等。除此之外，未作规定者用一般水即可。对于煎药火候，李时珍在《本草纲目》中指出："凡服汤药，虽品物专精，修制如法，而煎药者鲁莽造次，水火不良，火候失度，则药亦无功。"说明火候在煎药时的重要影响。为了发挥个别药物在组方中的独特功效，仲景使用了多种煎药方法，如先煎、后下、烊化、冲兑等。煎药时间是控制药物功效发挥的重要措施，仲景主要通过观察煎煮前后药液容积、特殊药物的生熟程度、煎煮后药物气味、去滓再煎等判断。

其中去滓再煎可分为两种方法：一是方中所有药物以水煎煮，去渣后再进行煎煮，如小柴胡汤、大柴胡汤、半夏泻心汤、生姜泻心汤、甘草泻心汤、旋覆代赭汤、柴胡桂姜汤等；二是将方中药物分别煎煮，去渣后再将其药液混合进行煎煮，如滑石代赭汤、百合地黄汤、百合知母汤、百合鸡子黄汤等。再煎意义有三：一是体现仲景和解之意；二是再煎浓缩药量，减轻脾胃负担；三是再煎即久煎，有减毒之效。

仲景论煎服法造诣精妙、匠心独具。其中，煎汤代水仍被后世广泛应用。煎汤代水是指将处方中的某些药物先行煎煮，去渣取汁，再以此药汁作为溶媒煎煮其他药物的中药煎法。历代医书中煎汤代水的药物大致可分为五类：①有些药物与其他药物同煎使药液浑浊，难以服用，宜单独先煎后取上清液代水再煎煮其他药物，如灶心土、炉灰、海金沙、生牡蛎、蚕沙等；②一些药性平和或药食两用的药也常采用煎汤代水法，如薏苡仁、山楂、藕、甘蔗、赤小豆、荸荠、海蜇、淮小麦、浮小麦、粳米、陈米、糯米、百合、湘莲肉、萝卜、芦笋、鲍鱼、石蝴蝶、绿茶、白蜜等；③某些药物质较轻而用量又大，或本身体积大，或吸水量较大，如瓜蒌实、玉米须、荷叶、茵陈、益母草、车前草、冬葵子、桑枝、通草、芦根、灯心草、夏枯草、白花蛇舌草、白茅根、丝瓜络、竹茹、绿豆衣、金钱草、枇杷叶、桑寄生、枯萝卜、蕲艾、鲜稻穗、糯稻根、荆芥穗、谷芽、金银花、春蚕、冬瓜子、冬瓜皮、土茯苓等需煎汤代水用；④某些动物药使用时采用此法，如羊脬、猪肾、狗肾、猪腰、羊猪胞等；⑤某些贵重药材或同时煎煮可能发生化学反应的药，如金银器、生铁落、铜钱币、羚羊角等也采取煎汤代水的方法。

三、"火眼金睛"明辨中药真伪优劣

当前中药的真伪问题十分突出，究其原因如下。一是误种、误采、误收、误售、误用，如种大黄时误种为藏边大黄、河套大黄；将金钱草（过路黄）误采为风寒草（聚花过路黄）；有从栽培的国产人参中选出类似西洋参外形者，加工成西洋参出售等。二是有报道一些名称相近或外形相似，或基原相近的品种之间产生混乱，如防己有粉防己、木防己、广防己及新供药用的川防己，均分属防己科或马兜铃科植物，不同的品种功效偏向不同，临床用时极易混淆。三是有意作假，以假充真，如牛蒡子根染色成丹参，在水蛇表面用白漆画上环纹伪充金钱白花蛇，用红薯染色充当何首乌等。

中药质量的优劣受多个环节的影响。①栽培条件：栽培条件不当，如黄芪木质化程度增高，栽培的防风分枝等。②采收时期：不同的采收期，其药物成分是不同的，功效亦可能大相径庭，正如元代名医李东垣指出："……根、叶、花、实，采之有时，失其地，则性味少异；失其时，则气味不全。"所以，适时采收中药材，对保证中药质量至关重要。③加工炮制：不同的加工炮制方法，其有效成分的含量或功效偏向不同，如薄荷，在花蕾期挥发油含量较高，花后期挥发油降低，但药材的总产量却增加了，若在花后期采割，则大大降低了薄荷的质量；又如干姜辛热，补火助阳，温中降逆，温肺化痰；炒焦后的炮姜苦温而涩，辛散与温中作用减弱而用于虚寒性的吐血、血崩等症；火力加大而成姜炭，则辛辣物质被破坏

而专温脾止血。④产地：同种药材，产地不同，质量药效不尽相同。正如明·陈嘉谟《本草蒙筌》谓："地产南北相殊，药力大小悬隔。"⑤贮藏时间：如荆芥的挥发油含量随贮藏时间的延长而减少；含芳香成分的花椒、薄荷、藿香、细辛等因光照或久藏，易造成气味散失，药效下降。⑥运输：运输中如受到有害物质污染，必然影响药材质量。⑦人为因素：如掺假，个别药材经提取部分成分后再售。⑧其他：如非药用部位超量应用。

"工欲善其事，必先利其器"。王教授认为，中药便是救死扶伤的"利器"，临床诊治中，望闻问切、辨证论治、遣方用药固然重要，但明辨中药的真伪优劣同样不可忽视。治病救人的任何一个环节都至关重要，作为一名合格的中医医者，练就一双明辨真伪优劣的"火眼金睛"，找出一把锐气逼人的"利器"是必须具备的诊疗能力。

（王灿整理）

第二节　中风需补气　火热也适宜

中风病为王教授主要研究疾病之一，在临床有效的病例基础上，总结出独特的理论体系，补气理论的应用为其中一部分。王教授在诊治中风病时认为补气应贯穿始终，故无论虚证有无，皆在辨证基础上兼用补气之药，提出中风病补气理论，现将其理论体系总结如下，并附经典验案。

一、中风病与气虚的联系

有学者对明清时期中风病的中医证候进行统计，发现气血亏虚位居第一位，为中风病产生的基本病机；现代医学研究中风病急性期以风、血瘀、痰湿、气虚单证发生最多，而出血性中风急性期气虚的出现多与血瘀、阴虚、瘀热等相兼为病。中风病恢复期以内风、瘀、痰、气虚、阴虚为主要表现，其中虚以气虚、阴虚为多。目前，气虚血瘀证作为重要证型已纳入《中医内科病证诊断疗效标准》。

气虚影响中风病的发病时间及与不同部位中风的联系。祖建等对缺血性中风发病时间进行分析，得出气虚、血瘀、痰湿是导致中风病的直接因素。气虚证和血瘀证在中风病中出现的频率和持续的时间不仅最为突出，且基底节区、脑叶的缺血性梗死灶与气虚血瘀型有关。气虚血瘀型中风病全血黏度、血浆黏度和红细胞沉降率明显高于其他证型。

气虚与中风病预后及治疗。崔战军等分析中风病证型与患者预后的联系，得出气虚证可能影响中风病患者的预后，且气是影响中风病预后的独立因素；同时，气虚是影响缺血中风患者生活质量的重要组合因素之一。缺血性中风发病第4周及第3个月气虚证消失者，预后优于未消失者。

二、王新志教授对中风与气虚联系的认识

王教授认为，中风病发生的重要基础是气虚，并且易受情志活动等的影响，临床中虽可表现为痰、瘀等实邪为主，但气虚为本，故对气虚的治疗不论有无明显气虚之象，补气应贯穿中风病的始终，根据不同时期的病变特点，调整补气药物用量以达治疗目的。补气之药多辛多温，对体内瘀热者辅以清热之法，具体如下。

（一）气虚宜峻剂速补

中风病的病理因素有风、火、痰、瘀、虚，而《素问·评热病论》载："邪之所凑，其气必虚。"《杂病源流犀烛·中风源流》有论述："中风，风乘虚而为病也……虚固为中风之根也，惟中风之病由于虚。"说明本虚为五气化邪之根本，故病理因素中又以虚为基础；虚者有气、血、阴、阳之分，王清任于《医林改错》中提出："半身不遂，亏损元气是其本源。"体现了气虚在中风病形成过程中的重要性。对于中风病恢复期，中风病发生后患者多表现为肢体偏枯不用，多以卧姿，《素问·宣明五气》有"久卧伤气"之说，认为久卧可导致气虚。

王教授认为，气虚为中风病产生的重要基础，气虚络脉血瘀，瘀留于脑则为中风，留于肢体则为偏枯。而对于中风病恢复期，其认为"久卧伤气"之说正确但应有所扩充，发病后患者肢体失用、活动不便，较未发病时活动明显减少亦应该为"久卧"的一种表现形式，非独真久卧也。对于有气虚之证的治疗以峻剂补气以速达效，勿使气虚致痰、火等邪诱生，血瘀更胜，如临床多用黄芪40~100g，党参20~60g以疗之，且用量循序渐

进，缓慢增加，以避免虚不受补或补益化生痰、瘀等。

（二）无气虚亦应补之

中风病的产生以虚为本，张锡纯认为中风病病机为"胸中大气虚损，不能助血上升"，王教授在上述基础上认为中风发病非一蹴而就，病前即有不适，然而微观变化于内未达于外，主要病因病机如下。①饮食劳倦、偏嗜食谷等直接耗伤正气，导致气虚，气虚则运血无力。脑居于身体至高之位，气不能引导、推动血液上达颠顶，或脑脉之血不能正常运行则导致疾病发生；②七情、内伤等因素导致血虚、阴虚、阳虚，血为气之母，阴为气之来源，阳为气之温煦，三者虚则气虚或气运行无力，导致血瘀的形成，发为中风。故王教授认为，气虚不仅能够作为疾病产生的根本原因，亦为血虚、阴虚、阳虚导致中风病发生的中间过程。因气为血之帅，气虚再致血瘀于络，此处气虚位处标本之间，为阴、阳、血虚之标，血瘀之本。故对阴、阳、血虚为主者，应在辨证论治的基础上加以补气，补气药物剂量应查三者虚损程度，虚重则补气重，虚浅则补气轻，是为仿"标本兼治"。

中风病发生后患者活动减少，短期内伤气之象尚未出现，以小量补气药佐之，防"久卧伤气"，是为仿"已病防变"。中风病的产生以虚为主，患者病后活动减少，身体更虚，虚者则外感六淫择而客之，以小量补气之药提前扶正以防外邪中干，是为仿"未病先防"。如黄芪用量15～30g，党参用量6～15g。

（三）有热者宜补气与清热相权

从以上论述可见王教授运用补气之药贯穿疾病始终。必有人谓：若病性温热，再加以补气之药，岂不助火生邪，安能治病也？

1."壮火食气"

王教授认为，世人皆知火热之邪可耗伤正气，而治疗又纯用清热之品，火热虽得祛，所耗伤正气日久亦能自行恢复，但对于中风病，发病急骤，症状危重，治疗越快则恢复情况亦较佳；若日久则血瘀为痼疾，肢体功能将不能恢复。治疗上以清热与补气之药同用，以清热药清除火热之邪，以补气药补所耗伤之正气，使正气快速恢复而能推动血液运行，达快速有效治疗疾病之目的。此处药物剂量运用应该值得注意，应在清热药中加补气药，既能疗病，又能防止病邪滋生。

2. "少火生气"

若火热之邪轻，则不入清热之辈，因"少火"能使气壮，再稍入补气之药，药物得微火相煦，则能使气源源不竭，火得药物相滋，则生生不穷，两者可使肢末、脏腑温煦，《景岳全书》曰："故善补阳者，必于阴中求阳，则阳得阴助而生化无穷；善补阴者，必于阳中求阴，则阴得阳升而泉源不竭。"即互根互用之补阴阳法。

对有热者，黄芪多用生黄芪，因其生用兼有解肌退热、泻火之效。如《本草备要》中记载："黄芪生用固表，无汗能发，有汗能止，温分肉，实腠理，泻阴火，解肌热，炙用补中，益元气，温三焦，壮脾胃，生血生肌，排脓内托，疮疡圣药。"

（本文摘自《吉林中医药》2019年第39卷第10期）

第三节　偏瘫康复三步曲

中风后易产生肢体瘫痪的后遗症，有完全性瘫痪、不完全性瘫痪，可伴有瘫痪肢体的肿胀、麻木、疼痛等症状，是一种临床综合征，应综合治疗。肢体功能锻炼、药物及针灸治疗作为中风后遗肢体症状恢复的三驾马车，并且病情恢复是一场持久战、攻坚战，王教授常讲："患者为本，医生为标，标本不得，治之无功也。"他强调病情康复过程中患者及其家属配合的重要性，缺乏良好的配合，则事倍而功半。但临床中患者及其家属常常没有足够的信心，没有正确的指导，更没有足够的兴趣，针对康复过程的枯燥、乏味，难以长久坚持。王教授对肢体功能锻炼的方法以诙谐、幽默的方式进行总结，寓教于乐，提高患者依从性，从而达到治疗之目的。王教授临床中总结了"偏瘫康复三部曲"的康复方法，简单而实用，通过患者自行锻炼及家属配合的方式，不受场所、康复器械等限制进行康复训练，长期坚持，效果显著，以下对该治疗方法进行介绍。偏瘫康复三部曲分为口诀锻炼、中药外擦、肢体缠线，三者配合，防止瘀血形成，促进局部气血运行及肢体功能康复，并能减轻肢体肿胀、疼痛等。

一、口诀训练

首先，肢体功能锻炼强调以双手最为重要。"十指连着心、双手定乾坤、心灵则手巧、手巧也心灵"，双手功能直接影响患者生活质量。手三阳经从手走头，手三阴经从胸走手，六经交接于双手，对于双手功能的锻炼，直接通过经络影响头面、大脑与脏腑，从而促进肢体功能恢复，进而改善神志等异常。对于其锻炼应该遵循"到位不越位"的原则，以健侧肢体功能作为评判标准，循序渐进。并且将其锻炼方法总结为有趣、易于接受的口诀，使患者心情愉悦，增强依从性，从而达到肢体功能恢复、心情愉悦、神清气明，正如古诗云："鳌鱼脱却金钩去，摆尾摇头不再回。"现代基础研究也表明，短期的双手灵巧度训练，可使左侧与右侧的大脑半球产生较佳的协调性与平衡性；青少年儿童双手体育潜能的开发，有助于全面开发青少年儿童的运动和智力潜能。

口诀为："伸屈手，按一按，小鱼游水，谢谢，掰手腕，分苹果，弹钢琴，拜一拜。""伸屈手"是协助患者手指做伸屈动作；"按一按"主要是锻炼掌指关节；"小鱼游水"是通过健侧手带动患侧如鱼游水样，锻炼腕关节；"谢谢"是指双手相握，做拱手让拳样，活动腕关节；"掰手腕"是整体锻炼腕关节及前臂；"分苹果"主要锻炼肱三头肌，通过上臂带动前臂做翻转动作；"弹钢琴"同样通过上臂带动前臂做上下动作，锻炼肱二头肌；"拜一拜"主要做拜年的动作，活动肩关节。

二、中药外擦

以中医基础理论为指导，遣方用药，结合现代医学理论，开发了姜红酊，在临床上收到良好效果。姜红酊由冰片、红花、白酒等组成。功效为清热活血、消肿止痛。方中红花活血通经、祛瘀止痛为君药；冰片清热解毒、消肿止痛为臣药，两者共用治本；白酒舒筋通络、活血化瘀、行气行血为佐使药，使诸药直达病所治标，诸药合用，标本同治，使气行血畅而病愈。该方法不仅能促进肢体气血运行，促进肢体功能的恢复，通过临床观察，对肢体肿胀、疼痛等同样有较好疗效。

三、肢体缠线

中风后患者肢体运动功能异常，且多伴有肢体肿胀、疼痛等，肢体气血循环障碍，进而使肢体活动减少，使肢体肿胀更甚，使用物理方法促进局部肢体血液、淋巴液回流，有助于减轻肢体负担和肢体活动，进而有助于肢体功能的恢复。临床中总结使用松紧带缠绕肢体，简单易行，临床有效。

使用工具：松紧带。通过使用松紧带对肢体末端缠绕，依次上行，促进局部血液、淋巴液向心性回流，改善局部内环境，并能刺激局部感觉恢复。

对于锻炼方法强调"循序渐进、量力而行、坚持不懈、持之以恒"，在能够承受的范围内坚持不懈地锻炼。对于康复训练主要以双上肢为主的原因是"动手如动脑，十指连着心、双手理乾坤，心灵则手巧、手巧也心灵"，认为对于双手的锻炼可达恢复大脑功能之目的。

（孙永康整理）

第四节　睡眠六步曲

睡眠是每个人都绕不开的问题，占据了人生1/3的时间。目前有资料显示，睡眠障碍的人占人群的1/3，睡眠质量直接影响着人们的生活质量。对于睡眠障碍的治疗，除了常用的医学手段外，形成良好的习惯为重中之重，多数患者睡眠障碍后产生对睡眠的恐惧，形成恶性循环，故仅以治病而不杜绝生病之源则病不能穷尽。王教授在临床中总结出较为实用的有助于睡眠的方法，简称睡眠六部曲，即：

子时睡觉　　枕头重要

床前洗脚　　清空大脑

甘麦大枣　　冥想是宝

做到六条　　包你睡好

一、子时睡觉

子时对应现代夜间23点至1点，为足少阳胆经经气升发之时：其一，错过该时间易引起胆经之气盛而攻伐，如克于脾则见灼热吞酸，导致夜寐不安；其二，肝胆功能相协，胆经之气不宁，则肝疏泄功能失常，而肝藏血，血舍魂，疏泄功能失常则魂不内守，影响睡眠；其三，现代医学研究表明，肝脏为人体重要的解毒器官，多种有害物质的结构转变均有肝胆的参与，肝胆功能失常可使人体内有害物质堆积，影响健康。

二、枕头重要

现代社会人们多受工作、电子产品的影响，长期保持低头姿势，造成颈部不适，进而影响睡眠。良好的睡眠姿势可有效提高睡眠质量，而合适的枕头可使颈部放松，以达提高睡眠质量的目的。另外，过高的枕头可导致打鼾等症状，引起脑部供血供氧不足，睡醒后产生头晕等不适感，甚至血压、血糖升高，持续不能控制。可见枕头的选择对于睡眠尤其重要，较佳者形状为两头高中间低，约一拳高，能够支撑头枕部，主要是后脑勺。

三、床前洗脚

俗话说：床前洗洗脚，胜似安眠药。广西巴马村是世界五大长寿之乡中百岁老人分布率最高的地区，被誉为"世界长寿之乡·中国人瑞圣地"，除了空气、水源等自然因素外，其健康的生活习惯同样是长寿的秘诀之一。在当地，即流传着使用巴马汤足浴的习惯，可见在长期的社会实践中，我们的祖先已经认识到洗脚对于改善睡眠的重要性。足三阳经从头走足，足三阴经从足走胸，且足部为六经交接之处，并通阴跷、阳跷脉，泡脚可有效改善经络气血，达到安五脏、定神志之目的。并且位于足底的涌泉穴为足少阴肾经井穴，按摩该穴，可促进足少阴经经气升发，使肾水充而济心火，引火下行，心肾相交。沈金鳌在《杂病源流犀烛》中提出了以不寐兼见症状来辨别五脏病，具体为"不寐在肝则不快之状多见左，在肺则不快之状多见右，在心则不快之状多见于上部之中，在胃则不快之状多见于胸腹之中，在肾则不快之状多见于下部之中"，从心肝脾肺肾都能致不寐，故泡脚可治疗睡眠障碍；另外，泡脚可使足部血管扩张，人体血容量恒定，而使脑部血流供应相对减少，促使脑部进入休息状态。

四、清空大脑

指在睡眠之前平定心神，勿使七情扰乱，"悲哀愁忧则心动，心动则五脏六腑皆摇"，心情平定有助于良好睡眠的形成。睡眠的过程为全身脏腑器官休息的正常节律，而良好睡眠的形成必定是由内而外的，俗话讲："日有所思，夜有所梦"，怒喜思悲恐惊等各种情志的异常，均可导致相应脏腑之气活跃，从而导致睡眠质量变差。从中医学角度来讲，情志异常可导致相应脏腑气机失调，阴阳失衡，阳气亢动于外，不能内守，故见失眠。故清空大脑，五脏六腑相安，则睡眠自良。该观点类似于《论语·雍也》所述"不迁怒，不贰过"，即不将不良情绪迁移于其他人、其他地方，不迁移到第二天，先睡心再睡身。

五、甘麦大枣

取自张仲景之甘麦大枣汤，本为治疗妇人喜悲伤、精神恍惚欲哭之脏躁，此方为安神剂，具有养心安神、和中缓急之功效，且简、便、廉、验，临床中对于失眠患者用之，多有良效。该方药物简单，以甘草、大枣、小麦为茶饮或煮为粥品，甘润平补，养心调脾，药简而能和五脏，寓药于食，药食同源，以简单的食疗方式安脏腑，五脏和则全身气机通畅，阴平阳秘。以平补调脾治疗精神疾病，体现了胃肠与大脑的联系。现代医学研究表明：一些肽类物质广泛存在于中枢系统及胃肠道，对神经系统及胃肠道的功能产生影响，这类物质被称为脑肠肽，如5-羟色胺、胆囊收缩素；脑-肠轴是现代医学研究证明的存在于大脑与胃肠道之间的神经传导通路，其可将大脑的信号传递到胃肠，影响胃肠功能，同时胃肠活动的变化亦可反馈至大脑，影响大脑的活动。

六、冥想是宝

冥想对应道家之"意守丹田"，佛家之"打坐"，指全身心投入，使思想集中于一处，使人不受外界干扰的状态，从而产生睡意。如集中精神于呼吸，随吸入之气从口鼻入于丹田；如集中精神于一侧肢体，再转为他肢，循环往复，周而复始，使心平气和。

睡眠是一种综合性疾病，应该综合治理，合适的时间、舒适的环境、良好平和的心情、适当的药物均能改善睡眠，故应结合治之。以上六点虽看似简单，但涉及心理、环境、药物等各个方面，若能坚持，不仅能治疗失眠，还能预防失眠。

（孙永康整理）

第五节　待阴阳自和

"阴阳自和"的思想源远流长，张仲景通过诊疗实践将古代哲学的理论思想最早运用在中医学中，如《伤寒论·辨太阳病脉证并治》载："凡病，若发汗，若吐，若下，若亡血，亡津液，阴阳自和者，必自愈。"《伤寒论·辨脉法》载："问曰：病有不战，不汗出而解者，何也？答曰：其脉自微，此以曾经发汗，若吐、若下、若亡血，以内无津液，此阴阳自和，必自愈，故不战、不汗出而解也。"在正常的生命活动中，人体的阴阳处于自我调节的平和状态，这种状态是动态的。正是由于机体的这种调节形式，通过自身的新陈代谢，才能根据外界坏境的变化做出改变适应，如机体对饥饿、寒冷、疲劳等做出的反应及调整，能够促进疾病的恢复，维持身体的健康状态。

《素问·生气通天论》中记载："阴平阳秘，精神乃治，阴阳离决，精气乃绝。"其中的"阴平阳秘"亦是阴阳两者互相调节而维持平衡的一种状态。无论是"阴平阳秘"还是"阴阳自和"，均需依靠人体气血津液、脏腑功能活动去实现，而人体自身的生理调节过程也是为了达到机体"自和"的目的。由此可见，"阴阳自和"作用于人体生命活动的整个过程，是疾病自愈的内在机制。故历代医家在阐述医理、养生防病、辨证论治等方面，皆离不开阴阳学说的相关理论。

王教授根据多年临床经验，结合仲景"阴阳自和"理论，认为人体有阴阳自愈的能力。无论是外感或内伤致机体阴阳失和，寒热虚实错杂，不管是否经过汗吐下等治法的干预，都应以"阴阳自和"为枢机，依赖机体"阴阳自和"的潜能，促使机体达"自和"状态，使疾病向愈。故在临证时应当详细察明阴阳不和的缘由，或人体自身脏腑阴阳的失和，或人体与外界环境的冲突等，因势利导，或可不用药而等待自和，或通过辨证后稍给以帮助而促进其和谐。

如在临床中遇到郁证之轻症：一方面，可通过心理疏导，使患者通过自身的心理调节而达到自愈；另一方面，可通过少量、简单的药物辅助，使患者自己的机体功能恢复正常，达到"阴阳自和"，此即"于不治中治之"的方法，则疾病自愈。王教授在临证时常用小柴胡汤作为郁证之轻症阴阳失和的调节剂，通调三焦、胸胁不利之气机，调和半表半里之阴阳，依证用之，多有良效。

（陈俊华整理）

第六节　舌诊技巧

《难经·六十一难》将四诊概括为"望而知之谓之神，闻而知之谓之圣，问而知之谓之工，切脉而知之谓之巧"。望、闻、问、切是中医诊断的要领。舌诊作为望诊的重要手段之一，是中医临床辨证的重要指标。舌诊历史悠久，《内经》是我国最早记载舌诊内容的古典医籍，如《灵枢·脉度》载："心气通于舌，心和则舌能知五味矣……脾气通于口，脾和则口能知五谷矣。"经过历代医家的经验积累和临证实践，舌诊已经成为中医临床诊断的重要手段，不仅能客观地反映正气盛衰、病邪深浅，还可预测病情进退，判断疾病转归和预后。

脑病作为中老年人的常见病、多发病，其病变复杂，症状广泛，且病情凶险，预后不佳。因此，运用中医舌诊在临床辨证中的独特性，为中医脑病的综合诊治提供新思路，进而对改善症状及预后有重要意义。王教授从事中医脑病临床及科研数十载，现将王教授在中医脑病舌诊经验及特点总结为以下几个方面。

一、四诊结合，舌诊为先

脏腑精气上荣于舌，脏腑的病变会反映于舌而出现不同的临床表现。《临证验舌法》载："据舌以分虚实，而虚实不爽焉；据舌以分阴阳，而阴阳不谬焉。"舌诊是中医望诊和辨证的重点所在，在临床辨证中舌诊是诊断依据之一。脑病患者常可合并言语、理解、意识等障碍，不能有效描述自己的病情。舌诊在临床诊断中尤为重要，临证应四诊结合，舌诊为先。舌诊包括查舌质、舌态、舌苔、舌下脉络等方面。舌质主正气，舌苔主邪气，舌色辨寒热，舌苔辨虚实，舌态辨病证，舌下脉络辨血瘀与血虚等。

二、重视辅助舌诊法

舌诊除了舌质、舌苔、舌态、舌下脉络等方面，还应该重视其他辅助舌诊法，进而减少舌诊中的主观性，尤其是针对舌脉不符、舌证不符病证的诊断。辅助舌诊法包括看舌质的润枯、伸舌的快慢、舌诊的分区等。看舌质润枯辨津液有无亏损。看伸舌快慢辨脏腑精气盛衰，伸舌快表明脏腑精气旺盛，气血充足，经络通畅，舌得以濡养而有神，故伸舌偏快；伸舌偏慢，则非虚即瘀，表明气血虚弱，不能濡养舌体，则舌体痿软，伸舌无力，或瘀血阻络，阻滞经脉，经脉不通则舌失濡养，故舌强而伸舌缓慢。舌诊的分区多以舌尖候心肺、舌中央候脾胃、舌两侧候肝胆、舌根候肾，见微知著，依据舌分区的不同辨不同脏腑病变。辅助舌诊法是舌诊的完善和补充，为临证辨病和辨证提供更完善的诊断依据。

三、以舌为则，辨证论治

临证舌诊及四诊证候变化多端，应以舌体、舌苔变化为主的原则，根据主证的性质和程度、症状的标本缓急准确辨识，充分发挥中医优势，以常衡变并进行个体化辨识。如中风患者，用甘露醇、呋塞米等脱水剂后舌瘦小、色红绛，光红无苔者，则为耗液伤津、阴虚津亏之象，治以滋阴生津；舌质一侧变薄，伸舌无力，苔薄白者多为脾虚，治以健脾和胃为主；小脑萎缩患者，行走不稳，吟诗样语言，性情急躁，伸舌用力，且颤动不止，考虑为肝阳化风，心火旺盛，风胜则动，摇摆不定，故行走不稳，结合舌质淡暗，故治以祛风化痰、活血化瘀、补肝肾、强筋骨，每获良效；若患者舌苔腐腻，刮之即去，舌体明净光滑者，为真寒假热之象，治以温经散寒为主，尤其临床症状不明显时，临证可以舌为则，进行辨证论治。

四、舌诊判断病情及预后

舌诊也可预测病情进退，判断疾病转归和预后。有学者研究表明，中风病患者，舌质淡红、舌体适中、苔薄白或薄黄时，提示病情较轻，预后良好；舌体短缩，舌质紫暗，苔黄燥或黄厚腻者，病情重，预后不良；舌苔由厚变薄，由燥腻转润泽，舌色由深变浅均提示预后较好；而绛紫舌、卷短舌、垢浊苔均为中风危象；舌瘫卷缩，舌质枯暗多为中风死象。舌苔系胃气熏蒸所致，有胃气则生，无胃气则死，故舌苔与预后也有很大关系。临床观察混合性失语患者，发病初期舌苔厚腻，经治疗言语好转而舌苔亦退。"存一分津液，便有一分生机"，故舌质润枯也可反映疾病的预后，舌质润泽有津则预后佳，舌质干枯无津则为津液亏损，预后不良。临证可将舌诊作为疾病预后的判断指标之一，进而指导临床辨证及用药。

综上所述，由于舌自身的生理结构及与脏腑、经络、气血、津液的密切关系，舌诊可作为中医脑病临证重要观察指标之一，对临床辨证论治、治疗用药、预后的判断均有借鉴之处，值得临床深入研究。

（刘彩芳整理）

第七节　调气机　疗诸疾

一、桔梗

王教授曰："临床疑难病症，病久难愈，诸药无效，诸医无法，此类患者有寒有热，有虚有实，上下兼病，内外兼夹，错综复杂，非一方一法可治。"总让医者无奈，此时，应复杂问题简单化，无非是气机升降问题。气机升降与肝关系密切，故在辨证的基础上，酌情添加调理气机之药物。如桔梗升，牛膝降，一升一降，气机通畅，邪有出路，百病消亡，此为王教授调气机常用之对药。桔梗升，入气分，畅通气机；牛膝降，入血分，引药下行，邪有出路，多为佐使药。桔梗于《神农本草经》载："味辛微温，生山谷。治胃胁痛如刀刺，腹满肠鸣幽幽，惊恐悸气。"《本草经解》曰："桔梗辛以益肺，肺通调水道，则湿热行而肠鸣自止。"桔梗味苦辛，性平，归肺经，具有宣肺、祛痰、利咽、排脓之功效。桔梗性辛温入肺，为肺经之引经药，既宣利肺气以复肺气之升降，又宣发卫阳于体表以温养肌肤腠理，从而祛邪外出。桔梗辛散能行，引药上行达血府，入血则行血，宣调肺气；然肺朝百脉，助心行血，故桔梗通过治理调节肺之血运从而促进心血运行。又因其能引药上行达于高处，故可引导推动其他药物治疗上身疾病，而被称之为"舟楫之剂"。

桔梗作舟楫之剂，多体现在以下方剂中。首先，天王补心丹主治阴虚血少，神志不安，其中桔梗为舟楫之剂，载药上行以使药力缓留于上部心经，与余药共奏滋阴养血、补心安神之功。其次，黄龙汤为泻下剂，黄龙汤中用大承气汤配伍桔梗，具有攻下通便、补气养血之功效，现代临床主要用于治疗老年性肠梗阻，属阳明腑实证者。肺与大肠相表里，桔梗开宣肺气，以助大黄通腑，欲通胃肠之气，可谓一升一降，百病消亡。而最具典型的莫过于参苓白术散中配伍桔梗，以其宣利肺气，通调水道，载药上行，培土生金。桔梗性味辛苦，能行能散，作为舟楫之剂，引药上行，使得补益药物直达病所，更好地发挥临床疗效，从而使得脾气渐旺，化源充足，肺气得补，如《金匮要略·肺痿肺痈咳嗽上气病脉证治》12条曰："咳而胸满，振寒脉数，咽干不渴，时出浊唾腥臭，久久吐脓如米粥者，为肺痈，桔梗汤主之。"其中所载的桔梗汤，主治邪热壅肺之肺痈。由此，可推断桔梗升提，有解毒排脓、治疗肺痈之用。现代医家胡天雄前辈在《中国百年百名中医临床家丛书》中说："桔梗可以消散痈肿，与升麻同用，肿疡初起，往往加此二药于仙方活命饮中以消之。"王学斌等善用黄芪、穿山甲、金银花配伍桔梗具有消散痈肿的奇效，可见桔梗能排各处痈脓。桔梗能化痰、祛痰、排脓，全因其能开宣肺气，使一身之气流通，则痰可化、脓可排。因肺主气，主一身之气的生成与运行，又主行水，脾为生痰之源，肺为贮痰之器，肺气失宣则水饮停滞为湿，湿聚而成痰，气失宣降，血易停滞为瘀，痰瘀互结日久化热成痈脓，所以桔梗可祛痰排脓。从中医整体观念来讲，桔梗开宣肺气不单治肺，还可用于全身多种疾病因肺气失宣所致者。《神农本草经》载桔梗"主胸胁痛如刀刺"，亦即此理，不可不察。如毛一亮教授总结肺与大肠相表里，肺气失宣，宣降失常所致便秘，加用桔梗开宣肺气则大便通畅，故在临证之时，可少加桔梗以宣畅气机，整体调节。

二、牛膝

《神农本草经》载："牛膝一名百倍，味苦平，生川谷。治寒湿痿痹，四肢拘挛，膝痛不可屈伸，逐血气，伤热火烂，堕胎。久服轻身耐老。"镇肝息风汤有镇肝息风、滋阴潜阳之功用，主治类中风，即现代临床中高血压、中风先兆等疾病。方中牛膝滋补肝肾，引药下行，引热、引血下行。引血下行，即指导引逆乱于上或当下不下之血下行而言，《景岳全书》中玉女煎治疗肾阴不足，胃火有余的齿痛、牙龈出血，方中生地黄、麦冬、知母、石膏等药，用以清泻胃火，滋补肾阴，配伍牛膝引热下行，以降上炎之火，止上溢之血。朱丹溪提出"引诸药下行"，三妙丸为二妙散加牛膝，二妙散中苍术、黄柏治下焦湿热，加牛膝以治疗下焦湿热所致下肢麻木无力。独活寄生汤中也有牛膝，治疗风寒湿邪侵袭筋骨，下肢屈伸不利，也是取其能引药下行之意。

三、桔梗、牛膝同用

《医林改错》中将桔梗与牛膝两药同用，代表方剂为血府逐瘀汤，主治胸中血瘀证，临床常用于内外妇儿等各科疑难病证属气滞血瘀者，取其活血化瘀、行气止痛之功。方中桔梗与牛膝上行下引，分入气血两分，如此配伍，气血同治，升降兼顾，共奏升清降浊、气血和调的作用。王教授认为，桔梗、牛膝之性一升一降，合用可调全身气机，使体内郁闭之气得以调畅。该药对为王教授临床常用药对，尤常用于抑郁、焦虑等病。并且在各种疑难疾病中，常配伍此药对，使痰浊、瘀血等病理产物得以消除。

根据历代典籍及医家病案可知，桔梗、牛膝的应用大致为两点：其一，主要借其性，来畅通气机及引血下行；其二，使其用，作引经药物使用，引药归经以达到相应疗效。对于调畅气机而言，人与自然为一有机整体，而自然界的一切事物都是时刻运动着的，而这种运动的形式，主要表现为升降浮沉，这种变化即为"天地阴阳生杀之理"。一年四季，春夏地气升浮，万物由萌芽到繁茂，秋冬天气沉降而杀藏，万物随之凋亡。一年之气，唯长夏土气居其中，为枢纽，人体的精气升降运动，皆赖土气居中主宰，此可见于现代学者吴承峰之论著。《脾胃论》载："盖胃为水谷之海，饮食入胃，而精气先输脾而归肺，上行春夏之令，以滋养周身，乃清气为天者也；升已而下输膀胱，行秋冬之令，为传化糟粕，转味而出，乃浊阴为地者也。"可见脾胃健运，升则上输心肺，降则下归肝肾，才能维持"清阳出上窍，浊阴出下窍；清阳发腠理，浊阴走五脏；清阳实四肢，浊阴归六腑"的正常升降运动；若气机升降失调，则内有五脏六腑，外有四肢九窍，皆会发生各类病证。再而言之，肺居华盖，主一身之气，调节全身气机，其活动形式为"宣发肃降"，其兼备了升与降两种完全不同的运动特性，故肺为主气之脏，起着承上启下的关键作用。脾虚不运，生化乏源，则气的生成受其影响，气血不足，肺失濡养，呼吸功能受损；气机不畅，胃气上逆，发为呕吐；脾不升清，发为眩晕；脾气虚弱，无力升举，发为久泻不愈，内脏下垂；肺气上逆，发为咳喘不已；肺虚及肾，发为喘不足息，气不得续。《素问·阴阳应象大论》载："阴阳者，天地之道也，万物之纲纪，变化之父母，生杀之本始，神明之府也，治病必求于本。"治病求本，本于阴阳，调和阴阳，本于气血，气行则血畅，血盈则气生。

（张鑫整理）

第八节　刍议中风病的内涵与外延

中风病包括缺血性中风和出血性中风，其病机为阴阳失调，气血逆乱，引起脑脉痹阻或血溢脑脉之外。近些年来，王教授于临床实践中发现，同一中风病患者发病期间，其病机可同时包括脑脉痹阻和血溢脑脉之外两种情况，兼具缺血性中风及出血性中风两种疾病状态，即混合性中风或双中风。目前国家"十三五"规划教材《中医内科学》关于中风病的定义、病机，仅包括脑脉痹阻或血溢脑脉之外两种情况，尚未将"脑脉痹阻和血溢脑脉之外，或二者兼而有之"列入其中，故王师结合实际临床工作，建议教材将此种情况归属于中风病的定义及病机范畴。

一、脑脉痹阻可由血溢脑脉之外继发

（一）理论基础

缺血性中风的病因为全血黏稠度增加，血液流动速度减慢，局部血管的脑血流量和全脑脑灌注量明显下降，相应血管供血区的脑组织缺乏足够的脑灌注，引起缺血、缺氧，甚至继发缺血性脑梗死，属于典型的血瘀证。中医学中脑积聚的离经之血与西医学中的脑出血疾病类似。脑梗死属于高血压性脑出血术后的严重并发症之一，占同期脑出血手术患者的10%～12%，其发生多由一种或多种因素相互作用所致。

西医学认为，脑出血后促使病灶周围组织脑水肿迅速形成。一方面，血肿的占位效应减少了血肿周边及远隔供血区的血流量，脑血管容易发生不同程度的血液瘀积，进而血管坏死，血流不能充分灌注脑组织，引起脑梗死；另一方面，脑水肿容易升高颅内压，引起脑疝，阻碍脑动脉供血和脑静脉回流，促使动静脉系统的血栓形成，加剧脑梗死发生。基底节区出血时，大脑中动脉及其分支容易受挤压，引起相应供血区脑梗死；当周围脑组织遭颅内血肿挤压，若发生小脑幕切迹疝，则容易压迫大脑后动脉，加剧枕叶脑梗死发生。

（二）血溢脑脉之外继发的脑脉痹阻

王教授认为，脑出血后继发梗死常见于以下数种情况：脑出血急性期血液黏稠度升高、脑出血术中血管损伤、脑出血术后血栓形成及硬斑脱落、脑灌注压低、脑血管痉挛、既往心脏病病史等。

脑出血急性期：一方面，大剂量运用呋塞米及甘露醇等脱水药，限制液体输入量；另一方面，患者因颅内压升高，容易形成喷射性呕吐、不欲饮食等不适，引起机体体液失衡，血容量不足，重度脱水，血液浓缩，降低了机体的红细胞变性能力，升高了全血血液黏稠度，血液处于浓、黏、凝、聚状态，亦加剧了脑出血后继发梗死的发生。

脑出血术中：由于过度牵拉大脑的深部结构，电灼病灶周围的重要血管，以及通过吸引器盲目吸引血肿的周边组织，促使手术区脑血管的反应性变化，损伤血管，促使血管痉挛和闭塞，形成脑梗死。

脑出血术后：一方面，为防止继发出血，往往应用大量止血药，升高血液纤维蛋白原浓度，增强了血小板的黏附性及聚集性，机体的纤溶平衡被打破，血液容易处于高凝状态，增加血液黏稠度，减缓血流速度，易形成血栓，继发脑梗死；另一方面，脑出血术后容易引起硬化斑脱落，继发脑梗死。

脑灌注压低：一方面，术中及术后容易引起持续性低血压；另一方面，若降压药运用不合理，血压控制情况不佳，其中特效降压药尤为显著，血压大幅度下降，脑灌注不足，容易形成低灌注性脑梗死。

脑血管痉挛：一方面，蛛网膜下腔出血时，容易引起脑血管痉挛、继发出血性脑梗死；另一方面，脑出血后凝血机制改变，血液中开始释放血管活性物质及降解产物，如5-羟色胺、血栓烷A2、组织胺等，可引起或加重脑血管痉挛，促使脑梗死发生。关于高血压性脑出血与脑血管痉挛、脑梗死的相关报道较少，有报道其发生率为8.7%，故脑血管痉挛与脑梗死的研究多以蛛网膜下腔出血为主。

心脏病病史：对于慢性心功能不全及心房颤动患者，其心脏射血分数往往减少，脑灌注压不足，降低了动脉交界区－分水岭区灌注压，形成分水岭梗死。

王教授常讲，在临床工作中，脑出血后数日继发脑梗死的情况时有发生，我们应充分了解其发生和发展的可能性，遇到以下三种情况时，应充分考虑术后脑梗死的发生：首先，术后临床症状未见明显缓解；其次，术后临床症状明显改善后又再次加重；最后，某些临床症状和体征不能用脑出血手术解释，应及时复查头颅CT以明确诊断。治疗上，应控制好血压、血糖，合理使用脱水剂及钙离子拮抗剂，防止脑血管痉挛发生，适当运用活血化瘀、改善微循环及营养神经类药物治疗，这对提高患者的生存率、降低病残率、病死率，以及评估其预后有重要的临床意义。

二、血溢脑脉之外可由脑脉痹阻继发

（一）理论基础

脑梗死后常继发出血性转化，可归属于脑脉痹阻继发血溢脑脉之外。脑梗死后，给予活血、抗血小板、抗凝、扩血管、清除自由基及建立侧支循环类药物后，缺血梗死区的血管重新再灌注，容易引起梗死区内血管破裂再出血，欧洲急性卒中协作研究（ECASS）称之为脑梗死后继发出血性转化（hemorrhagic transformation，HT）。作为脑梗死发生的一种特殊类型以及自然转归过程，其发生率为2%～24%，占全部脑梗死者的5.8%～43%，依据CT结果可将HT分为出血性脑梗死和脑实质出血。

（二）脑脉痹阻继发的血溢脑脉之外

王教授认为，脑梗死后继发出血性转化常见于以下数种情况：大面积脑梗死患者侧支循环的建立、TOAST分型中心源性栓塞后的血管再通、溶栓治疗、空腹血糖升高、胆固醇偏高、血压升高及多发性腔梗等。

大面积脑梗死：一方面，大面积脑梗死后，病灶区周围容易形成较大水肿带，从而升高颅内压，压迫病灶区周围血管，造成脑动脉供血和脑静脉回流障碍，增加血管壁脆性，加剧了血管内皮的损伤，最终继发出血；另一方面，大面积脑梗死患者梗死区血管因长时间缺血、血管内膜发生变性断裂、血管通透性增加，一旦梗死区的血管重新恢复灌注，在血液冲击作用下，极易发生出血。

心源性栓塞后血管再通：心房颤动时，心脏容易形成附壁血栓，血栓脱落后容易堵塞大脑中动脉，本病多起病急，侧支循环尚未正式建立，新生血管由于血液灌注不足，且尚未发育健全，一旦血管再通，在血流冲击下血管容易破裂出血。

溶栓治疗：面对急性脑梗死患者，当符合溶栓适应证时，溶栓治疗常常成为急性脑梗死的首要治疗手段。溶栓即溶解血栓内的纤维蛋白，但同时也干预了正常的凝血机制，脑梗死患者溶栓后血流再通、继发性纤溶亢进及凝血障碍，损伤了血管壁，导致脑出血发生。故溶栓治疗也成为HT发生的危险因素。有研究表明，开始溶栓治疗的时间越晚，HT发生率往往越高。

空腹血糖升高：空腹血糖每升高1mmol/L，HT的发生率提高21.1%，持续升高的高血糖，增强了梗死灶部位的细胞无氧代谢，使血管壁缺氧更加严重，促使糖原无氧酵解，并形成乳酸，引起乳酸酸中毒，促使血管更加扩张，形成脑组织缺血性水肿，损伤血脑屏障，加剧了HT发生。

胆固醇偏高：胆固醇升高会逐步损伤血管内皮，影响内皮舒缩功能，降低自我调节功能，当血流恢复或者血管扩充过度时，容易因灌注过度而出血。

高血压：血压异常升高会产生较大压强于动脉壁，尤其当动脉壁本身就存在变性、坏死等病变基础时，更加容易发生出血。

腔隙性脑梗死：根据磁敏感加权成像序列和T2梯度回波序列研究发

现，多发性腔梗患者容易并发微出血，出血灶为新近出血或含铁血黄素沉积，广泛分布于脑桥、丘脑、基底节、皮质下等部位。脑微出血属于微小血管病变，常提示有一定的出血倾向，与自发性脑出血的发生率呈正相关，是中老年人群及高血压患者发生脑出血的危险因素。

王教授依据其丰富的临床诊疗经验，总结出要充分认识影响脑梗死后出血的危险因素，并积极给予针对性治疗，避免病情恶化，提高临床疗效，减少患者痛苦，提高治愈率。出血性脑梗死患者侧支循环容易建立，当出现再灌注时，能有效改善缺血半暗带的血液循环，从而加速神经功能的改善与预后恢复，故在治疗有效率方面，继发性脑梗死患者较原发性脑梗死患者更高。

综上所述，王教授认为，脑脉痹阻可因血溢脑脉之外继发，血溢脑脉之外亦可由脑脉痹阻继发，这两种情况均属于中医学"中风病"之范畴，基于上述观点，建议教材继续补充与完善中风病的定义、病机及分型，将"脑脉痹阻或血溢脑脉之外"完善为"脑脉痹阻和血溢脑脉之外，或二者兼而有之"，以期改进后的论述能为中风病的诊断、鉴别诊断及防治原则提供更为准确的参考和依据。

（赵俊朝整理）

第九节　中风病恢复期及并发症治疗系列新观点

一、中风病恢复期当"心肾与脑同治、本虚标实兼顾、血脉结合共调"

王教授认为，中风病急性期风、火、痰、瘀象明显，恢复期病机则以气虚血瘀为主。肾为先天之本、五脏之根，藏精，主骨生髓通于脑。肾精化肾气，肾气分阴阳，肾阴与肾阳能促进、协调全身脏腑之阴阳，为五脏阴阳之根本。《素问·五脏生成》载："诸髓者，皆属于脑。"因此，肾精充足，髓海得养，脑发育健全则思维敏捷，精力充沛；反之，肾精不足，髓海空虚，脑失所养，则见"髓海不足，则脑转耳鸣，胫酸眩冒，目无所见，懈怠安卧"（《灵枢·海论》）。因此，王教授认为，脑的病变，尤其是虚性病变，宜用补肾填精法治疗。

中西医结合大家张锡纯溯源《内经》，所著《医学衷中参西录》明确提出心脑共主神明论，即"脑中为元神，心中为识神。元神者藏于脑，无思无虑，自然虚灵也；识神者，发于心，有思有虑，灵而不虚也"之论点。《说文解字》中解释"思"字上囟下心，有脑有心为思；心气上于脑则产生思维意识活动。王教授认为心藏神，脑为元神之府，心与脑相通，临床上脑病可从心论治。中风病恢复期病机以正气亏虚为主，但邪实病机亦是其治疗的关键；中风病恢复期瘀血阻滞脉络，导致脉络瘀滞不通，肢体筋脉失于濡养，可表现为半身不遂、言语不利等症状，治以活血化瘀为法，疏通经脉。

心肾同治在治疗中风病恢复期中，主要体现在精血互生上。心主血脉，血以水谷精微为主要生成来源，肾精赖于水谷之精不断充养，血也可化生为精，以不断充养和滋养肾之所藏，使肾精充实，精血同源且相互资生。王教授认为，中风病恢复期患者表现为半身不遂、口眼㖞斜、语言謇涩或失音等；病机以正虚为主，肢体筋脉失于濡养，神机失用，出现相应的临床症状，责之于心肾功能不足。治疗时应心肾同治，精血同补，使精血得充，以濡养肢体筋脉，充养脑窍。

（本文参考《北京中医药大学学报（中医临床版）》2010年第17卷第6期）

二、中药辨证内服、外用活血通脉治疗中风后瘫侧手足肿胀

中风后瘫痪侧手足肿胀是脑卒中后的常见并发症之一，应隶属于中医学"痹证""偏枯"之范畴。《金匮要略·中风历节病脉证并治》认为："夫风之为病，当半身不遂，或但臂不遂者，此为痹。脉微而数，中风使然。"指出二者之间的关系。病因分内因和外因，外因多为感受风寒湿邪或风湿热邪；内因多为先天禀赋不足，饮食不节，过食肥甘，或情志失调，五志过极，劳欲过度等。中医学认为，中风病究其根本是阴阳失调，气血逆乱，全身经脉气血运行受阻，筋脉失养，故肢体活动障碍；中风病急性期已过，进入恢复期的阶段，患者久卧伤气，气血凝滞，经脉受阻，枢机不利，"不通则痛""血不利则为水"，水性趋下，泛溢肌肤，故出现瘫侧手足肿胀。王教授根据多年临床经验及对相关医学文献的研究，认为中风后

瘫侧手足肿胀的病机为热壅血瘀，指出早期以热证为主，血瘀贯穿本病始终。治疗时以中药辨证内服为本，外治为标，临证时必须标本结合，同时积极辅助物理疗法以提高中风病的临床疗效。

（一）中药辨证内服

气虚血瘀证，以调和营卫、益气活血化瘀为治则，方选黄芪桂枝五物汤合补阳还五汤加减。在运用本方时，黄芪用量在 30～120g，根据患者耐受能力缓慢加量。因气为血之帅，气能生血、行血，气旺则无瘀血之患，且王教授认为黄芪对血压有双向调节作用，不可因患者血压高而不用黄芪。

阳虚寒凝证，王教授治疗此证型时多选用附子汤加减，并擅用山柰温中理气止痛，治疗肢体疼痛；若精神萎靡、喜静蜷卧，则加用淫羊藿；若合并心烦急躁、面红等症，辨证为寒热错杂时，多选用桂枝芍药知母汤加减。

脾虚湿盛证，方选苓桂术甘汤合薏苡仁汤加减，在运用本方时重用健脾之药，取脾旺能胜湿之意。

肝肾阴虚证，以滋补肝肾、柔筋缓急为治则，方选芍药甘草汤合六味地黄丸加减。

（二）重视中医外治法

王教授及其工作团队以中医基础理论为指导，遣方用药，结合现代医学理论，开发了姜红酊，在临床上收到良好效果。姜红酊由冰片、红花、白酒等四味药组成。三味中药按一定剂量浸泡于高度白酒中，72小时后过滤即制成姜红酊。功效为清热散瘀、消肿止痛。方中红花活血通经、散瘀止痛为君药；冰片清热解毒、消肿止痛为臣药，两者同用以治本；白酒舒筋通络、活血化瘀、行气行血为佐药，使诸药直达病所治标，诸药合用，标本同治，使气行血畅而病愈。文献研究表明姜红酊所含中药的现代药理成分，对防治中风后瘫侧手足肿胀的早期肿胀疼痛有确切疗效。

（本文摘自笔者硕士研究生曾利敏毕业论文《冰红酒剂配合康复训练对缺血性脑卒中后肩手综合征早期的临床研究》）

三、用阿呛穴独特手法治疗中风后吞咽困难

中风后吞咽困难是中风病比较严重的并发症之一。临床表现为饮水呛咳，吞咽困难，声音嘶哑，长时间吞咽困难可造成吸入性肺炎、营养不良、电解质紊乱，重者危及患者生命，轻者影响临床预后，延长患者住院时间，增加死亡率及残障的发生率。因此，对中风后吞咽困难的积极干预就显得尤为重要。现代医学研究表明，治疗中风后吞咽困难虽能收到一定的临床疗效，但大多数患者仍依靠鼻饲管进食。

从《内经》时代，人们已对舌咽喉的生理功能有了初步的认识，认为吞咽困难、发音困难与心脾二经有关。中药治疗虽有一定疗效，但患者由于饮水呛咳，本身内服中药困难，给治疗带来诸多不便。针刺在治疗中风后吞咽困难方面疗效肯定，可促进患者吞咽反射弧的建立与恢复，使参与吞咽动作的肌肉得以协调和配合，改善或逆转吞咽困难，具有很好的临床疗效和社会效益。大量临床实践证明针刺疗法是治疗中风后吞咽困难的一种有效方法，且具有操作简便、见效快、患者依从性好等优点。但针刺治疗在临床上，各家取穴各异、操作手法不尽相同、疗效评定标准各异，缺乏有效说服力。

王教授认为，中医学虽然没有吞咽困难之病名，但根据其主要临床表现，可隶属于"舌謇""中风病""喉痹"等范畴。中风后吞咽困难是由于气血逆乱，阻滞经络，闭阻咽关舌窍所致，其病机为肺失宣肃，腑气不降，窍闭神匿，神不导气。病位在脑，涉及咽喉，症状表现在口舌、咽喉，与肺胃有关。

临床治疗中，由于患者不能进食中药汤剂，故重视局部治疗及外治法，主要采用针刺阿呛组穴，自制开窍利咽棒咽部冷刺激，并配合吞咽功能训练。

（一）针刺阿呛组穴

阿呛组穴包括阿呛穴、治呛穴、吞咽穴。阿呛穴是沧州医学高等专科学校孟建国医师，根据多年临床经验自创的经验穴，此穴位于咽喉部前正中线上，甲状软骨和环状软骨中间的凹陷处；治呛穴、吞咽穴参照2011年国家中医药管理局医政司制定的脑病科诊疗方案关于假性球麻痹诊疗方案

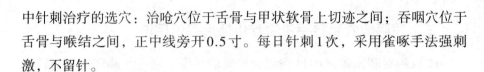

中针刺治疗的选穴：治呛穴位于舌骨与甲状软骨上切迹之间；吞咽穴位于舌骨与喉结之间，正中线旁开0.5寸。每日针刺1次，采用雀啄手法强刺激，不留针。

（二）开窍利咽棒咽部冷刺激

取20g天然冰片研末，倒入240mL纯净水中制成混悬液备用。15cm长的消毒棉签120根分别放入120根试管中，每根试管中分别加入2mL的上述混悬液后放置于冰箱冷冻室，冷冻后开窍利咽棒即制备完毕，放置冰箱备用。

用开窍利咽棒刺激患者软腭、腭弓、舌根及咽后壁，刺激程度以能引导出患者恶心反应且能忍受为度，直至开窍利咽棒溶解。每次用开窍利咽棒3根反复做3次。每日上、下午各做1次。注意嘱患者一定把溶解的冰水外吐，否则吞咽后易导致胃部不适。

同时，结合指南推荐的常规吞咽功能训练方法，经过以上综合治疗，大多数吞咽困难患者皆能恢复正常，基本能拔掉鼻饲管。

王教授结合中医学针灸之优势，用于临床简便实用，疗效确切，价格低廉，便于临床尤其基层医院广泛推广。针刺阿呛组穴技术可使肺气得宣，腑气得降，闭窍得开，神机复原，吞咽功能恢复正常，患者进食自如。再配合开窍利咽棒，既利用了冰刺激对吞咽困难的治疗作用，又充分发挥了冰片透窍醒脑的功效，一举两得。

（本文摘自《中医研究》2012年第25卷第3期及笔者硕士研究生陈俊华毕业论文《针刺阿呛组穴治疗缺血性中风后吞咽障碍的临床疗效分析》）

四、运用温阳法治疗中风后瘫侧顽固性感觉障碍

中风一证，"总属阴阳失调，气血逆乱"，上犯于脑。治疗不外滋阴、清热、平肝、化瘀、涤痰、补虚，药用羚羊角、钩藤、代赭石、龙骨、牡蛎、菊花、生地黄、天冬、麦冬、玄参、龟甲、竹茹、胆南星、半夏、桃仁、红花、全蝎、地龙之属。而乌头辛热，有大毒，自古医家莫不谈之色变；又《素问·至真要大论》曰："诸风掉眩，皆属于肝。"乌头当属禁用之例，以免助纣。然王教授认为，中风病后遗症期患者多气血阴阳俱虚，加之内伤积损，或劳倦过度、久病耗气伤津，则气血阴阳再衰，引起机体阴阳失调，血随气逆，内风旋动，夹痰夹火，横窜经脉，上蒙清窍。根据

王清任补阳还五汤，后世医家多用活血化瘀法来治疗中风后遗症，忽略了痰浊这一病理基础。王教授结合多年临床经验，常从肠胃论治中风病，认为中风病恢复期瘫侧顽固性感觉障碍痰瘀互结是病变关键，其病性属本虚标实，病之根本为肝肾不足，而肝与肾同源化生，临床上常肝肾同治。肾阳为一身阳气之根本，肾阳亏虚则机体失去温煦，寒自内生，气机不能正常循行，导致全身气血津液输布失常，津液内停而为痰湿，血液运行不畅而为瘀血；痰瘀闭阻经络，不通则痛。久病必有瘀，怪病多属痰。缺血性中风恢复期患者常见肢体瘫侧顽固性感觉障碍、疼痛、苔腻、脉滑等，临床治疗本病时应四诊合参，结合具体舌、脉、证，本着"通则不痛"的原则，用温阳法治疗此病，温通血脉而使痰化血行，气血运行通畅。

小活络丹，又称作"活络丹"，出自宋·陈师文等所编著之《太平惠民和剂局方》卷一"活络丹"，《中医大辞典·方剂分册》又称之为"小活络丸"。药物组成：制川乌9g，制草乌6g，胆南星6g，地龙10g，制乳香10g，制没药10g，生甘草30g，蜂蜜30g。全方有散寒除湿、化痰通络、活血止痛的作用，原方主治"治丈夫元脏虚气，妇人脾血久冷，诸般风邪湿毒之气，留滞经络，流注脚手，筋脉挛拳，或发赤肿，行步艰辛，腰腿沉重，脚心吊痛，及上冲腹胁膨胀，胸膈痞闷，不思饮食，冲心闷乱，及一切痛风走注，浑身疼痛"。由寒、痰湿及瘀血等痹阻经络所引起。病邪稽留经络，经久不愈，气血、营卫失调，津液凝聚而成痰，血行闭阻则成瘀。"不通则痛"引起肢体的疼痛不适。根据《素问·至真要大论》提出的"留者攻之""逸者行之"的原理，以"通则不痛"立法，治以祛风散寒除湿与化痰活血兼顾。方中制川乌、制草乌共为君药，大辛大热，温补肾阳。《中药大辞典》谓："川乌头，又名川乌。辛，热，有大毒。入心、脾经。祛风湿，散寒，止痛。主治风寒湿痹，半身不遂，历节风痛拘挛麻木。宜久煎（一小时以上）。"又《中医辞海》谓："味辛，性热，有毒。入脾、命门、心包、心经。祛寒湿，散风邪，温经，止痛。主治风寒湿痹，历节风痛，四肢拘挛，半身不遂。"《中药大辞典》谓："草乌头，又名草乌。辛，热，有大毒。入肝脾经。祛风除湿，散寒止痛，消肿。治风寒湿痹，中风瘫痪。煎服一小时以上。"基于以上理论支持，王教授在临证时谨遵《素问·六元正纪大论》"有故无殒，亦无殒也"之旨，强调有是证，用是药，大胆运用乌头治疗中风后瘫侧顽固性感觉障碍。天南星为臣药，辛温燥热，祛风燥湿化痰，可除经络的风痰湿浊。佐以制乳香、制没药以活血通络止痛。虫类搜风通络走窜，借地龙为引，直达经络中痰湿死血结聚之处。诸药合用，肾阳充盛，则脏腑形体官窍得以温煦，血脉得以温通，从而使补气活血化痰药物更好地发挥活血祛瘀、化痰通络止痛之功效。原方中的酒这里以生甘草、蜂蜜代替，以减轻方中乌头的毒副作用。临床上除了能治疗中风后遗症引起的半身不遂，对肢体疼痛不适，或冷痛，或刺痛，或疼痛夜甚，关节麻木、屈伸不利等症状均有很好的疗效。

（本文摘自《中医临床研究》2012年第4卷第23期及笔者硕士研究生张艳博毕业论文《中医药治疗缺血性中风恢复期丘脑痛的临床观察》）

第十节　治中风后流涎经验

流涎是指涎腺分泌旺盛或吞咽障碍等造成唾液溢出口角或吞咽、外吐频繁不适的一组症候群。《素问·宣明五气》载："脾为涎。"故有"涎出于脾而溢于胃"之说，在西医学中涎为唾液，是由口腔内大小唾液腺分泌的混合液，唾液不仅可以保护牙齿和口咽黏膜，还可以促进言语的清晰度，对于咀嚼和吞咽是必不可少的，其分泌的多少主要受神经系统调节。

正常情况下，唾液在口腔内而不溢于口外，唾液溢于口外又分为生理性和病理性两种情况：一是生理性口角流涎，常见于小儿，由于食物、咀嚼和出牙的刺激，刺激腺体分泌，而小儿口腔较浅，闭唇和吞咽运动不协调，导致唾液在口腔滞留过多，沿口角流出；二是病理性口角流涎，由于神经肌肉控制受损，自觉口腔运动功能障碍或感觉功能紊乱所引起的。卒中后患者常因吞咽困难而出现流涎，卒中后急性期的神经源性吞咽困难发生在25%~65%的患者中，吞咽困难鼻饲患者的病死率在20%~24%，卒中后吞咽困难会给患者带来口臭、口周浸渍糜烂、衣物被单脏乱，并伴有吞咽困难、发音障碍等。这不仅增加了护理者的负担，也影响患者的自尊心及正常的社交活动，并且容易发生误吸，给患者和家庭带来较重的精神和经济负担。目前，对流涎的治疗主要有胆碱受体阻滞药、对腺体进行肉毒素治疗和手术疗法，这些疗法虽然有效，但是也会带来口咽干燥等问题。中医学理法方药兼备，辨病与辨证相结合，能有效改善卒中后流涎情况，且不伴有不良反应。王教授从事脑病临床数十载，临床经验丰富，运用中医理论，因法施方取得一定疗效，特将其临床经验介绍于下，以便能有效改善患者症状，早日解决患者痛苦。

一、病因病机

涎之生理、病理机制：涎出的孔道在廉泉，受胃内饮食物的刺激影响和神明的调控。这点在《内经》中有详细叙述，如《灵枢·口问》载："黄帝曰：人之涎下者，何气使然？岐伯曰：饮食者皆入于胃，胃中有热则虫动，虫动则胃缓，胃缓则廉泉开，廉泉开故涎下。"唐·杨上善在《黄帝内经太素》注释："廉泉，舌下孔，通涎道也。人神守，则其道不开；若为好味所感，神者失守，则其孔开涎出也。亦因胃热虫动，故廉泉开，涎因出也。"涎作为人体体液之一，其流行异常不外乎热和湿，《杂病源流犀烛》曾云："涎者，由脾所出，从口角流溢而不禁者是也。涎与痰同为火盛所生，故曰痰涎。涎与沫同为水湿所聚，故曰涎沫。而痰也、沫也、涎也，同伏于脾，脾与胃相表里，故伏于脾者溢于胃，口为胃之门户，故溢于胃者流于口，由内出外，自相连属。"说明涎流过多，与火盛和湿盛相关，关于这一点伤寒论中也可见一斑，如《伤寒论》宋本原文378条曰："干呕，吐涎沫，头痛者，吴茱萸汤主之。"其病机为"中阳虚衰，寒浊中阻"。《金匮要略·呕吐哕下利病脉证治》曰："干呕吐逆，吐涎沫，半夏干姜散主之。"其病机为寒饮内停，胃气上逆。王教授在临床工作中，强调除了湿和热之外，气的固摄与运化作用对津液的重要性。

二、辨证论治

脾热上扰，迫津上泛；热为阳，主升、主动，阳气为人身之动气，主升发、运化；阳过亢，熏灼津液，津液上泛为害而发本病，此证特点为量多自下而上。方药选用泻黄散，泻黄散组成：藿香、栀子、石膏、甘草、防风，方中石膏五钱，防风四两，两者之比达1∶8，含"火郁发之"之意，既清脾胃伏火，又不至于凉遏，石膏、栀子相配，既清脏腑之内热，又能清解肌热；藿香芳香化湿，以免湿热胶着难解，与防风相配，风起香动，醒脾悦脾；甘草国老合中，既调和诸药，又补益脾气，由此观之，此方配伍精当，为治疗脾热佳剂。

（王小燕整理）

第十一节　治中风汗证经验

中医学认为：汗乃阳气蒸化津液，出于体表而成，其物质来源为体内的津液，蒸化动力来源于阳气的推动。正常情况下，当进食热饭、辛辣饮食、跑步或精神高度紧张时，机体会有相应的汗出表现，属正常人体生理反应。然而，很多病理情况亦可引起汗出异常，其异常汗出的形式主要有自汗、盗汗、偏身汗出、头汗出、四肢汗出、脱汗等。中医学将汗出异常归属于"汗证"范畴。中风后汗证是中风后常见的并发症状之一，其发病机制是卒中导致机体自主神经功能紊乱，引起汗出异常。西医学对中风后汗证多采取对症治疗，效果不明显。中医学从整体观与辨证论治指导临床，在中风后汗证的治疗方面积累了丰富的经验，疗效显著。

一、中风与汗出关系密切

汗出异常是中风病的常见症状，二者关系密切，汗出异常可见于中风病的任何病期。中风后汗出异常根据汗出性质与部位，可分为半身汗出、头汗出、腋下汗出、手脚心汗出、自汗、盗汗、脱汗等。所谓"汗出偏沮，使人偏枯"（《素问·生气通天论》）。王教授认为，汗出异常属于中风病的先兆症状，半身汗出在一定程度上可提示中风病的发生。其次，中风病发生后，汗出的性质与量的多少可推测患者正气的虚实盛衰，从而可预测中风后病情的轻重缓急，如营卫失调所致的汗出异常多为自汗，出汗量较少，此时患者多正气胜于邪气；中风病后期气阴两虚，多因气虚不能摄津，津液外出肌肤腠理致汗出，多提示机体气虚明显；中风病急性期患者，病重时部分患者会发生脱汗，提示病情危急。再者，汗出异常可判断中风病的预后情况，作为康复评估的重要指标。王教授认为，汗出异常恢复早，预后良好，反之则预后较差，排汗增多一定程度上可提示预后不良；若出汗较多时，可伤津耗血，使大脑缺乏足够营养支持，引起梗死灶及周围缺血水肿带吸收速度减慢，中风后遗症功能恢复变差；中风病患者治疗过程中，汗证表现与舌象、脉象不一致，缠绵难愈，多提示病情较重，恢复较慢，是病情恶化的预兆，为逆证，反之则为顺证；大面积脑梗死患者，颅内水肿面积过大，颅内压升高，行去骨瓣减压术后，体质变差，气阴两虚汗证较为常见，多伴有汗出异常，容易引起伤口感染、伤口愈合减慢。

二、多法辨证，详察病因病机

中风后汗证病因病机复杂，临床疗效总是不甚满意。对此，王教授将辨病与辨证巧妙结合，抓主症，察病机，提倡多法辨证。

（一）脏腑辨证

提出"五脏二腑汗"，"五脏汗"即心汗、肝汗、脾汗、肺汗、肾汗；"二腑汗"即胃汗、膀胱汗。王教授认为，汗出异常的发生可以是一脏或一腑病变所致，也可以是一脏多腑、一腑多脏或多脏多腑病变所致。临床辨治汗证时要综合审察，明辨致病脏腑，而不能管窥蠡测，仅局限于某一脏或某一腑。

（二）病因辨证

当脏腑辨证治疗中风后汗证效果欠佳时，可以运用病因辨证，从病因论治，也是一种有效的思维方法。如痰饮是人体水液代谢障碍而成的一种病理产物，其作为继发性致病因素，可影响水液代谢，随津液聚集于局部，则渗泄为汗，或邪热夹痰饮迫津外出为汗。瘀血是体内血液不能正常流通而沉积于脏腑或经脉、络脉中所形成的病理产物，也是一种继发性致病因素，其作为有形之邪，容易阻遏脉络，使气机不通，津液不能正常运行，津无出路，迫津液外泄，造成汗出异常。湿邪、火（热）邪、食邪作为原发性致病因素，若邪无出路，也可致汗出异常，如湿邪困脾，脾失健运，水湿滞留于脏腑经络，阻滞气机，引起脏腑气机升降失常，终致汗出异常；火与热异名同类，当体内火热旺盛，逼迫津液外出肌肤，即为汗证；若饮食不节，食积于阳明，郁久化热，郁热迫津外泄亦可致汗出。

（三）八纲辨证

生理性的汗出是阳气蒸腾津液，外出于肌肤腠理的产物；病理性汗出多由于阴阳失调，腠理不固，营卫失和，津液外泄而致。因此，王教授认为有必要先辨明汗证的阴阳虚实。自汗多属阳虚，盗汗多属阴虚。但临床中每遇盗汗、自汗又分别有各自的阴阳之分。不能仅依据汗证的性质就辨其阴阳，应该综合分析患者的病史及全身症状，坚持用整体观念，综合判断其阴阳。临床中，中风后汗证多为虚证，但并非皆为虚证，部分患者也可见实证汗出或虚实夹杂证汗出。实证汗出，多为痰饮、瘀血、痰瘀互结等病理因素所致；虚证汗出，多为营卫失和证、肺卫不固证、心血不足证、心阳不振证、心阴心阳俱虚证及气阴两虚证等证候。倘若没有结合患者整体临床表现给予相关治疗，一味补虚扶正，则临床效果欠佳。

（四）经络辨证

王教授认为，临证时应在中医辨证论治基础上，运用经络辨证，依照不同的出汗部位对汗出异常给予分经论治，如太阳经的颈项出汗、阳明经的头汗、厥阴经的手足汗出、少阴经的胸部出汗、少阳经的腋下出汗等，对于这些汗出局限于某部的症状，分析出汗出部位归属的经络，并给予分经论治后，效果往往有明显改善。另外，王教授在临床上观察部分汗出异常患者，给予辨证论治后，汗出未见明显改善，重新询问病史，获悉其汗出时间较为固定，集中于每日的某个特定时间段，其余时间并无汗出。对此，王教授提出"因时施治""按时针灸""按时给药"等理论，认为人体的气血周流出入均有一定规律可循，充分运用古人所倡导的"子午流注"理论，合理运用此法，可以推算出该疾病应当在何时选用相应具体穴位给予治疗，治疗效果颇佳。

三、承古拓新，创立"一分为三"辨证论治思路

中风后汗证辨证思路多样，王教授首创"一分为三"辨证论治思路，该理论结合了中医基础理论的"阴阳学说"及"体质从化理论"，对中风后汗出异常进行了快速、简单分类，提高临床辨证效率，合理遣方用药，为临床大夫提供了崭新的思路与方法。

阴阳学说是中医基础理论的基本内容，可用于解释人体的生理活动、病理变化及病因，属于中医学理论体系中的重要组成部分。八纲辨证中的阴阳辨证是八纲的总纲，是辨别疾病属性的两个基本纲领。辨阴阳，可从整体上对病情做出最基本的归纳。辨证论治，必先辨其阴阳。"体质从化理论"中，"从化"即患者病情随其体质而变化，当机体患有某种疾病时，随着病邪侵入人体，在质势和病势的共同作用下，疾病的性质就会发

生相应的变化，最终形成与人体的体质一致的病理变化。由于不同患者本身的体质不同，或为偏阳质，或为偏阴质，或为阴阳平和质，病邪侵袭人体后，使病变性质随体质不同而发生不同的变化。该理论可用于解释中风后汗出异常。中风后汗出异常发生时，偏阳体质者，病变性质易从热化，表现为阳证汗；偏阴体质者，病变性质易从寒化，表现为阴证汗；阴阳平和体质者，病变性质或从热化，或从寒化，或为不阴不阳证汗、阴阳互结证汗。

"一分为三"辨证论治思路：首先辨阴阳。以辨有无火热征象作为主要的辨别点，有火热征象者，为"阳证汗"；无火热征象者，为"阴证汗"；不能划分为阳证汗或阴证汗，或二者兼有者，为阴阳错杂证汗。同时，根据临床观察，阳证汗可见于痰热腑实证、湿热蕴脾证；阴证汗可见于肺卫不固证、营卫失和证、心血不足证、心阳不振证、心阴心阳俱虚证、气阴两虚证；阴阳错杂证可见于阴虚热扰证、瘀阻津溢证及脱汗证。临床诊治中，应详察中风后汗证的病因病机，分清主次，首辨阴阳，再辨寒热虚实，四诊合参，合理分型，选择合适方，灵活加减，多能取得满意疗效。

四、不拘一格，临床辨治独具特色

（一）提倡痰瘀互结理论

王教授认为，痰瘀互结理论与中风后汗证的发生有着密切关系。中风病的病理因素包括风、火、痰、虚、瘀等，其形成与脏腑功能活动关系密切，其中痰、瘀两因素是中风病各个阶段的病机共性，一旦中风病诊断明确，化痰逐瘀即成为中风病的治疗原则之一。中风后汗出异常属于中风病的常见症状，而痰瘀互结理论又贯穿中风病的始终。因此，从痰瘀论治中风后汗证是一种重要的辨治方法。所谓"百病多由痰作祟""痰为百病之母""怪病多痰，怪病多瘀"，对于中风后汗出异常，用常规中医分型治疗疗效不满意时，可从痰瘀互结方面着手，通过化痰逐瘀等方法止汗，同时又能兼顾中风病本病的治疗，治病求本，效果往往较为满意。

（二）辨证左、右半身多汗症及左、右侧头面部多汗

王教授对中风后汗出异常，特别是左、右半身多汗症及左、右侧头面

部多汗有其独特经验。王教授认为，结合中医学中阴阳升降沉浮理论，应该是左升右降。中风后患者半身汗出，以气血、藏象理论论之，认为左侧肢体出汗为血虚，偏于肝；右侧肢体出汗为气虚，偏于肺。基于上述理论，治疗上，左侧偏身汗出，治以补血药物为主，兼以补气；右侧偏身汗出，治以补气药物为主，辅以补血。左侧头面部汗出多为血液不能上荣头面部，卫气不能固摄所致。肝藏血，主生发之气。治疗上应当补肝生血以升左，方药以四物汤加柴胡、升麻等升举药物；右侧头面部汗出多为肺气宣发肃降功能失常，气不能降，相对于左侧肢体，治疗当降肺气、收敛肝气为主，方药以芍药甘草汤加苏子、沉香等沉降类药物。临床中，运用此类理论治之，往往取得较为明显的疗效。

（三）重视经典，擅用经方

王教授在遣方用药上独具特色，重视中医经典研究及临床应用。《内经》主要从外感和内伤两个方面来论述汗出，均离不开卫气的卫外功能，当其开合失司，则汗出；同时，王教授从《伤寒杂病论》中记载汗出形式有自汗、盗汗、战汗、脱汗等，总结出汗病机主要有营卫不和、卫阳不振、水饮内停、腑气不通、热迫津出、湿热蕴蒸、阴盛格阳等。治法为调和营卫、扶阳解表、通腑泄热、清宣郁热、泄热逐水、利湿退黄、和解表里、温化水饮、回阳救逆等。常用方剂主要有桂枝汤、桂枝加附子汤、白虎加人参汤、茵陈蒿汤、柴胡桂枝干姜汤、大承气汤、大陷胸汤、栀子豉汤、四逆汤等。

对于中风后汗出异常患者，伴有气血不足、肢体活动不遂及肌肤麻木不仁者，王教授主张用黄芪桂枝五物汤以补气助阳、温经活血通络；若伴有情绪低落，心烦急躁的患者，擅长用小柴胡汤、逍遥散、柴胡加桂枝汤、柴胡加龙骨牡蛎汤等柴胡类加减方。从六经辨证角度考虑，王教授认为其与少阳经关系密切，枢机畅通条达，脏腑经络气机运行正常，则出汗伴情绪症状消除。对于出汗伴有心悸、气短、脉结代等症状，常用炙甘草汤原方原量，以益气养血，温阳通脉。另外，对中老年妇女，当中风后伴有汗出异常，且有躯体化形式障碍症状时，王教授多从百合病角度考虑，治以甘润缓急，养心安神，给予百合汤、甘麦大枣汤类经方。同时，他认为中老年中风病患者肝肾多有不足，治疗出汗时可加用二至丸、地黄、山茱萸及山药等滋阴药物。

（四）巧用药对，效果显著

药对，是中医遣方用药中较为常见的一种中药复方配伍组合。王教授治疗中风后汗证，主张在辨证分型基础上，合理选用药对。对于肺卫不固及营卫不和证的汗出，若兼有表证，偏寒者可用荆芥、防风；偏热者可用金银花、连翘；全身湿气较重，纳差懒动，关节屈伸不利者，加独活、羌活以祛周身上下之风湿；若心阳不振者，加煅龙骨、煅牡蛎以增强敛汗止汗之功效；气虚明显者，可选用党参、黄芪、白术，以健脾益气；阴虚明显者，加生地黄、白芍以滋阴敛阴；若五心烦热较为明显者，可选用麦冬、百合，以清热除烦；盗汗严重者，加用五味子、山茱萸以敛阴固涩止汗；若阳虚症状明显，可选用附子、桂枝以温阳；若伴有肌肉麻木者，可加大黄芪用量，搭配当归，以益气补血；若心神不定者，可选用酸枣仁、龙眼肉以养心安神；中老年人肝肾不足者，可加用女贞子、墨旱莲以滋阴补肾；血瘀阻滞较重者，可用三棱、莪术以破血，瘀血消则血脉通。

（五）关于桑叶的运用

桑叶可止汗，古人很早已有记载，如《神农本草经》载桑叶"除寒热，出汗"。王教授认为，桑叶适用范围较为广泛，无论自汗、盗汗、偏身汗出还是脏腑汗出，均可在原方基础上加入此药物。桑叶性味甘寒，可滋阴清热，适用于阴虚火扰证的患者，通过清热凉血而发挥止汗功效。汗出异常，多由于肌肤腠理开合失司，迫津外出，而桑叶质轻，宣肺达表，可将其他药物引经入腠理而发挥止汗功效。临床中桑叶用于止汗时，常规剂量可用至30g，若用量低于30g，则止汗功效难以充分发挥，随后依据病情轻重酌情加量，最高可用至100g，止汗效果较为明显。桑叶性寒，临床实践中，虽未发现大剂量使用桑叶有伤于阳气的案例，但是仍需注意因人因病选用桑叶的剂量。桑叶有小毒，临床中却并未遇到桑叶中毒的案例，故桑叶用于止汗时，可放心使用。

（本文摘自笔者硕士研究生赵俊朝毕业论文《王新志教授对缺血性卒中后汗证相关学术思想的研究》）

第三章　医论医话

83

第十二节　治低颅压头痛经验

　　头痛是患者的一种自觉症状，多与肝脾肾三脏有关，低颅压头痛是其中一种。低颅压头痛是指各种原因引起的颅内压力降低，由此而引发随体位变化的头痛、呕吐、颈强直等临床表现。从西医学角度考虑，是因脑脊液压力降低（＜70mmH$_2$O），其"液垫"作用减弱，脑组织下沉移位，使颅底的痛觉敏感结构和硬脑膜、动脉、静脉、神经等受牵拉所致。临床上多为体位性，直立时疼痛加剧，卧位后头痛缓解，需与脑肿瘤等体位性头痛相鉴别。本病可见于各种年龄，分为原发性低颅压头痛及继发性低颅压头痛。原发性以体弱的女性多见，继发性的两性患病率无明显差别，继发性低颅压性头痛大多数是由于腰穿、腰麻或颅脑外伤后，造成脑脊液过多渗漏而引起。

　　正如《灵枢·决气》所言："谷入气满，淖泽注于骨，骨属屈伸，泄泽补益脑髓，皮肤润泽，是谓液。"液是由脾胃腐熟运化的水谷精微结合肾精生化而成，再由肾精气升腾作用输布于头。脑为髓海，肾藏精而生髓充脑，故肾精亏虚则脑失充养，不荣则痛，发为头痛。因此，低颅压头痛的主要病因是脾胃运化失调，肾精亏虚。《素问·六节藏象论》曰："肾者，主蛰，封藏之本，精之处也。"肾中所藏之精包括"先天之精"和"后天之精"，前者禀受之于父母，是构成胚胎的原始物质；后者源于水谷，是经脾胃运化而生的水谷精微，两者互资互化。王教授认为，脾、肾亏虚而致脑失濡养、髓海不足为此病的根本病因。

　　王教授认为，补益脾肾，填精益髓，维持大脑功能以治其根本，故常以补中益气汤、升陷汤及左、右归丸化裁，临证可酌情配伍虫类药及引经药。黄芪、党参、白术等药物益气健脾，补后天之本；葛根、升麻等药物升阳举陷，《本草正义》认为葛根"最能升发脾胃清阳之气"。王教授认为"脑病胃治，利在中枢"，也正如《医林改错》所载："元气既虚，必不能达于血管，血管无气，必停留为瘀。"中枢气足，升降有力，气机调畅，血脉上下通行无忧。临证运用巴戟天、山茱萸等补肾药物阴阳并补，使阴阳相互滋生、相互为用而补肾填精益髓，为脑提供生化之源。王教授认为，虫类药是血肉有情之品，身躯是血肉有情之躯，以血肉有情之品养血肉有情之躯，故常配伍水蛭、全蝎、僵蚕等虫类药物，既能益气养血填精，又能活血通络止痛。急性期的头痛患者，病情严重致性情大变，影响正常生活，根据疼痛的位置不同，运用对应的引经药，如藁本直达颠顶等，使药力直达病所，正所谓"不荣则痛，不通则痛"，再配以川芎、当归养血活血行气；若病情严重者，配以麝香芳香醒神开窍，或配薄荷助药力扩散；甘草调和诸药并健脾和中。

（徐方飚整理）

第十三节　应用解痉熄风汤治疗中风后"脚挛急"探析

中风后"脚挛急"，王教授总结为两种情况：一种为自动巴宾斯基征（Babinski）阳性，即不需刺激即自发表现为足趾向足背方向屈曲，不能自动回缩；另一种是"反巴宾斯基征（Babinski）"，足大趾运动方向与前者相反，以"足抠地"为特征症状，即跖屈，脚大趾向下朝脚掌方向过度弯曲。两者均表现为脚趾顶鞋袜，痉挛、屈伸不利或伴有疼痛、麻木等症状。Babinski征是脑卒中后上运动神经元病变的重要征象，也是锥体束损伤的体征之一，具有重要的临床意义。"脚挛急"限制患肢的随意运动，引起关节肌肉疼痛和萎缩，日久可形成关节畸形，影响患者日常生活。

对于"脚挛急"中医学认为，原是太阳病体虚误治，引起阴阳两伤变证中的一个症状，见于《伤寒论》第29条："伤寒脉浮，自汗出，小便数，心烦，微恶寒，脚挛急……若厥愈足温者，更作芍药甘草汤与之，其脚即伸……"方用芍药甘草汤以养阴疏肝缓急。原文中"脚"，为小腿，并不是现在所指的足；"挛"《汉字字源》中解释其篆书形体像人的手，表示手足有病，蜷曲不能伸直，行动受束缚。《伤寒论》中"脚挛急"的概念较为局限，多数学者认为指小腿，即现代的腓肠肌痉挛拘急，伸展不利。然病虽两种而病机如一，故立法同且用药相仿。后世历代医家效仿仲景，将芍药甘草汤化裁用于各科疾病的治疗。中风后自发Babinski征阳性或反Babinski征的患者，可按"中风病""筋病""痉证""痹证""瘛疭"等范畴进行论治，但这些诊断不能精确反映该病的本质和特征，因此王教授抓主症辨病论治，跳出原条文"脚"之适用范围，首以"脚挛急"作为病名诊断该病，更加直观形象，遣方用药也有针对性，可谓匠心独具，每获良效。

一、洞彻源流，"简化"辨证

"有是证，用是方"，方证对应是仲景诊疗的原则，王教授认为临证要善于"简化"：诊脉察病，燮理阴阳以求其本；审机辨证，抓主症把握关键；遣方用药，符病机精少效专，即诊脉察病、辨证用药都需精准，治疗时提纲领，抓关键，用药方可有针对性，则病无遁情。因此，只要有"挛急"表现，"但见一症便是，不必悉具"，证候和伤寒条文相符便可按照仲景方进行治疗，若被后世所创的诸种辨证方法的条条框框限制，施治思路反致局限。

二、详察病机，方随法立

中风病恢复期以肝肾阴虚为主，因气血衰少未复，风邪、痰浊、瘀血留滞经络，血行不畅遂出现后遗症。王教授认为"脚挛急"在中风病的基础上形成，主要病位在经筋，其发生发展和中风病病因病机密切相关。中风后"脚挛急"表现为足大趾背屈或趾屈（"足抠地"），而足大趾背毫毛部是足厥阴肝经的开始，筋应足厥阴，附于骨联络关节，由肝所主宰，即程杏轩所谓："肝主筋，身之所束者，筋也。"筋为肝之外合，经筋依赖肝血的充养，如《圣济总录》载："论曰肝藏血，与筋合，肝气和，则气血强盛，以行于筋膜，故骨正筋柔，气血皆从，若肝脏气虚，不能荣养，则为风邪所侵，搏于筋脉，营卫凝泣，关节不通，令人筋脉抽掣疼痛，以至眩闷口眼偏斜，皆其证也。"又陈士铎云："筋脉者，一身之筋，通体之脉，不可有病……然筋之舒，在于血和，而脉之平，在于气足。故治筋必须先治血。而治脉必须补气，人若筋急蜷缩，伛偻而不能立，俯仰而不能直者；皆筋病也。"若肝脏有病，则可体现在筋，所谓内伤外应，孙思邈《备急千金要方》指出："凡筋极者主肝也，肝应筋，筋与肝合，肝有病从筋生。"

肝属风木，病机十九条评释风邪的致病特征："诸风掉眩，皆属于肝……诸暴强直，皆属于风……"中风是因肝肾阴虚，肝火下劫肾阴，阴不制阳，阳亢化风，而致肝风内动。清·叶天士在《临证指南医案·肝风》中指出，肝肾阴血亏虚不能荣筋脉则出现经筋病，即"肝为风木之脏，因有相火内寄，体阴用阳，其性刚，主动主升，全赖肾水以涵之，血液以濡之……倘津液有亏，肝阴不足，血燥生热，热则风阳上升，窍络阻塞，头目不清，眩晕跌仆，甚则瘈疭痉厥矣"。王教授认为，中风猝然发作后阴血生成不足或耗损太过，无以制阳，肝风内动，均使肝所藏之阴血不足以濡养筋脉，筋强直不柔和，出现的各种动风症状符合"风"邪致病特点；与肝风内动相关，轻则筋急强硬，牵张不利，重则拘挛短缩不能活动，"脚挛急"正是有"风"的证据和表现。由此可知，在肝肾阴虚的基础上发生风木失养，水不涵木，肝风内动引起风邪是致病因素，筋脉失濡是发病的关键。

三、法宗仲景用药独擅，灵活化裁自拟解痉熄风汤

解痉熄风汤由芍药甘草汤和止痉散化裁而来，是王新志教授自拟经验方。宗古法而不泥古方，组方平淡但效出意外，药仅六味，少精专却切中病机，直达病所，基本药用：白芍、甘草、怀牛膝、川木瓜、全蝎、蜈蚣。肝脏盛衰能从筋之功能和变化反映出来，所以治疗上采用酸甘化阴、养血柔肝并配伍搜风通络止痉之品，使肝血充足，气机畅达，筋得其养而病证自除。芍药甘草汤，《朱氏集验方》中为去杖汤，治疗痉挛或疼痛为主的病证，由芍药、甘草两味药物组成。方中芍药味酸而苦，气薄味浓，阴也，降也敛也，阴和肝，能通血络之瘀，以畅血之行；炙甘草味甘，气平，可升可降，阴中阳也，甘和温补，可滋血之源，二者酸甘并用，专入营和阴。仲景用二者作为对药，使芍药缓解肌肉拘挛之功效与甘草之缓和作用相辅相成，治疗四肢和胃腹等全身各处挛急疼痛，多达41次。日本的汤本求真《皇汉医学·芍药甘草汤之腹证》指出："不仅主治下肢而已，即上肢之挛急，及其他因一般脏器组织之紧缩急剧而发诸证。此东洞翁所以谓本方以治拘挛急迫者为定义也。"黄煌提出该方是古代的解痉止痛方，适用现代多种疾病。现代药理研究也证明芍药甘草汤具有显著的解

除平滑肌痉挛、镇痛抗炎等作用，广泛用于各学科。止痉散由虫类药蜈蚣、全蝎各等分研末组成，方中全蝎味咸、辛，性平，有毒，入肝经；功能祛风，止痉，通络，化痰，解毒。其为搜剔之品，性善走窜，能穿筋透节。清·蒋介繁《本草择要纲目》记载："蝎产于东方，色青属木，足厥阴经药也，故治厥阴诸病。诸风掉眩，搐搦疟疾，寒热耳聋无闻，皆属厥阴风木。"故东垣云："凡疝气带下，皆属于风，蝎乃活风要药，俱宜加而用之。"蜈蚣，味辛，性温，有毒，入肝经。李时珍在《本草纲目》载："盖行而疾者，惟风与蛇。蜈蚣能制蛇，故亦能截风，盖厥阴经药也。故所主诸证，多属厥阴。"蜈蚣能息风镇痉，攻毒散结，通络止痛。久病入络，对于"脚挛急"的患者，因风邪致病迁延难愈，蜈蚣、全蝎二者配合既能发挥协同作用，又能入络搜邪，舒展筋脉，通利关节，引诸药直达病所，荡涤诸邪，畅营血濡养神气。

两方合用刚柔相济，相辅相制，对因与对症治疗相结合，标本兼顾。芍药甘草为酸甘化阴之剂，善养阴柔肝，大补阴血，可谓血得补则肝风自灭，筋有所养而痉挛自解；并可防虫类药燥烈之性伤阴，缓解毒性，此为治本。风邪是该病的致病因素，止痉散息风通络，镇痉止痛，也使得芍药甘草汤滋腻而不留邪，以治其标。此外，根据王教授多年用药经验，下肢痉挛方中常加川木瓜、怀牛膝两药。川木瓜，酸温，归肝、脾经，调营卫，利筋骨，能祛湿舒筋活络，《本草正义》谓："木瓜，用此者用其酸敛，酸能走筋，敛能固脱，得木味之正，故尤专入肝益筋走血。"川木瓜、芍药合用能增强收敛肝阴之力；怀牛膝，味甘、苦、酸，性平，入肝、肾经。《本草经疏》云："主寒湿痿痹、四肢拘挛、膝痛不可屈伸。"有活血祛瘀、引血下行、补肝益肾、补血滋阴、引药直达病所之功效。诸药合用，诸羔悉平，共奏养阴息风止痉之功，则阴血得滋，肝肾得养；风得息，筋脉得濡则痉自止，肢体恢复柔和之性。

四、临证用药特色

（一）善用虫类药

王教授临床治疗中风后肢体拘挛、屈伸不利久不愈者，喜用动物类血肉有情之品，认为其功效非"无情"的草木之品可比，谓"有情之品疗有情之身"。中药里的虫药种类虽不多，但均为精品，它们多生活在洞穴岩石间及朽木草丛中，善于飞天游水爬行、挖土凿洞穿墙，无所不达。王教授临证取类比象，认为虫类药"通"的作用较强，多具活血化瘀通络之功，对中风后久治不愈伴肢体拘急痉挛的患者效佳。临床中适当加入全蝎、地龙、蜈蚣、水蛭、土鳖虫、蝉蜕之类，谓之飞者升，走者降，灵动迅速，追拔沉混气血之邪，可斩关夺碍，通达内外，搜剔络中之邪。王教授认为，全蝎、蜈蚣煎煮加热会破坏其蛋白质，可焙干打碎，碾粉装胶囊，不仅可避免对胃肠道刺激，而且可充分利用，节约药物。此外，虫类药多有毒性，若用量过大容易出现头痛、四肢强直性痉挛等，而芍药甘草汤恰可解其毒副作用。

（二）"各等份"存疑

止痉散中记载："全蝎和蜈蚣各等分研末。"王教授临证对此常存疑，全蝎、蜈蚣用药时根据治疗的侧重面之不同，认为其剂量不能一概而论。若加强息风止痉之功，蜈蚣可用量稍大；若侧重疏络止痛之功，则加大全蝎用量，临床二药常相配伍应用，以增强疗效。

（张艳博整理）

第十四节　治中风后排便异常经验

王教授认为，中风病的产生以虚实为纲，不外风、火、痰、瘀、郁、气等，其中又以痰、瘀、郁为重，在辨治过程中尤其重视"痰"的治疗。中风病恢复期注重心脑与肾同治、标本虚实兼顾、血脉结合共调。并且总结出一套从脾胃论治中风病的观点，此处的"脾胃"不仅指西医学的解剖器官，还指整个消化系统，其认为脾胃位于中焦，为气机升降之枢纽，升清降浊，是身体其他部分维持正常生理功能的基础。脾胃失常，清阳不升，脑、心等不能濡养，则出现各种临床症状。脾胃又为生痰之源，脾胃运化失常，则痰湿内蕴。本证是临床中风病急性期出现比例较大的病证，其治疗虽有化痰及通腑，但二者归根结底都在治疗脾胃运化，以承气汤之类通腑实，腑气得通，脾胃运化功能恢复，则痰湿生化无源，同时加入清化痰热之药，如胆南星、瓜蒌，痰热易去。

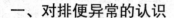
一、对排便异常的认识

王教授对于排便异常的认识，认为有大便泄泻、大便失禁、便秘、大便难、大便畅快、大便细、大便黏、大便先干后细、大便完谷不化等；排便时可伴有乏力、全身大汗淋漓、双下肢无力等；并发现有些排便异常与特定时间、场所、环境等有关；与肺、脾、肾等脏，尤其与肝联系密切；并由气、血、津、液亏虚所致，以气虚、液亏为多见，并且痰浊阻滞亦应属该病范畴。

二、对中风病及排便异常联系的认识

王教授认为，重症中风病急性期肺失宣肃、腑气不降、窍闭神逆、神不导气为其关键，可导致肺炎及大便不通的障碍，从而注重通腑化痰，并研制出"中风星蒌通腑胶囊"，提出通腑化痰、培土生金治疗卒中后相关肺炎及大便秘结。对于中风后通腑坏证"气利"，认为应"中病即止"，总结出用诃黎勒散治疗的经验。

三、辨治中风后排便异常学术经验

（一）结合中风病不同时期辨排便异常

中风病急性期多实证，病因为痰、为瘀、为风、为实热；大便秘结者，多以祛痰化湿、泄热为主；大便失禁者，多通因通用、以补为塞。

中风病恢复期，体位的改变、活动量的减少、饮食影响等，多导致脾胃不适、肺气不宣。

中风病后遗症期，患者多有偏身肢体活动障碍、长期卧床、社会存在感降低等，多久卧而致气虚，情绪不畅而肝郁，甚则化热。

（二）病性变化之气

循活动变化：患者中风后多肢体活动不遂，久卧于榻。《素问·宣明五气》云："久卧伤气。"气虚则肺气不降，不达大肠致便秘；气虚则脾运化无力，纳运减少，亦可致便秘。

循病机：中风后肢体失用、活动减少可使局部血液运行减缓，甚则血瘀；血为气之母，为气之载体，血瘀则气郁，气郁日久化火耗气，久可气虚，气虚而大便乏力。

循表现：气滞之便秘者兼见胸腹胁肋胀满走窜，临床又多见口干口苦、颈部拘紧、矢气频作而周身不适等表现；气虚之便秘者多见少气懒言、倦怠乏力等全身症状，亦有排便则大汗淋漓，汗出不能自止，舌脉之象多见虚，此亦为气虚也。

（三）病位变化之肝

中风病之基本病机为肝肾亏虚，肝阳易亢于上而致中风；肝肾亏虚，阴津失润下焦，可见大便干。

患者活动能力的丧失、食纳转差、久病耗伤，使后天之本——脾亏虚，肝木盛、脾土虚，肝木伐脾土，致腹痛急作、泻下窘迫、泻后痛减。

（四）情志变化

中风后言语及吞咽障碍、生活能力缺陷、家庭负担加重、社会存在感缺失等，可导致患者情志的变化，致肝气郁结；肝气郁结，走窜胸腹，下迫肠管，而致大便形细如条，故见大便细者非全为西医学之瘤体压迫。

肝气久郁，郁而化热，又可耗伤下焦之阴液，致大便干结。

（五）用药变化

患者病后久服西药，某些药物直接有便秘等不良反应；或治疗大便干结、排便困难之泻下药使用太过，如中风后痰热腑实证，应用苦寒泻下之药太过，而成"气利"，使用仲景经方"诃梨勒散"治疗。

（六）微观辨证之大便黏腻

湿浊阻脾，水湿泛溢，可见大便黏腻；湿浊蕴久化热，湿与热结，更加黏腻不爽，可见大便黏于粪池；"人失眠、大便黏""胃肠为第二大脑"，情志不畅、脑窍失养，亦可致大便黏腻。

（七）治疗之常用基础方剂

小柴胡汤，疏肝、和解全身气机；大柴胡汤，疏肝兼以泻燥实；滋水清肝饮，滋肾清肝、养阴液兼清火热；痛泻要方，柔肝理脾，治大便急迫、肠鸣有声；星蒌承气汤，泄热化痰通腑，疗痰热之大便秘结；当归六黄汤，实热、阴虚、气虚致便秘者可用；小建中汤，和里缓急、培养脾土以治大便溏泄、失禁；参苓白术散，健脾益气，疗泻下；升陷汤，升举清阳之气，可治清气不升之大便失禁，亦可疗脾肺之气下泄、肠道乏力之大便秘结；补中益气汤，多疗气虚之秘；芍药甘草汤、增液汤、增液承气汤、济川煎等主治阴津亏虚所致大便秘结，并根据阴津亏虚程度选择相应方剂；阴虚多为便秘，以六味地黄汤及二至丸加减；肾阳虚多为泄泻，多以金匮肾气丸、四神丸等方，王教授主张交替服用。

（八）治疗从肝入手

大便细者，从于疏肝理气之方剂，如柴胡疏肝散、逍遥散之类疏肝达郁，肝气不下迫大肠，则大便之形复旧；大便快者，便前腹痛者，以肝气克脾，以痛泻要方、四逆散合用疏肝理脾；大便不畅或兼有口苦口干、颈项拘紧者，以疏肝为主，兼以泄热、柔肝，方以柴胡疏肝散为主，合用栀子、菊花等清肝之热，以桑叶、生地黄清热兼以养阴柔肝。

（九）治疗之常用药物初探

便秘者，结合辨证，若气虚者，重用黄芪；气滞者，用槟榔、枳实、厚朴；阳虚者，用肉苁蓉；脾虚者，重用生白术；肝急者，重用生白芍；腹部坚满而以实证为主者，用生大黄；痰浊内盛者，用瓜蒌、猪牙皂；热结于里者，用大黄、芒硝。

大便稀者，用白芍炭；大便黏腻者，用薏苡仁、炒白术；偏热者，用黄连等。

（十）治疗之重视全身气机调畅

中医以人与自然为整体、与社会为整体、人体本身为整体，强调整体观。大便异常从整体多为全身气机失调所致，多以桔梗、牛膝为伍，且桔梗量倍于牛膝。桔梗性升、牛膝性降，升降相宜，全身气机调畅；桔梗倍于牛膝，以桔梗上提入肺，肺为气机升提之枢纽，肺与大肠相表里，是为"提壶揭盖"；桔梗上引气机于口鼻，口鼻得通则一身之气与自然之气相通，引自然之气入于体内，人与自然相合，大便得通。

（孙永康整理）

第十五节　运用麝香经验

麝香一药首载于《神农本草经》，言其"性味辛温，主辟恶气，杀鬼精物，温疟、蛊毒、痫痉、去三虫、久服除邪、不梦寤、厌寐"。《本草纲目》载麝香"通诸窍，开经络，透肌骨"。但物以稀为贵，天然麝香更加稀少。因此对于家境贫困的患者，王教授临床常使用大量白芷取而代之以治病救人。国家对天然麝香的使用有相应的政策，仅在部分重点中成药中投入使用。中药方剂中，应用麝香的方剂近百首，以麝香作为主药的有活血化瘀之通窍活血汤、凉开之安宫牛黄丸、温开之苏合香丸、宣痹止痛之大活络丹等，其中，以通窍活血汤应用最广。

王教授认为，动物药"有血、有肉、有骨、有髓"，并且"有情"，类似于人体的脏腑结构组织，是中医药膳、食疗一宝，其中的成分更容易被人体所吸收，从而补充人体五脏的物质亏损，故称其为"血肉有情之品"。麝香其通经达络、搜风剔络之特性非一般草木类药物所能及，且从最原始的动物之性来讲，与人体体质比较接近，故更容易被人体吸收利用，王教授在治疗脑系疾病时常常根据患者病证酌情选用1~2味加入处方当中，每收事半功倍之效，现简述之。

一、开心散+麝香

开心散始见于唐代孙思邈的《备急千金要方》，文中记载："主好忘。"方由"远志、人参各四分，茯苓二两，石菖蒲一两"组成，为益智健脑之代表方剂，有开心益智、聪明不忘、抗衰老之效。王教授认为，开心散寓意有二：一是使人开心，用于治疗焦虑、抑郁等情志疾病；二是开心窍。中医讲心主神明，心窍开，神明自开。麝香具有开窍醒神之功效，与开心散合用，借助麝香强烈的香气，载药上达诸窍，可用于中风后顽固的情志障碍或是痰闭神昏之患者，且小剂量的麝香可兴奋中枢，对治疗痴呆、健忘疗效佳。

二、通窍活血汤

主治头面部及四肢周身血管疾患，各临床医家在治疗头发脱落、眼痛白珠红、糟鼻子、耳聋年久、白癜风、紫癜风、紫印脸、青记脸如墨、牙疳、出臭气、妇女干劳、男子劳病、交节病作、小儿疳病等病证时多采用此方。晚清唐容川认为"方中赤芍、川芎、桃仁、红花、黄酒等均为活血消瘀之品；大枣、姜、葱散达升腾，使行血之品达于颠顶，彻于皮肤；而麝香一味，尤无所不到，以治颠顶脑背、皮肤孔窍中瘀血，诚有可取"。开窍的麝香为方中君药，王清任云："通窍全凭好麝香。"《医林改错评注》认为，该方中"麝香味辛性温，功专开窍通闭，解毒活血，因而用为要药"。王教授在治疗顽固性、霹雳样头痛及癌症顽固性疼痛患者，常酌加少量麝香，每日用量不超过0.1g。

三、小续命汤+麝香

王教授借鉴祛外风药治疗中风的经验，如小续命汤方中麻黄、木香、缩砂仁、人参、川芎、甘草、杏仁、汉防己、桂心、北防风、附子、川乌、白芍、黄芩、独活。主治半身不遂，口眼㖞斜，手足颤抖，语言謇涩，肢体麻痹，神思昏乱，头目眩重，痰涎壅盛，筋脉拘挛，屈伸转侧不便，涕唾不收。

小续命汤组方，明代吴鹤皋在《医方考》中曰："麻黄、杏仁，麻黄汤也，仲景以之治太阳证之伤寒；桂枝、芍药，桂枝汤也。仲景以之治太阳证之中风。如此言之，则中风而有头疼、身热、脊强者，皆在所必用也。人参、甘草，四君子之二也，《局方》用之以补气；芍药、川芎，四物汤之二也，《局方》用之以养血。如此言之，则中风而有气虚、血虚者，皆在所必用也。风淫末疾，佐以防风；湿淫腹疾，故佐以防己；阴淫寒疾，故佐以附子；阳淫热疾，故佐以黄芩。"用时常配伍麝香，以加强开窍作用，同时助其芳香走窜之力，使药物直达病所。

四、常用配对组合

王教授临证组方常以麝香与水牛角代犀角、牛黄等配伍主治热闭神昏。麝香配猪牙皂对痰迷心窍疗效甚好。若血瘀经闭、痛经者，可与桃仁、红花、川芎等配伍；寒凝血瘀所致心痛者，可与吴茱萸、木香、桃仁等配伍。并且指出方中用麝香，要禁食大蒜，防止大蒜辛散减缓麝香药效。

现代药理学研究证明麝香的开窍醒神功效主要与调节中枢神经系统、增加冠状动脉血流、提高心脑耐缺氧能力密切相关，为其治疗热病神昏、中风痰厥、气郁暴厥、中风昏迷提供了依据。麝香的消肿止痛功效主要与其抗炎、镇痛作用密切相关，这为其治疗痈肿瘰疬、咽喉肿痛、跌打伤痛、痹痛麻木等提供了药理学依据。麝香的有效成分麝香酮、多肽和氨基酸是其发挥药理作用的重要物质基础。常用于脑梗死、冠心病、心绞痛、中枢性昏迷、意识障碍、血管性痴呆、小儿脑瘫等病。

王教授在运用麝香时强调以下几点：一是重视健脾胃，麝香香烈窜散，可升可降，对于脾胃虚弱者定当顾护胃气，以免影响中焦气机；二是重视药材选择，当选用道地药材，方可药到病除，药材的好坏亦是治病成败的关键；三是重视药物剂量，麝香珍贵，药性峻烈，正如李时珍谓之"非不可用也，但不可过耳"，对于不同体质患者要灵活变通，不可照本硬套；四是重视药物禁忌证，脑出血24小时内、痰湿偏盛者、过敏体质者、脾胃虚弱、气血亏虚、胃部不适、孕妇、老年人或非瘀血实邪等患者忌用。

（王博整理）

第十六节　用谷精草治疗顽固性纳呆临床经验拾萃

谷精草，出自《开宝本草》。李时珍在《本草纲目》中曰："谷田余气所生，故曰谷精。"此为谷精草科植物谷精草的带花茎的花序，生长于水稻田或池沼边潮湿处，味辛、甘，性平，入肝、胃经；《药性切用》指出其为"眼科发光专药"。谷精草效优价廉，除能用于眼科外，还能治疗多种疾病，其治疗范围能否进一步扩大有待研究。王教授临证中偶然发现谷精草的新功效，揭示出其对纳呆少食甚至不食等有较好疗效，并将其用于顽固性纳呆的治疗中。现代药理学研究表明，谷精草有效成分丰富，包含谷精草素、酚性成分、黄酮类、有机酸和挥发油等。其中挥发油主要成分为软脂酸和（Z，Z）-9，12-十八烷二烯酸，挥发油有一定的健胃消食作用，此为谷精草能治疗顽固性纳呆提供了理论依据，但具体作用机制和有效成分还需进一步深入研究。必然的东西在偶然中发现，必然是对偶然的补充和完善。谷精草治疗顽固性纳呆虽是王师临证偶得，同时也扩大了谷精草在临床中的适应证。

一、王新志教授对顽固性纳呆的认识

（一）顽固性纳呆属心身疾病

纳呆，也称胃呆、食少，中医症状名，主要指"胃主受纳"，即接受和容纳饮食水谷之功能出现障碍，表现为无饥饿感或饥不欲食，食欲下降或不欲进食，食量减少，饭后有饱滞不适感等。《中医内科学》未把纳呆作为独立疾病进行专门介绍，而是在其他脾胃疾病如呃逆、胃痛、吞酸、痞满、泄泻等的兼症中进行论治，但临床患者以纳呆食少甚至不食为主要症状时，也可独立作为疾病诊断与治疗。纳呆病变在脾胃，主要与胃受纳腐熟水谷相关，其病机为胃纳呆滞。"胃者，水谷之海，六腑之大源也。"（《素问·五脏别论》）人身气血脏腑，有胃气而生，故《神农本草经疏》云："安谷则昌，绝谷则亡。"《明医指掌》中指出："脾不和，则食不化；胃不和，则不思食。"《景岳全书》曰："故凡欲察病者，必须先察胃气，凡欲治病者，必须常顾胃气，胃气无损，诸可无虑。"皆说明胃的受纳对维持人体生命活动尤其重要，其功能正常与否关系着腐熟水谷和对饮食物消化吸收；而胃受纳水谷功能之强弱，通过食欲和饮食量而体现出来。因此，若患者出现不思饮食、食量减少等表现时，说明胃受纳功能受损。纳呆有虚实之分，除外感、气滞、湿郁、食伤、阳虚及阴血不足，可引起脾胃功能障碍从而导致纳呆外，情志因素也是引起顽固性纳呆的主要原因。王教授认为，当下大部分疾病的发生与精神心理因素有一定的相关性，正如《素问·举痛论》载："百病皆生于气也。"特别是随着人们生活方式的改变，面对超负荷的压力和挑战，机体长期处于应激状态，从而产生各种负面情绪，引起心理失衡或生理功能失调，导致疾病的发生与发展。这类疾病尚达不到精神疾病的诊断范畴，但一系列躯体病理性改变和（或）功能性障碍，是因心理社会因素而引起。因此，此类疾病称为心身疾病，涉及学科范围广、病种多样，尤以消化系统心身疾病较为多见，通过脑-肠轴影响胃肠功能。

虽然心身疾病没有具体相对应的中医病名，但中医很早前就有与心身疾病相关的论述。如《内经》认为，情志的变化与五脏的功能有关，七情通于五脏：喜通心，怒通肝，忧通肺，悲、思通脾，恐通肾，惊通心与肝，所谓七情者，即五志也。人的情志皆出自五脏，是五脏精气运动在精神意识上的外在表现，如《素问·阴阳应象大论》载"心在志为喜""肝在志为怒""脾在志为思""肺在志为忧""肾在志为恐"，此五脏五志之分属也。说明七情太过，则伤五脏。情志的改变反过来又可影响五脏精气盛衰，清·冯楚瞻在《冯氏锦囊秘录》中载："夫七情本属无形，然出于有形，五脏神明之用，而寓于盈虚气血之间，无日不有也。节制有常，何病之有？作用太过，胜克相乘，便为内伤。"中医"形神一体观"表明七情内伤是心身疾病主要发病原因，也为临床治疗提供了思路与方法。

（二）顽固性纳呆从肝论治

王教授认为，顽固性纳呆属心身疾病，与精神心理因素有相关性，涉及多脏腑病变，不单责之脾胃，还与肝密切相关。因胃气和降不单依赖于脾气的升清运化，还与肝气的疏泄条达密切相关。"肝以疏泄为性"，肝主升主动，喜条达而恶抑郁，升发不及或太过皆能引起肝疏泄失调，从而导致胃的受纳功能障碍，引起纳呆食少甚至不食等。因此，有"肝为万病之贼"之说。医者善于调肝，乃善治百病，既往用消积导滞法效果不佳者，可从情志致病考虑从肝论治，或疏肝，或清肝，或平肝，或和肝，常能收到较好疗效，所谓"肝木兴旺最易痉"。情志异常与肝之疏泄功能相互影响，呈正向性相关。《柳州医话》曰："七情之病，皆由肝起。"《临证指南医案·肝风篇》曰："经云：东方生风，风生木，木生酸，酸生肝，故肝为风木之脏。"怒是肝之精气在外界刺激下的变化活动，若超出正常范围则会对机体造成损伤。朱丹溪在《脉因证治·七情证》指出："怒为呕血，飧泄，煎厥，薄厥，胸满胁痛，食则气逆而不下……筋缓，怒伤肝，为气逆，悲治怒。"指出肝气疏泄异常常变生他病，导致脏腑功能出现异常。

肝疏泄失常有两种情况：一方面，指肝疏泄不及，气机升降失调，肝气郁结引起纳呆不食。李东垣曰："胆木春升，余气从之，故凡脏腑十二经之气化，皆必藉肝胆之气化以鼓舞之，始能调畅而不病。"生活中所求不遂，郁怒伤肝，影响肝的疏泄功能引起气机阻滞。治疗上，如《素问·至真要大论》指出："疏其血气，令其调达，而致和平。"即要疏肝理气、调畅气机。清代医家俞震在《古今医案按》记载有3例肝疏泄失常而不食的病案，提出不食的原因众多，主要是因郁因怒。《临证实验录》也记载有因肝气郁结引起不食的医案，方用调心汤疏达肝木，因木气条达则土气自疏，纳运复常。林佩琴《类证治裁·肝气肝风肝火论治》指出："相火附木，木郁则化火，为吞酸胁痛，为狂，为痿，为厥，为痞，为呃噎，为失血，皆肝火冲激也。"肝为多气少血之脏，肝郁日久，则易化火，正如朱丹溪《格致余论》所载："气有余便是火。"郁火内蒸，扰乱心神，引起胁痛吞酸，或嘈杂痞嗳、不思饮食等症状。另一方面，若肝疏泄太过引起肝气亢逆，肝横逆犯胃则影响胃之受纳功能，叶天士曰："肝为起病之源，胃为传变之所。"根据五行生克制化关系，肝属木，脾胃属土，肝为刚脏，正如清代周学海《读医随笔》载"肝之性喜升而恶降，喜散而恶敛"。若木气亢盛，则横逆克伐胃土，也叫肝气犯胃。肝之疏泄功能正常则胆汁分泌排泄不受影响，从而脾能升清，胃能降浊；胃以降为顺，脾胃升降相因才能维持人体正常的消化功能。张锡纯分析指出："肝主左而宜升，胃主右而宜降，肝气不升则先天之气化不能由肝上达，胃气不降则后天之饮食不能由胃下输，此证之病根，正因当升者不升，当降者不降也。"胃主受纳腐熟水谷，胃不和则食不思；人有胃气则生，不食则胃气必伤。临证中顽固性纳呆从郁论考虑，从肝论治，常获佳效。

二、用谷精草治疗顽固性纳呆经验介绍

既往谷精草多用于治疗眼科疾病，历代文献以及近现代研究暂未见谷精草对顽固性纳呆的报道。王教授从事临床40余载，具有丰富的临床经验，对谷精草老药新用，发现其能解郁除肝经郁滞，助和胃消积。临床中治疗因情志致病引起的胃受纳功能受损，运化失司的顽固性纳呆患者多获良效。

谷精草入足厥阴肝经和足阳明胃经，能散风热，明目，退翳。中医学认为，七情内伤均能致郁，以肝郁为主。若肝失疏泄，气机升降、枢机开

阖不利，不及或太过均影响胃之功能。王教授根据多年临证经验指出，顽固性纳呆发病与抑制性情绪相关，症状与西医抑郁而致功能性消化不良类似，并伴随一系列的行为异常认知障碍；若胃的受纳功能受损，胃肠道蠕动减弱从而无力运化，而使饮食物停留胃中，表现为有饱腹感，没有进食欲望或食欲不振等症状。王教授认为，顽固性纳呆病位在脾胃，但治责之于肝，虽患者临床表现出有形实证，然其气郁为先，治疗上疏肝理气是根本治则。指出气属无形，无形之气郁结，影响脏腑形体出现有形之症，临床上如见症治症，不进行思考而滥用破气攻伐之药；或因见患者兼见乏力神疲，形体瘦削而妄用峻补则更加重气机的阻滞。顽固性纳呆患者，若气郁于内，不能外出者，谷精草能入肝经，性平和不燥，轻浮上行，肝喜升恶降。王教授认为谷精草能引导体内郁结之气升达外出，同时又能散内郁，清郁热，使气机升降有序，恢复肝脏的生理功能。此外，脾胃为后天之本，谷精草生于稻田，借着稻谷的余气化生，入胃经，表明其也能像谷芽、稻芽一样调和胃气；同时，谷精草还具有开胃消积化滞的功效，现代药理学研究表明，其所含挥发油具有健胃作用，为临床应用提供了参考依据。在临床应用方面，对顽固性纳呆患者，王师使用谷精草时用量在30g左右，根据患者病情进行加减。

综上所述，王新志教授临证中对顽固性纳呆患者常从郁论考虑，从肝论之，并发掘了谷精草的新功效，发现其能解郁除肝经郁滞的同时，还能助运和胃消积滞。谷精草具有较高药用价值，其药理性质值得进一步深入开发和研究，以扩大其应用范围。

（张艳博整理）

第十七节　用猪牙皂之经验

猪牙皂最早记载于《名医别录》，是豆科皂荚属植物皂荚因受外伤等影响而结出的畸形小荚果，具有祛痰开窍、散结消肿的作用。王教授总结脑系疾病规律，结合猪牙皂药性特点，在临床实际中用猪牙皂治疗多种脑系相关疾病，收效颇丰，现介绍如下。

一、中风闭证

王教授认为，闭证的产生以机体气血阴阳失调为基础，情志等为诱因，外邪侵袭或体内风、痰、热等内邪导致。无论因何病因而起，其共同之处在于"闭"，核心在于气机阻滞、闭塞九窍，其治疗首先应选开窍之品，兼顾其病因者尤适之。在《日华子本草》中记载猪牙皂"通关节，除头风，消痰，杀劳虫，治骨蒸，开胃及中风口噤"。《本草汇言》中用猪牙皂细末吹鼻治疗诸窍不通。其性辛、温，味咸，可祛顽痰、通窍开闭，有确切的通窍开闭、治疗气机不通之功效，闭证皆可用。另外，阴闭、凉闭多因风、痰所致；阳闭、热闭因风、痰、热者多见，猪牙皂既可"按肝风，泻肝气"以克内风，又是传统祛痰良药，正对二者病因病机，故猪牙皂尤适合中风闭证的治疗。

二、癫痫

王教授从中医学角度出发认为，本病属于怪病、疑难病，结合"百病多由痰作祟""风胜则动"，认为本病责之于风、痰。《丹溪心法》认为本病的产生"无非痰涎壅塞，迷闷心窍"。《景岳全书》提出了从痰从气论治的观点，即"治此者，当察痰察气，因其甚者而先之"。猪牙皂为祛痰常用中药，可平肝风；在本病急性发作期还可开窍行闭，标本兼治。元代《永类钤方》用砥柱丸（皂荚四两、苍耳根茎叶四两、密陀僧一两，为末，成丸梧子大，朱砂为衣）治风邪痫疾，且现代常用抗癫痫中成药癫痫平片中亦有猪牙皂。

三、癔病

癔病可分为癔症性精神障碍、癔症性躯体障碍及其他待分类癔症。根据其临床表现，隶属于中医学之"脏躁""百合病""郁病"等范畴。王教授根据长期临床观察，发现本病起始多为七情不舒，情志久不舒畅而致本病；提出癔病为情志病的一种特殊类型之观点，其治疗以行气疏肝为先。《景岳全书》中用百顺丸（牙皂角一两六钱、川大黄一斤）治一切阳邪积滞，其中即包括气积之证；《别录》中记载：猪牙皂可疗腹胀满。可见猪牙皂除开窍涤痰外，还能疏达气机，以疗本病。

四、中风后便秘

中风后患者年老体虚、长期卧床等因素易导致便秘的发生，便秘又是脑血管疾病再发的重要诱因，故其治疗至关重要。《素问·调经论》载："血之与气并走于上，则为大厥。"提示中风的发生，在于气机上逆，气机上逆则易导致腑气不通，产生便秘。而《别录》记载猪牙皂可"疗腹胀满，消谷"。唐代孙思邈用烧皂荚研磨，粥饮下三钱治大小便不通，关格不利。

除此之外，王教授在诊疗本病过程中结合患者中风后易产生情志变化的特点，通过长时间临床观察，提出中风后情志病导致功能性便秘的观点。认为中风后患者由于生活能力有不同程度的丧失、疾病复发的忧虑、来自家庭与社会的压力等，容易导致心理行为的变化，而长期、过度的情志刺激能够导致气血阴阳失调、气机逆乱，而致情志病的产生。气机逆乱致糟粕不能下行而便秘；情志不舒、影响肝气运行；气为血之帅，气滞则血行受阻，肠失濡养而便秘；气郁久化火，火热之邪耗液伤阴，亦可致便秘。故在中风后便秘的治疗中常以猪牙皂与四磨汤合用，以增强行气导滞之功。其中尤其以猪牙皂、槟榔配伍为多。

五、中风后肺炎

中风后患者多长期卧床，易导致坠积性肺炎的发生。另外，中风患者吞咽障碍发生比例高，在饮食过程中，易误吸导致中风后吸入性肺炎。张仲景在《金匮要略》中使用猪牙皂一味（皂荚丸）治咳逆上气，时时唾浊，但坐不得眠。现代药理学研究表明：猪牙皂正丁醇部位具有明显的祛痰、耐缺氧作用；猪牙皂还可以通过抑制肥大细胞产生的组胺、5-羟色胺、前列腺素等物质，对多种急性炎症有明显的治疗效果；另外，猪牙皂中皂苷还有抗支原体、抗菌的作用。

六、中风后吞咽障碍

吞咽功能障碍是脑卒中最常见的并发症之一。王教授认为，本病的产生主要是由于脾、胃、肾功能失常，与肺、肝相关。首先"咽喉为脾胃之候"，如《重楼玉钥·喉科总论》载："咽者咽也，主通利水谷，为胃主系，乃胃气之通道也。"若脾胃运化失常，升降失司，可见吞咽不利；再者，肾足少阴之脉循喉咙、挟舌本，咽喉、舌维持正常功能与肾密切相关；肾又以虚多见，肾气内夺，失其濡养；肺上通咽喉，肺气宣降正常为咽喉功能正常的基础，宣降失常可致呛咳；肝主筋，肝受风则筋缓不荣而致舌强等，均影响吞咽功能。猪牙皂功用兼顾脾胃、肺、肝，对本病的治疗尤为适宜。《本草纲目》记载：猪牙皂可通肺及大肠气，治咽喉痹塞……可按肝风、受肝气。

七、偏头痛

王教授根据偏头痛常位于两侧之颞部，认为本病产生多责之于少阳，在脏候肝，而肝为刚脏，性喜条达；在病多风、多郁。治疗上加猪牙皂，一可借其开闭之功引药上行头窍，事半而功倍；二来古籍之中虽未明确记载其行气之功，但以症测效，其可疗气积、治腹胀、泻肝气等，推之其可行气疏郁。

综上所述，猪牙皂以其祛痰、开窍、调畅气机等作用，以及现代药理学研究抗炎、镇痛、免疫调节等药理作用，广泛适用于临床。王教授临床用经验论述了适合用猪牙皂的常见脑系疾病，为猪牙皂临床应用及进一步研究提供帮助。

（本文摘自《中国中医基础医学杂志》2019年第25卷第9期）

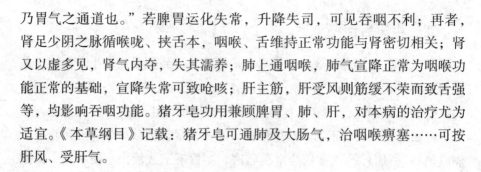

第十八节　论朱砂的功与过

一、合理服用，想中毒也没那么容易

王教授认为，含有朱砂的传统中药应当控制摄入量，不能长期吃。建议吃药1周停服，休息、缓和一阵再吃。可以选择冲服，只要不经过高温加热即是安全的。《中华人民共和国药典》规定朱砂的日用剂量为0.1~0.5g。但据不完全统计，目前约有170多种朱砂制剂中的朱砂用量超过上述剂量。周超凡等研究发现，朱砂的主要成分为硫化汞（HgS），其毒性很小，但大剂量或长期服用可引起急、慢性中毒，此可能与朱砂含有游

离汞和可溶性汞盐有关。同时，应该强调的是：①朱砂一定要严格在医生指导下经仔细辨证使用，患者千万不能擅自服用，甚至久服；②朱砂不宜入煎剂，孕妇、肝肾功能不全者禁用；③服用含朱砂的中药制剂时，应注意中西药的配伍禁忌。朱砂不宜与碘化物、溴化物配伍服用，二者同时服用可在肠道内生成碘化汞或溴化汞，其毒性更强，并能导致药物性肠炎，饮食禁忌上不宜食用海带及加碘的食盐，也不要与明矾、阿胶等同时使用。

现在中医药中使用的朱砂是"水飞朱砂"，即用水飞除汞的方法提取，将朱砂放入水中研细、去除汞中的游离汞和可溶性汞盐，之后朱砂的毒性大大降低。

二、朱砂服用的两个误区

（一）医生误用

一些自学中医或非科班出身的中医，常使用一种叫"朱砂拌麦冬"的药，使用方法：将朱砂同麦冬搅拌在一起，经过高温煎服。由于某些地区人们使用的朱砂仍然为传统朱砂，所以会出现汞中毒现象。

（二）百姓误用

一些老百姓有"吃啥补啥"的观念，认为吃猪心能补"心"。朱砂炖猪心能够治"心病"。用法是将朱砂放入猪心之血管内，在锅中隔水炖约3小时。由于一些人仍然使用传统朱砂，经过高温炖后，出现汞中毒现象。朱砂炖猪心的确能够调理失眠、神经衰弱等，但使用朱砂必须在专业医生指导下服用。

在临床中，王教授经常给患者开一剂叫磁朱丸的药。磁朱丸由磁石、朱砂、六神曲组成，具有镇心、安神、明目之作用。王教授经过多年临床观察，没有患者出现汞中毒现象。可见朱砂有毒，是使用不当所造成的。

三、朱砂的其他作用——点朱砂痣，祝福孩子读书明智

除了在中药方面"大有可为"，朱砂在传统文化中也占据了浓墨重彩的一笔。朱砂因其呈红色，被认为瑞应火德。在中国古代文化中，许多文化习俗与朱砂有关。如"开笔礼"中的"开天眼"，就与朱砂有极深的渊

源。点朱砂俗称"开天眼"，是"开笔礼"的一个步骤。寓意是祝福孩子从此眼明心明，读书明智。"开天眼"时，由德高望重的师者用毛笔蘸上朱砂，在孩子的额头正中点上红痣，痣通智，意为开启智慧，以此寄托对孩子的美好祝愿。

四、朱砂饰品贴身戴也不会有害

现在市场上有很多朱砂饰品，大多是没有经过水飞的。那么，这样的朱砂饰品对人体会不会造成伤害呢？答案是否定的！这是因为自然界存在的朱砂是红色硫化汞，密度为 $8.10g/cm^3$，$583.5℃$ 升华。黑色硫化汞的密度为 $7.73g/cm^3$，受热至 $386℃$ 即转变为红色氧化汞，基本不溶于水。也就是说如果贴身佩戴，除非你的体温达到 $386℃$，才会让其升华挥发。

所以大家可以放心，只要正确佩戴朱砂饰品，是不会对身体有伤害的！而且朱砂有解毒防腐作用，外用能抑制或杀灭皮肤细菌和寄生虫。

（本文摘自《大河健康报》2017年3月31日第9版《中药朱砂：我没毒，你才有毒！》）

第十九节　活血化瘀药配合颅内微创清除术
治疗大中量脑出血的方案

脑出血占全部脑卒中的 $20\% \sim 30\%$，作为急性脑血管病中的危重类型之一，高发病率、高死亡率、高致残率是其特点。对于部分中等或大量出血，内科保守治疗周期长且难以显著改善其预后；传统的开颅术虽可降低病死率或致残率，但其创伤大、风险高、残死率高、费用高，尤为注意的是对深部出血或丘脑出血难以取得预期疗效。近年来，微创颅内血肿抽吸引流术因其操作简便，创伤微小，且能够有效清除血块，降颅压，减少继发性脑损伤，已广为普及，给脑出血的治疗带来福音，但易致再出血，加重病情。同时，临床观察发现部分患者血肿抽吸引流困难，给予尿激酶液化引流时，尿激酶剂量难以把握，易致再出血。有学者研究显示，对微创术后患者予以活血化瘀利水中药，可促进血肿吸收，并可防止再出血，凸显了中药在治疗脑出血方面的疗效，然而目前相关报道较少。芪红利水饮是王新志教授集多年临床经验，结合中医理论为缺血性中风气虚血瘀水停证而设，疗效显著。王教授在长期的临床实践中，对出血性中风的病机形成了独到见解，现总结之。

一、气血逆乱、血溢脉外，水瘀互结、脑络痹阻是出血性中风的基本病机

王教授认为，机体脏腑功能紊乱，气血逆乱、血溢脉外，水瘀互结、脑络痹阻是出血性中风的基本病机。如《素问·阴阳应象大论》指出："年四十，而阴气自半也，起居衰矣……下虚上实，涕泣俱出矣。"指出年龄是致病的重要因素，即随着年龄的不断增长，脏腑功能出现紊乱甚则虚损，尤以肝肾亏虚为著。肝肾亏虚，水不涵木，肝风内旋，气血逆乱，《素问·调经论》曰："血之与气并走于上。"损伤脑脉（络），血溢脉外而发生出血性中风。与西医学研究一致，即脑出血多在40岁以后发病。离经之血，积而成瘀。如《金匮要略·水气病脉证并治》载："血不利则为水。"水瘀互结，痹阻脑络，即成"颅脑水瘀证"。由此，得出瘀血是出血性中风的首要病理基础，水浊是其继发的病理因素的结论。

二、活血利水是治疗出血性中风的基石

清·唐容川《血证论》载："瘀血化水，亦发水肿，是血病兼水也""水病而不离乎血，血病而不离乎血"。王教授认为，离经之血，积而成瘀。临床主要以神明失主、肢体失用、九窍失司、语言失利等为主的症候群，具体表现为神志失常、半身不遂、偏身麻木、言语謇涩、舌质多暗红或发紫、可有瘀点或瘀斑，或舌下脉络迂曲，舌苔厚或水滑或腻，口中痰涎，脉多弦、涩、滑等。

王教授认为，本病多属本虚标实，加上微创术后气血亏虚，共同导致气虚血瘀水停证。根据异病同治原则，王教授大胆用芪红利水饮治疗此病，经临床观察疗效肯定。芪红利水饮立足十组方序列化，具体由黄芪、红花、丹参、益母草、泽兰、白术、茯苓、桑寄生、炙甘草组成，方中君药黄芪益气升阳、利水消肿；臣药为红花、丹参、益母草，凉血止血活

血，共奏活血化瘀利水之功；脾主湿，肾主水，白术、茯苓健脾利水；桑寄生补益肾气，合用可益气健脾补肾以固本，同时可增强君臣益气利水之力；炙甘草调中和胃为使药。全方共奏益气活血利水之功，用于治疗出血性中风后颅脑水瘀证。

三、活血需辨证，据证择其药

王教授经多年临床观察，认为疾病的发生、发展是一个动态变化过程，出血性中风亦不例外，创造性提出出血性中风的动态观，倡导分期辨证。（详见前文第二章第九节内容）

四、融释中西隔膜，注重中西结合

王教授常常教导学生，除了把握中医的精髓即辨证论治和整体观念外，同时作为现代中医不应把西医检查、治疗拒之门外，而应做到一学、二懂、三要用、四要知道局限性、五要改进为我所用，以更加确切的疗效服务于患者。王教授认为，西医的各项检查应作为现代中医"四诊"（望、闻、问、切）的延伸，不但可以帮助了解患者的病情、预后，也可以作为衡量疗效的标准之一；而西医的治疗在某些方面（如早期癌症患者手术治疗等）确有独特疗效，需要学习借鉴。王教授领导团队成员在权衡利弊后，于全省较早引进、开展并推广微创血肿清除术，为广大脑出血患者的治疗带来了福祉。同时，王师结合中医理论及现代生理、病理、药理理论形成的"三观辨证论治（辨宏观、辨微观、辨药理观）"模式等，融释中西隔膜，注重中西结合。

五、掌握用度，安全有效

王教授系统总结了活血化瘀药物的适用证、禁忌证及使用时机。指出活血化瘀药物可用于脑出血，但应在脑出血发病48小时后，且生命体征平稳，无合并急性胃黏膜损伤，出血量≤40mL，意识清醒或轻中度障碍，110/70mmHg<血压≤220/120mmHg（1mmHg=0.133kPa），体温≤40℃等情况下使用为宜；部分病轻患者，病情稳定24小时后可以使用；对于血肿形态不规则，有饮酒史，肝病患者，长期服用阿司匹林等解聚血小板、抗凝药的患者，要观察病情稳定或度过1周的急性期方才可以使用。

综上所述，对于出血性中风的治疗，王教授采用中西医结合治疗（颅内微创清除术配合活血化瘀的中药），同时注重"三观辨证论治"，临床效果显著，出血风险降低，适合推广应用。

（本文摘自笔者硕士研究生朱盼龙毕业论文《芪红利水饮配合微创血肿清除术治疗脑出血的临床研究》）

参考文献

［1］谢永贵.大剂量还是小剂量［N］.中国中医药报，2018-05-24（4）.

［2］刘丹彤，陶晓华，王瑞婷，等.浅谈《伤寒论》中毒性药物的煎煮［J］.中医杂志，2017，58（5）：370-372.

［3］穆超超，赵志恒，张二伟.《伤寒论》方药煎服法刍议［J］.湖南中医杂志，2017，33（8）：146-147+152.

［4］余旭超，唐虎，张晓云.仲景"去滓再煎法"浅析［J］.湖南中医杂志，2017，33（3）：121-122.

［5］谢妍，沈澍农.浅析中药煎法之煎汤代水［J］.中医杂志，2018，59（4）：355-357.

［6］董云英，张红蕊.影响中药质量的五大因素［J］.中国医药指南，2011，9（14）：302-303.

［7］田红女.影响中药质量的七大因素［J］.中国社区医师（医学专业），2012，14（3）：167.

［8］杨丽.浅析中药材质量的现状及提高其质量的措施［J］.现代养生，2016，（4）：172-173.

［9］肖长国，郭春莉，张洪斌."阴阳自和"理论与失眠论治［J］.光明中医，2005（5）：12-13.

［10］周蓉，张文平.阴阳自和与阴平阳秘理论浅析［J］.山西中医学院学报，2005（4）：5.

［11］薛军承，李家庚.张仲景"阴阳自和"思想探析［J］.湖北中医杂志，2016，38（1）：54-56.

［12］周瑜，曾昕，陈谦明.流涎症的病因及治疗研究进展.中华口腔医

学杂志，2007，42（2）：126-128.

［13］Zalyalova ZA. Salivation after stroke［J］.Zhurnal nevrologii i-psikhiatrii imeni S.S.Korsakova，2017，117（1）：85-89.

［14］陈萍，王培培，焦泽沼，等.益智仁的化学成分及药理活性研究进展［J］.现代药物与临床，2013，（4）：617-623.

［15］程兴群，邓盟，徐欣，等.唾液和唾液组学与疾病早期诊断［J］.国际口腔医学杂志，2014，（2）：213-219.

［16］陈泽霖.舌诊史概述［J］.中华医史杂志，1982（2）：73-76.

［17］陈群，孙玮.清代岭南名医梁玉瑜舌诊学术特点探析［J］.广州中医药大学学报，2014，31（2）：317-320.

［18］高利，刘萍，罗玉敏.舌象与脑梗死的研究进展［J］.中西医结合心脑血管病杂志，2011，9（8）：988-990.

［19］王学斌，于晓雯，王中琳.经方中桔梗应用内涵考辨［J］.湖北中医药大学学报，2015（4）：51-52.

［20］毛一亮.桔梗的临床应用［J］.中国药业，2001，10（10）：65.

［21］吴承峰.桔梗、牛膝在血府逐瘀汤中配伍意义管窥［A］.中华中医药学会中药基础理论分会.全国第3届临床中药学学术研讨会论文集［C］.中华中医药学会中药基础理论分会，2010：3.

［22］谭立祥.血黏度与脑血流量以及脑梗塞的关系［J］.医学信息，2010，5（12）：3530-3530.

［23］杨仲义，史载祥.活血化瘀法治疗高血压急性脑出血探讨［J］.中国中医药信息杂志，2007，14（5）：89-90.

［24］Hijdra A. The traumatic infarction in the region of basal ganglion［J］.Neurology，1986，36：329-341.

［25］Kreiter KT，Copeland D，Bernardini GL，et al.Predictors of cognitive dysfunction after subarachnoid hemorrhage［J］.Stroke，2002，33（1）：200-208.

［26］金玲江，滕灵方，郑友方.重型颅脑损伤术后大面积脑梗塞分析［J］.浙江创伤外科杂志，2003，8（1）：46-49.

［27］李和平，申秀梅，李淑萍.高血压脑出血术后继发脑梗塞（附45

例分析［J］.中风与神经疾病杂志，1999，（4）：59.

［28］马增路，余新光.颅内肿瘤术后脑梗塞25例分析［J］.中国临床神经外科杂志，2002，7（1）：33-35.

［29］吴江.神经病学［M］.第1版.北京：人民卫生出版社，2007：175.

［30］刘使玉，周素荣.脑出血继发脑梗死17例临床分析［J］.临床医学，1997，（6）：30.

［31］赵建华，张杰文，李玮，等.脑梗死继发出血性转化的临床和CT/MRI的动态观察［J］.临床荟萃，2011，26（6）：507-509.

［32］郑国俊，兰丽梅，梁晓艳.重症出血性脑梗死相关危险因素研究［J］.湖南中医药大学学报，2011，31（2）：45-46.

［33］岳红，李伟荣.脑梗死出血性转化相关危险因素的分析［J］.中国药物与临床，2012，12（6）：806-807.

［34］李树浩，邱浩强.急性脑梗死患者临床路径管理应用效果评价［J］.东南大学学报：医学版，2014，33（5）：605-608.

［35］韦晴霏.脑梗死合并脑出血转化的危险因素探讨［J］.中国实用神经疾病杂志，2013，16（6）：55-56.

［36］曹文慧，王海波，宋洁，等.出血性脑梗死危险因素及其治疗效果分析［J］.中国实用医药，2016，11（12）：118-119.

［37］侯熙德.神经病学［M］.北京：人民卫生出版社，1984.

［38］宋晓红.原发性低颅压头痛24例临床探讨［J］.中国继续医学教育，2015（19）.

［39］陈静，李兆师.原发性低颅压头痛16例临床分析［J］.医药前沿，2012，2（6）：142-142.

［40］秦琴保，潘小平，李泽，等.原发性低颅压征的临床特征及病因探讨［J］.中国神经精神疾病杂志，2003，29（1）：51-52.

［41］郭霭春.黄帝内经素问白话解［M］.北京：中国中医药出版社，2012.

［42］张婧，王拥军.巴宾斯基与巴宾斯基征［J］.中华医史杂志，2003（4）：46-47.

［43］Lindberg P G，Gaverth J，Islam M，et al.Validation of a New Biomechanical Model to Measure Muscle Tone in Spastic Muscles［J］. Neurorehabilitation & Neural Repair，2011，25（7）：617-625.

［44］Smania N，Picelli A，Munari D，et al. Rehabilitation procedures in the management of spasticity［J］. Eur J Phys Rehabil Med，2010，46（3）：423-438.

［45］刘鹏程.脑卒中后患者肌痉挛的康复策略思考［J］.按摩与康复医学，2018（20）：5-7.

［46］姜建国.伤寒论讲义［M］.上海：上海科学技术出版社，2009.

［47］段素社.辨仲景著作中的"脚"与"足"［J］.湖北中医杂志，1987（1）.

［48］刘向哲，王新志.脑梗死分期辨治述要［J］.中医药学刊，2003（3）：455-474.

［49］王新志，李燕梅，张金生.《内经》论中风病因钩玄［J］.北京中医药大学学报，2002（3）：14-15.

［50］崔巍，赵德喜，丁宁，等.经方对药芍药甘草汤的运用探微［J］.内蒙古中医药，2018（8）：103-104.

［51］黄煌.黄煌经方使用手册［M］.北京：中国中医药出版社，2015.

［52］张保国，刘庆芳.芍药甘草汤方剂学实验研究［J］.中成药，2012（7）：1354-1358.

［53］何伟波.芍药甘草汤缓急止痛作用机制研究的探讨［J］.北方药学，2013（6）：101.

［54］河北省卫生工作者协会编审.流行性乙型脑炎中医治疗法［M］.石家庄：河北人民出版社，1955.

［55］张文立，顾连杰.王新志教授治疗缺血性中风临证经验［J］.中华中医药学刊，2007（5）：884-886.

［56］曾德煜.麝香临床应用点滴［J］.成都中医学院学报，1984（1）：46-48.

［57］王建明，戴晓阳，张争明.麝香可持续利用的探讨［J］.经济动物学报，2014，18（4）：187-192+184.

［58］王新志.有情之品疗有情之身［M］.北京：中国中医药出版社，2018.

［59］李钦勇.王清任气血论治管窥［J］.辽宁中医药大学报，2009，11（6）：206-207.

［60］刘欣蔚，丁润刚.《千金方》小续命汤治疗真中风的研究探讨［J］.养生保健指南，2016，（18）：183-183.

［61］刘源香，李谨，杨继国.麝香的药理作用及临床应用研究概况［J］.山东中医杂志，2014，33（8）：693-694.

［62］Xu Q，Xie H，Wu P，et al. Flavonoids from the capitula of Eriocaulon australe［J］. Food Chemistry，2013，139（1-4）：149-154.

［63］Fan Y，Lu H，Ma H，et al. Bioactive compounds of Eriocaulon sieboldianum blocking proliferation and inducing apoptosis of HepG2 cells might be involved in Aurora kinase inhibition［J］. Food & Function，2015，6（12）：3746-3759.

［64］Fan Y，Lu H，An L，et al. Effect of active fraction of Eriocaulon sieboldianum on human leukemia K562 cells via proliferation inhibition，cell cycle arrest and apoptosis induction［J］. Environmental Toxicology and Pharmacology，2016，43：13-20.

［65］常新全，丁丽霞，王静.中药活性成分分析手册［J］.北京：学苑出版社，2002.

［66］李向勇，粟玉刚，陈小军，等.谷精草有效成分分析及体外抗菌活性测定［J］.草业与畜牧，2009（5）：10-12.

［67］周文丽，颜晓波，严洲萍.谷精草研究［J］.医学信息：上旬刊，2011，24（8）：2490-2491.

［68］张菲，王斌.谷精草属植物的化学成分和药理活性的研究进展［J］.中成药，2014（11）：2372-2377.

［69］Xie Y F，Yang L，Deng R Y，et al. Changes in the range of the medicinal herb Eriocaulon buergerianum Körnicke.（Eriocaulaccac）undcr climate change［J］. Plant Biology，2018，20（4）：771-779.

［70］邱燕，范明，单萍.谷精草中挥发油的气质联用分析［J］.福建

中医药，2006（01）：46.

［71］肖崇厚.中药化学［M］.上海：上海科学技术出版社，1997.

［72］邓铁涛，郭振球.中医诊断学［M］.上海：上海科学技术出版社，1984.

［73］吴承玉，朱文锋.中医诊断学［M］.北京：中国中医药出版社，2004.

［74］肖永林.食少纳呆不可尽用理气消导法治之［J］.吉林中医药，1986（1）：29.

［75］Mihara M，Fukaya M，Takai Y，et al. Clinical studies of psychomatic disease in the oral region.［J］. Journal of Oral Surgery Society of Japan，2011，31：96-103.

［76］杜晓娟，汪龙德，刘俊宏，等.功能性消化不良与脑肠轴机制研究进展［J］.辽宁中医药大学学报，2017（7）：116-118.

［77］黄凯裕，梁爽，傅淑平，等.基于脑肠轴理论探讨胃肠调理在针灸治疗脑病中的应用［J］.中医杂志，2016（13）：1099-1104.

［78］蒋天佑.中医全国首届疑难病学术讨论会述要［J］.山西中医，1989，5（2）：53-54.

［79］刘岑，高颖，邹忆怀.试述痰邪致脑病的作用机制及致病特征［J］.北京针灸骨伤学院学报，2001，8（2）：9-11.

［80］李亚南，许二平，张磊.张磊从"肝疏泄太过"论治膀胱过度活动症经验［J］.中医药通报，2017，16（1）：21-23.

［81］苏雅茹. 尿失禁与脑血管意外［J］.中国临床神经科学，2003（1）：97-99.

［82］孙闻.火针八髎穴结合针刺足运感区治疗脑卒中后尿失禁的临床观察［D］.黑龙江中医药大学，2017.

［83］张影，郑鹏，李巧莹，等.针刺联合艾灸治疗脑卒中后尿失禁的临床疗效［J］.中国老年学杂志，2018，38（19）：4629-4631.

［84］魏永前.缩泉丸配合普通针刺及艾灸治疗缺血性脑中风后尿失禁的临床研究［D］.湖北中医药大学，2017.

第一节 咳嗽

"培土生金"疗久咳

樊某，女，56岁。2013年9月2日初诊。

主诉：咳嗽2月余。

现病史：患者2个月前感冒，发热恶寒、无汗，咳嗽、流清涕，服药治疗后感冒愈，遗留咳嗽、咽痒症状，不间断用镇咳之剂治疗，罔效。刻诊：咳嗽，咯白黏痰，晨起、饭后或进食甘甜油腻后痰多、口中黏腻感、胸闷、纳差、大便溏。诊查：舌体胖大、舌质淡，苔白腻，脉濡。

中医诊断：咳嗽（脾胃虚弱，母病及子）。

治法：培土生金，补脾益肺，止咳化痰。

处方：党参15g，炒白术15g，茯苓30g，姜半夏12g，陈皮12g，醋香附10g，砂仁10g（后下），五味子10g，苦杏仁10g（后下），石菖蒲12g，生姜10g，炙百部12g，炙甘草6g。7剂，水煎服，每日1剂，早晚2次分服。调治14天后，痊愈。

按语：培土生金法也称补脾益肺法，土为母，金为子，母荣则子荣，即借五行相生理论用补脾益气之方药补益肺气的方法。这在中医治疗咳嗽，尤其是内伤久咳中具有很大的优势。李东垣谓："脾胃一虚，肺气先绝。"他创健脾益气之法，充实了"培土生金"的内容。李中梓在《医宗必读》中亦谓："脾有生肺之能……土旺而生金，勿拘于保肺。"本例患者咳嗽日久，病程漫长，中焦气血不足，土虚金亏，母虚不能养其子，故选香砂六君子汤加减以健脾化痰，再加五味子、苦杏仁以敛肺止咳，标本兼顾，14剂而病愈。

（许可可整理）

第二节　中风病及其并发症

医案一：中风后流涕不止

李某，男，68岁。2007年12月15日初诊。

主诉：右侧肢体活动不遂4年，伴流涕不止20天。

现病史：患者于2002年和2005年发生2次脑梗死，遗留右侧肢体活动不利、轻度言语障碍。本次发病于2007年11月20日，如厕时突然跌倒，右侧肢体活动不遂，言语不利症状加重，未出现头痛、呕吐及意识障碍，4天后出现流涕不止。在当地医院诊为脑梗死，经对症治疗后症状改善，但仍流涕不止，给予补肺汤治疗2周无效，遂前来就诊。刻诊：流涕不止，质清稀、量多，每遇进餐时更甚，痰多而稀薄带沫，右侧肢体活动不利，言语不利，便溏，睡眠欠佳。舌质淡、苔白滑；脉弦细。头颅CT示左侧基底节区陈旧性脑梗死；右侧放射冠区多发腔隙性脑梗死。结合患者的症状、体征及舌脉，排除外感流涕及脑脊液鼻瘘的可能。

中医诊断：中风病（阳虚饮停）。

治法：温肺化饮。

处方：干姜12g，桂枝10g，制半夏12g，细辛4g，芍药12g，五味子10g，白术12g，茯苓15g，辛夷3g（包煎），炙甘草6g。3剂，水煎服，每日1剂，早晚2次分服。

二诊（2007年12月19日）：流涕较前减轻，嘱前方再服7剂。

1周后随访，患者流涕停止，咳停痰消。

按语： 中风后流涕不止多发生于中风病恢复期或后遗症期。本案辨证属"痰饮"而里饮偏重，涕量多而容易流出，其涕清稀带沫，皆属辨证之着眼点。《金匮要略·痰饮咳嗽病脉证并治》曰："病痰饮者，当以温药和之。"小青龙汤为温肺化饮、解表散寒之名方。然其作用不是一味发散表邪，主要是具有散寒温肺化饮之作用。方中干姜、桂枝、细辛、制半夏温肺化饮；芍药、五味子敛阴止涕；白术、茯苓健脾化湿，以绝生饮之源；辛夷宣通鼻窍，引诸药上行；炙甘草调和诸药，全方共奏温肺、散寒、化饮之功。前医用补肺汤加减而效不佳，何也？该案流涕源于寒饮伏肺，肺失宣降而致流涕不止，患者所见征象皆由寒邪、水饮杂合而为患，故单纯以培补之法，实难奏效。小青龙汤既能温肺化饮，又能祛除寒邪而使阳气自复，实为温肺化饮之良方。

（彭壮整理）

医案二：通腑法治疗急性期中风

曹某，男，69岁。2010年5月2日初诊。

主诉：右侧肢体活动不遂伴舌强不语3天。

现病史：3天前出现右侧肢体活动不遂，舌强语謇至本院入院治疗。

刻诊：右侧肢体活动不遂伴麻木，舌强语謇，头晕，耳鸣，烦躁，眠差，手足心热，大便秘结。舌质红绛、少苔；脉弦细。查体：神志清，双瞳孔等大等圆，对光反射灵敏，颈软，伸舌偏右，右上下肢肌力均为I级，右侧巴氏征（+）。血压136/85mmHg（1mmHg=0.133kPa），头颅CT示左侧基底节区脑梗死。

中医诊断：中风病—中经络（阴虚腑实，风阳上扰）。

治法：滋阴通腑，潜阳息风。

处方：生大黄15g（后下），芒硝6g（冲服），玄参30g，麦冬15g，生地黄30g，龟甲20g（先煎），天冬15g，白芍15g，怀牛膝30g，代赭石20g（先煎），钩藤20g（后下）。3剂，水煎服，每日1剂，早晚2次分服。

二诊（2010年5月6日）：患者服药期间，大便4次，量不多，仍有干结块，上方改麦冬18g，天冬18g，加芦荟2g。3剂，水煎服，每日1剂，早晚2次分服。

三诊（2010年5月10日）：患者3天共大便5次，量较多，质软，嘱其再服5剂，水煎服。

四诊（2010年5月16日）：患肢肌力明显好转，语言较前清楚，头晕、失眠消失。改用六味地黄丸合补阳还五汤化裁，治疗半月余好转出院。

按语： 中风病急性期是在脏腑经络功能失调，阴阳气血偏盛偏衰的基础上，产生火、痰、瘀、虚，导致内风、腑实、窍闭证的发生；腑气不通，则火热、痰浊、瘀血之邪无下行之路，使实邪肆虐更甚，骤然出现大壅大实之象；或原有阴虚，因腑气不通，而火热之邪进一步耗竭真阴，从而加重病情。通腑法治疗中风病急性期有以下几方面作用：一是借硝、黄通降阳明胃腑之势，引气血下行，直折肝阳暴亢，令亢阳下潜而"气复返"；二是借硝、黄通腑，达泻火清热之目的，即釜底抽薪，使火热之邪从下而出；三是清除阻滞于胃肠的痰热积秽，祛痰通络，敷布气血，使瘀热之邪从下而除，不得上扰神明；四是急下存阴，使受火热煎灼将竭之真阴得以保存，以防阴劫于内，阳脱于外。因此，王教授认为，在中风病急性期治疗中，如未见厥脱极虚之象，无论大便是否秘结，均强调及早辨证运用通腑法治疗。腑气通畅，邪有出路，疾病才有转机。尽管如此，通腑泻下虽为中风病急性期治疗的重要治则，但不可一味下之，必须辨证选用通腑法，方可取得理想疗效。方中配合玄参、麦冬、天冬、生地黄增液润燥；龟甲滋阴潜阳；代赭石、钩藤平肝息风；白芍养血柔肝；怀牛膝引血下行。临床运用时，可一法为主，多法联用，硝、黄的用量可根据病情灵活掌握。

（彭壮整理）

医案三：通腑法治疗脑梗死急性期

李某，男，61岁。2012年10月5日初诊。

主诉： 头痛、头晕伴右侧肢体无力1天。

现病史： 患者在1天前突发头痛、头晕，继而右侧肢体无力。急诊就医，查头颅MRI示脑梗死。BP：200/130mmHg（1mmHg=0.133kPa），右侧肢体肌力Ⅱ级。西医诊断：脑梗死，高血压。经西医常规治疗后，诸症无缓解，血压降而复升，遂邀会诊。刻诊：头痛，头晕，面红，目赤，口干，口臭不可近人，心下痞满，少腹硬，纳差，夜梦多，大便已5日未行。舌质紫红、苔黄腻厚，中有裂纹，脉弦滑而大。

中医诊断：中风病（阳明痰瘀内结，热盛生风，上犯脑窍）。

治法：通腑泄热除风，活血化瘀通窍。

处方：瓜蒌15g，胆南星12g，生大黄15g（后下），枳实12g，厚朴12g，芒硝9g（冲服），桃仁10g，红花10g，丹参15g，石菖蒲12g，天麻12g，甘草3g。2剂，水煎服，每日1剂，早晚2次分服。

二诊（2012年10月7日）：患者服用1剂后，腹中频转矢气，余症同前；继服2剂后，下粪如羊屎数十枚，顿觉腹中畅快，神清气爽，头痛，头晕，口臭已除大半，右侧肢体无力有所好转。舌质暗红、苔薄黄，脉弦而微数。仍有肝风之象，拟投镇肝息风汤加减，并配合院内制剂中风星蒌通腑胶囊，每次4粒，每日3次，口服，保持每日1次大便。处方：玄参15g，赤芍12g，天冬12g，龟甲20g（先煎），代赭石15g（先煎），生龙牡各30g（先煎），怀牛膝30g，炒麦芽15g，桃仁12g，红花12g。10剂，水煎服，每日1剂，早晚2次分服。

调理半月后，患者生活已能够自理，右侧肢体肌力Ⅳ级，时有腹胀便干，以通腑化痰、活血通络法处方，带药出院以巩固治疗。

按语：《素问玄机原病式·六气为病》载："暴病暴死，火性疾速故也。"此例患者初用星蒌承气汤，意在釜底抽薪，火热一去，风邪自息，则病自可衰其大半，继以镇肝息风、活血通络法治之。

（刘向哲整理）

医案四：中风病

刘某，男，61岁，退休。2013年9月1日初诊。

主诉：头晕、言语不利3年，加重3个月。

现病史：3年前，患者因头晕、言语不利在他院治疗（具体用药不详）后好转。3个月前，患者无明显原因出现言语謇涩伴记忆力下降，未进行治疗。近日自觉言语不利、记忆力下降明显加重来我院就诊。刻诊：头晕，口干苦，纳可，眠差，二便调。舌质红、苔少，脉弦细。

西医诊断：脑梗死。

中医诊断：中风病（肝肾阴虚，肝阳上亢）。

治法：滋补肝肾，平肝潜阳。

处方：六味地黄汤加味。熟地黄24g，山药15g，山茱萸30g，泽泻30g，茯苓15g，杜仲20g，桑寄生15g，天麻15g，钩藤15g（后下），白芍15g。10剂，水煎服，每日1剂，早晚2次分服。

二诊（2013年9月13日）：服药后诸症明显改善，但仍感头晕。舌质淡，脉弦细。守上方加炒酸枣仁15g，增强敛阴益肝止眩之功。10剂，水煎服，每日1剂，早晚2次分服。

三诊（2013年10月11日）：患者仍感头晕（不伴恶心、心慌、汗出），但较前有所减轻，纳可，眠差，二便调。舌质淡、苔薄少津，脉弦细。守上方加首乌藤30g，服用10剂后，睡眠恢复正常，头晕消失。

按语：诸风掉眩，皆属于肝。阳动则风生，肝缓则风息；阴虚则阳亢，液足则阳潜。本例久病，头晕日久必为虚，头晕、眠差、口干口苦，加之舌质红、苔黄、脉弦细，不外乎阴虚阳亢、水不涵木、肝风上扰之证。病之本在肝肾阴虚，故用六味地黄丸滋补肝肾之阴，治其本虚，丸者缓也，改用汤剂服之；因阳亢于上，肝风上扰故用天麻、钩藤平肝息风；白芍敛阴平肝以止眩。三诊加首乌藤以养血安神。诸药合用，阴滋使阳不亢于上，风便自息，故眩得解。

（张亚男整理）

医案五：中风后悲伤欲哭

王某，男，72岁。2013年11月6日初诊。

主诉：悲伤欲哭半年。

现病史：家人代诉患者中风2年，曾查头颅MRI示双侧基底节区、双侧半卵圆中心及右侧海马区多发腔隙性梗死，后经治疗肢体症状基本恢复。近半年来出现遇人、遇事时悲哭，高级智能减退。刻诊：遇人、遇事时悲哭，表情呆滞，记忆力减退，头晕头重，喉中痰鸣，咳吐不利，痰多、色白、质稠，脘痞不适，面色灰暗，言语含糊不清，左侧肢体活动乏力，身体肥胖。舌体胖大、舌苔厚腻，脉弦滑。

中医诊断：中风病（痰浊内盛，阻闭清窍）。

治法：健脾涤痰，开窍醒神。

处方：制南星10g，石菖蒲15g，茯苓15g，竹茹12g，橘红12g，法半夏12g，党参10g，枳实8g，甘草6g。10剂，水煎服，每日1剂，早晚2次分服。

二诊（2013年11月13日）：服药10剂后，家属代诉患者悲哭的次数明显减少，余症状减轻。唯仍述喉中痰鸣，痰多色黄质稠难咯，大便偏干，舌脉同前。处方：党参15g，制南星10g，石菖蒲15g，茯苓12g，竹茹12g，橘红10g，法半夏12g，枳实10g，天竺黄12g，桔梗10g，甘草6g，瓜蒌仁10g。15剂，水煎服，每日1剂，早晚2次分服。

后随症加减治疗1个月，悲哭症状消失。

按语：本案患者形体肥胖，为痰湿体质，嗜食肥甘厚味，脾胃素虚，脾虚无力运化水湿，水湿不能运化，停而为痰，痰浊停而不化，随气机无所不到，痰浊上蒙神明，心神失常，故遇人、遇事或开始说话时悲哭；清气上升受阻，痰浊上蒙，故头晕头重，目光呆滞，面色晦暗，脘痞不适；痰随脾升，上输于肺，肺失清肃，宣降功能失常，通调水道失职，津液不能正常输布、运行，津停喉亦为痰，故喉中痰鸣，咳吐不利；苔腻、脉滑为痰浊停滞的表现。治宜健脾涤痰，开窍醒神，选用涤痰汤加减。方中半夏、橘红、茯苓、竹茹化痰燥湿；制南星、石菖蒲豁痰开窍；枳实破痰利膈；党参、茯苓、甘草健脾益气，杜绝生痰之源。二诊患者痰多色黄、质稠难咯，大便偏干，加天竺黄以清热涤痰；痰黏难咯，加桔梗祛痰利咽；大便干结，加瓜蒌仁以通腑泄热。诸药合用，共奏健脾涤痰、开窍醒神之功。

（张艳博整理）

医案六：中风病

吴某，男，80岁。2012年9月19日初诊。

主诉：左侧肢体活动不遂10天。

现病史：10天前患者无明显诱因出现左侧肢体活动不利，就诊于当地医院。检查头颅MRI，诊断为右侧基底节区脑梗死。患者平素时有头晕头痛，高血压病史，血压最高可达220/118mmHg（1mmHg=0.133kPa），曾多次更换降压药，血压控制欠佳，平时血压波动在150～190/90～110mmHg，左侧肢体肌力及肌张力均降低，左下肢尤甚，双下肢水肿。刻诊：形休消瘦，口舌㖞斜，手足颤动，腰膝酸软，眠差，大便2～3日一行。舌绛、少苔，脉弦细。

中医诊断：中风病（阴虚风动证）。

治法：滋补肝肾，平肝潜阳。

处方：生石决明15g（先煎），珍珠母30g（先煎），白芍18g，阿胶9g（烊化），怀牛膝12g，麦冬9g，熟地黄24g，生龟甲10g（先煎），鳖甲10g（先煎），五味子6g，生牡蛎30g（先煎），炙甘草6g。3剂，水煎服，每日1剂，早晚2次分服。

二诊（2012年9月23日）：患者头昏减轻，眠差，纳可，大便日1次，成形。舌质淡、苔薄；脉弦。考虑患者已花甲之年，肝肾阴虚，水不涵木，虚阳上亢，虚风内动，服平肝息风、潜阳之品有良效，现"缓则治其本"重在滋补肝肾之阴，固本为法。处方：桑寄生30g，山茱萸30g，石菖蒲9g，泽泻12g，薄荷9g（后下），女贞子12g，墨旱莲20g。继服10剂，后又来诊2次，均据症加减，前后共服中药30余剂，诸症皆消，血压恢复平稳。

按语：本案患者年已花甲，肝肾内亏。肝藏血，肾藏精，肝肾不足，则精血阴液不足；阴不涵阳，风阳上扰清空，故头昏眩晕；风阳夹痰，阻塞脉络，故见口眼㖞斜。肝肾阴虚、气血不足，为病之本；风、火、痰、瘀为病之标。治疗上选大定风珠加减以滋阴息风。二诊重在培补肝肾，体现"缓则治其本"，故多加入滋补肝肾之品，以标本兼顾，固本为主。

（赵慧鹃整理）

医案七：益气升陷、祛痰化瘀法治疗中风后偏身麻木

陈某，男，63岁。2012年9月25日初诊。

主诉：左侧肢体麻木2年余。

现病史：2年前患者于安静状态下突发左侧肢体麻木无力，急至当地医院行头颅CT示双侧基底节、右侧丘脑多发梗死，遂按"脑梗死"给予对症治疗，症状好转后出院，遗留左侧肢体麻木。刻诊：左侧肢体麻木，面部潮红，腹胀，便意频频，便后胀减。舌质暗红、苔薄白，脉沉弱。既往高血压病史8年，血压最高180/100mmHg（1mmHg=0.133kPa），口服降压药，血压控制在140~150mmHg/80~90mmHg。

中医诊断：中风病（大气虚损，痰瘀互结）。

治法：益气升陷，祛痰化瘀。

处方：升陷汤合小活络丹加减。黄芪20g，升麻6g，桔梗6g，柴胡6g，制川乌10g（先煎），制草乌6g（先煎），制乳香12g，制没药12g，胆南星10g，地龙10g，石菖蒲12g，厚朴9g。7剂，水煎服，每日1剂，早晚2次分服。嘱患者制川乌、制草乌先煎半小时，然后加入余药共煎，制川乌、制草乌总煎药时间不应少于1小时。

二诊（2012年10月3日）：患者服药后，便意频频消失，腹胀减轻，自觉余症也有所好转。药已中病，效不更方，于原方去厚朴，黄芪增至50g。8剂，水煎服，每日1剂，早晚2次分服。

三诊（2012年10月12日）：患者服药后，左侧肢体麻木明显减轻，面部潮红、腹胀消失。继守上方，10剂，水煎服，每日1剂，早晚2次分服。

按语：《医学衷中参西录》载："有肌肉痹木，抑搔不知疼痒者，其人或风寒袭入经络，或痰涎郁塞经络，或风寒痰涎互相凝结经络之间，以致血脉闭塞，而其原因，实由于胸中大气虚损。"中风病久治不愈，大气虚损，导致全身气血津液失于正常输布，津液停而为痰湿，血行不畅而为瘀血，痰湿瘀血留滞脉络而现口眼㖞斜、偏瘫、肢体麻木、关节伸屈不利等症。本例用升陷汤升举下陷之气，促进气血运行，以期大气旺盛，痰化血行，且《神农本草经》谓黄芪"主大风"；但其性稍热，故以知母之凉润者济之；同时，乌头（制川乌、制草乌）温通血脉而使痰化血行，气血运行通畅，乃本病治疗取效的点睛之笔；柴胡为少阳之药，能引大气之陷者自左上升；升麻为阳明之药，能引大气之陷者自右上升；桔梗为药中之舟楫，能载诸药之力上达胸中；胆南星祛风化痰，以除经络中的风痰湿浊；石菖蒲、厚朴燥湿祛痰；制乳香、制没药行气活血，化瘀通络，使气血流畅，则痰湿瘀血等邪去而不复留滞；地龙性善走窜，为入络之佳品，功能通经活络，诸药配伍，共奏良效。

（朱盼龙整理）

医案八：芪红利水饮治疗前交通动脉瘤夹闭术后脑积水

张某，女，48岁。2012年5月30日初诊。

主诉：反应迟钝、语声低沉、行走不能伴小便失禁10天。

现病史：患者于2012年4月5日晨起打扫卫生时突然出现剧烈头痛，

伴恶心，无头晕、肢体无力等症状，遂至某省级医院诊治。行头颅CT示蛛网膜下腔出血。为明确出血原因，行头颈CTA示前交通动脉瘤。给予对症处理后于当天下午行前交通动脉瘤夹闭术，术后患者无明显不适。3天后患者逐渐出现睡眠增多，再次行头颅CT示脑积水。给予甘露醇等对症处理后，患者睡眠增多症状未减，出现反应迟钝、小便失禁、行走不能，患者家属要求出院。遂来门诊诊治。刻诊：反应迟钝、语声低沉、行走不能，纳差，小便失禁、大便尚可，睡眠增多。舌质暗红、苔白腻，脉涩而弱。

中医诊断：脑积水（气虚血瘀，瘀水互结，水溢清窍，髓窍不利）。

治法：益气活血，利水通络。

处方：黄芪30g，红花15g，丹参15g，泽兰15g，益母草20g，炒白术15g，茯苓15g，益智仁20g，炙甘草6g。5剂，水煎服，每日1剂，早晚2次分服。

二诊（2012年6月4日）：患者服药后，语声低沉、纳差较前好转，有小便，有便意时偶可提醒家属，但仍尿裤或尿床。于原方加入补肾之杜仲20g，桑寄生20g，制附子6g（先煎），黄芪增至45g。10剂，水煎服，每日1剂，早晚2次分服。

三诊（2012年6月15日）：患者服药后，反应迟钝好转，语声较首诊时响亮，纳可，在家属搀扶下可于院内行走百余米，白天偶有尿裤，夜间尿裤或尿床次数减少，但家属仍不满意。行头颅CT提示与患者初诊时CT片相比，脑积水已明显改善。继守上方20剂，水煎服，每日1剂，早晚2次分服。同时嘱患者夜间服用桂附地黄丸1次。

四诊（2012年7月6日）：患者服药后，诸症较初诊时均明显好转，生活已可自理。给予六味地黄丸、桂附地黄丸每日交替服用。

按语：本例患者属前交通动脉瘤术后，元气大伤，气虚则血行瘀滞，加之手术所致脑络瘀阻，"血不利则为水"，瘀水互结，水溢清窍，脑神失养而致颅脑水瘀证。神机失用而变证丛生，出现反应迟钝、语声低沉、行走不能、纳差、小便失禁、大便尚可、睡眠增多、脉涩而弱等症状。此为颅脑水瘀证，只化瘀而水不去，单利水而瘀不散，唯化瘀利水同施方能收效。方中黄芪具补气升阳、利水消肿之功效，为君药；红花、丹参、益母草为臣药，共奏活血化瘀利水之功；白术、茯苓健脾利水；益智仁温脾暖肾，固气涩精，合用可益气健脾补肾以固本，同时可增强君臣益气利水之力；泽兰利水，增强利水之功；炙甘草调中和胃为使药。二诊诸症稍有好转，黄芪加量，加用杜仲、桑寄生、制附子，总体增强补气温阳利水之功。

（朱盼龙整理）

医案九：丁香柿蒂散治疗脑桥梗死后顽固性呃逆

王某，男，50岁。2012年10月9日初诊。

主诉：头晕伴视物模糊、言语不清7天，呃逆3天。

现病史：7天前（2012年10月2日）患者晨起安静状态下出现头晕伴视物模糊、言语不清，无肢体无力等不适，遂至郑州市某院诊治，测血压：142/98mmHg（1mmHg=0.133kPa），行头颅CT示脑干低密度影，头颅MR（平扫+弥散+血管成像）提示脑桥急性梗死，椎动脉阶段性狭窄、基底动脉重度狭窄。遂按"急性脑梗死"给予脱水降颅压、抗血小板、抗自由基、调脂稳定斑块等治疗。患者逐渐出现言语不能、四肢痉挛性瘫、意识不清，急行头颅MRI提示病灶较入院时扩大，考虑"进展性卒中"，立转至ICU治疗，经治（具体不详）病情稳定，但出现喉间呃声连连，声短而响亮，难以自制，迭经氯丙嗪、巴氯芬、氟哌啶醇等药物治疗后仍呃逆不止。后经熟人介绍邀请王教授会诊。刻诊见：神志清，精神差，言语不能，仅以眨眼示意，四肢痉挛性瘫、呃声连连，声短而响亮。舌质淡、苔白，脉沉缓。查体：心肺腹部检查未见异常。双下肢无水肿。留置胃管、尿管。神经系统：患者神志清，言语不能，仅以眨眼示意。高级智能检查不能配合。双侧瞳孔等大等圆约2.5mm，眼球运动尚可，余颅神经检查不配合。项软，颏下0指。四肢瘫痪，疼痛刺激肢体有躲避反应，肌张力高，腱反射活跃。共济运动等不能配合。双巴氏征（＋），脑膜刺激征（－）。

中医诊断：呃逆（中土虚寒，胃气上逆）。

治法：温中散寒，降逆止呕。

处方：丁香柿蒂散加减。丁香6g，柿蒂10g，红参6g，高良姜10g，刀豆12g，生姜15g，炙甘草6g。3剂，水煎服，每日1剂，早晚2次分服。患者服药1剂，呃声即从持续性转为间断性，以夜间为重；第2剂时白天呃声消失，夜间仍有间断性呃逆；3剂服尽，呃逆一症即除。

按语：中医理论认为，呃逆一症有虚实寒热之分，应辨证选用中药、针刺（如经验有效穴攒竹）等方法进行论治。本例患者属脑梗死急性期继发顽固性呃逆，急则治其标，先治其呃逆。王教授通过四诊合参，辨证选用丁香柿蒂散以温中散寒、降逆止呕。方中丁香辛温，柿蒂苦平，两药相配，温胃散寒，降逆止呃，共为君药；生姜辛温，为呕家圣药，高良姜辛热，温胃止呕，刀豆温中下气止呃，三药与丁香、柿蒂合用，增强温胃降逆之功；因其胃虚，配红参益气补其虚；炙甘草补脾和胃。诸药合用，共奏温中益气、降逆止呃之功，3剂而病除。

（朱盼龙整理）

医案十：健脾化浊、祛痰醒神法治疗中风后笑不休

康某，男，71岁。2012年11月12日初诊。

主诉：右侧肢体偏瘫3月余，无故发笑10天。

现病史：3个月前患者晚上看电视时突然晕倒在沙发上，由"120"急送至当地医院诊治，行头颅MRI示左侧基底节区急性脑梗死，左侧基底节区陈旧性腔梗。经治患者病情好转，遗留右侧肢体偏瘫。10天前患者出现无故发笑。刻诊：右侧肢体偏瘫，不时无故发笑，头晕头重，喉中痰鸣，咳吐不利，痰多、色白、质稠，言语不利。舌体胖大、舌苔厚腻，脉弦滑。

中医诊断：中风病（脾胃虚弱，痰浊扰心）。

治法：健脾化浊，祛痰醒神。

处方：温胆汤加减。半夏12g，陈皮12g，石菖蒲12g，白术12g，竹茹10g，枳实8g，郁金12g，茯苓15g，远志15g，炙甘草6g。15剂，水煎服，每日1剂，早晚2次分服。

二诊（2012年11月26日）：患者家属诉无故发笑次数明显减少，右侧肢体活动较前灵活，头晕头重减轻，痰较前减少，喉中痰鸣音消失，仍言语不利。舌体胖大、苔白腻，脉弦滑。上方加薏苡仁30g，白蔻仁6g（后下），30剂，水煎服，每日1剂，早晚2次分服。后家属来电告知不时无故发笑、头晕头重、咳痰症状消失，右侧肢体偏瘫、言语不利较初诊时有所好转。由于路途遥远，在当地医院进行康复治疗。

按语：脑卒中后强哭强笑是假性球麻痹的典型症状之一，由皮质延髓束通路受损所致。《灵枢·本神》曰："心气虚则悲，实则笑不休。"中风病患者多见中老年人，积损正衰，加之中风病病程较长，久病入络，久

病多虚。气血阴阳俱亏，无阴血养心，致阴虚火旺；无气行津，致津停为痰；无气行血，致气虚血瘀，终致神明失养或邪扰神明，心神失常而出现喜笑不休。本病虚实夹杂，病位主要在心、脑，可涉及肝、脾。王教授经临床观察，认为笑不休多属虚，亦有虚实夹杂；病位以在心为主，也有因其他脏腑病变引起。临床辨治不可拘泥于笑为实，也不可泥守治心一端。应观其脉证，知犯何逆，随证治之。方中半夏燥湿化痰为君；竹茹清热除烦；枳实行气消痰，使痰随气下；远志、石菖蒲祛痰醒神益智为臣；陈皮理气燥湿；茯苓健脾渗湿；白术健脾燥湿；郁金清心解郁为佐；炙甘草益脾和胃，协调诸药为使。诸药合用，共奏健脾化浊、祛痰醒神之效。二诊患者诸症减轻，加薏苡仁、白蔻仁增强健脾利湿之力。

（朱盼龙整理）

医案十一：中风病

张某，男，76岁。2013年2月16日初诊。

主诉：右侧肢体瘫痪、失语6个月。

现病史：6个月前患者无明显诱因出现头晕不适，未予重视，3天后患者出现右侧肢体瘫痪，失语，经治疗后病情未见明显好转。刻诊：形体消瘦，面色萎黄，右侧肢体软瘫，肌力约Ⅱ级，失语，大便干结，小便尚可。舌质淡红、苔薄白，脉弦细。头颅MRI示左侧大面积脑梗死。头MRA示左侧大脑中动脉闭塞。既往体健，无其他特殊病史。

中医诊断：中风病—中经络（气虚血瘀）。

治法：益气活血通络。

处方：补阳还五汤加减。黄芪30g，当归尾10g，赤芍15g，桃仁12g，红花12g，地龙12g，川芎10g，党参12g，生白术20g。4剂，水煎服，每日1剂，早晚2次分服。

二诊（2013年2月22日）：患者服上方后未见明显好转，但也未出现舌质红、烦躁等热象，舌脉同前。上方黄芪加至45g，4剂，水煎服，每日1剂，早晚2次分服。

三诊（2013年2月27日）：患者服上方后大便通畅，精神较前好转，每天愿意进行主动锻炼，舌脉同前。上方黄芪加至60g，并加知母6g。4剂，水煎服，每日1剂，早晚2次分服。

四诊（2013年3月3日）：患者服上方后面色逐渐好转，有光泽，饮食较前增加，口干，喝水增多。上方改黄芪120g，去党参。10剂，水煎服，每日1剂，早晚2次分服。调理1个月病情明显好转。

按语：王清任认为，人体阳气，原本左右各五成。机体失去五成元气后，就会患半身不遂。上方重用黄芪，帮助亏空的五成元气恢复。元气又叫阳气，所以叫"补阳还五汤"。重用生黄芪，大补脾胃之元气，使气旺血行，瘀去络通；臣药当归尾，长于活血，兼能养血，因而有化瘀而不伤血之妙；佐以赤芍、川芎、桃仁、红花，助当归尾活血祛瘀；地龙通经活络；党参、生白术增强健脾益气之功。配伍特点：大量补气药与少量活血药相配，气旺则血行，活血而又不伤正，共奏补气活血通络之功。临证时黄芪甘温，甘则易壅，温则易热，虽药证相符，但仍恐助热，可辅以小量清凉药于方内，故三诊中加入苦甘寒之知母，清热泻火，生津润燥。

（杨海燕整理）

医案十二：治疗脑梗死"急性期祛邪为主，恢复期扶正为主"

王某，男，70岁。2012年5月3日初诊。

主诉：右侧肢体活动不遂伴舌强语謇1天。

现病史：患者1天前突发右侧肢体无力伴舌强语謇，急入我院治疗。患者原有高血压病史5年。查体：神清，双瞳孔等大等圆，对光反射灵敏，颈软，伸舌偏右，右侧上下肢肌力均为Ⅱ级，右侧巴氏征（＋）。血压190/100mmHg（1mmHg=0.133kPa）。头颅MRI示左侧基底节脑梗死。刻诊：右侧肢体活动不遂伴麻木，舌强语謇，头痛目眩，咳痰多，腹胀，便秘，数日未行。舌质暗红、苔黄腻，脉弦滑。

西医诊断：脑梗死；高血压。

中医诊断：中风病—中经络（痰热腑实证）。

治法：通腑泄热，息风化痰。

处方：星蒌承气汤加减。生大黄10g（后下），芒硝6g（冲服），全瓜蒌15g，胆南星12g，枳实10g，丹参15g，红花10g，天冬15g，牛膝30g，赤芍15g，钩藤15g（后下）。3剂，水煎服，每日1剂，早晚2次分服。

二诊（2012年5月6日）：3剂尽，解大便5次。语言稍好转、患肢肌力好转，仍头痛、痛有定处，伴头晕，失眠烦躁，喉中痰多。舌质微红、苔薄黄，脉弦涩。后改用天麻钩藤饮加减。处方：钩藤30g（后下），天麻15g，泽泻30g，益母草30g，川牛膝15g，女贞子20g，墨旱莲20g，桑寄生15g，玄参15g，半夏12g，胆南星10g，生姜为引。10剂，水煎服，每日1剂，早晚2次分服。

三诊：（2012年5月14日）：患者服完10剂后，大便通畅，眠可，头痛眩晕减轻，患肢肌力达Ⅲ级，伴少气，乏力。舌质暗、苔薄白，脉涩小，尺部无力。改用六味地黄汤合补阳还五汤化裁。处方：黄芪30g，赤芍12g，当归12g，桃仁12g，川芎15g，红花12g，地龙10g，生地黄20g，山茱萸30g，炒山药30g，川牛膝15g，杜仲15g。10剂，水煎服，每日1剂，早晚2次分服。

1个月后，右侧肢体肌力已达Ⅳ级，出院后嘱其继续院外康复治疗。

按语：《金匮要略·中风历节病脉证并治》曰："邪在于络，肌肤不仁；邪在于经，即重不胜；邪入于腑，即不识人；邪入于脏，舌即难言，口吐涎。"中风病有中经络、中脏腑之分。中经络者多神清，轻；中脏腑者多神昏，重。临证时，暂不顾病情轻重，只要没有脱证的表现，急以祛邪为首要，或活血化瘀，或涌吐除痰，或泻下除火，或平肝息风，或通络涤痰，或破血祛瘀。证犹未尽，法犹未备。王教授临证时，或用一法，或一主一次，或二法、三法兼顾。正如程钟龄《医学心悟》所载："一法之中，八法备焉；八法之中，百法备焉。"病之后期，机体往往一派虚象，或健脾以除痰之源，或补肾以壮其根，或补气助血行血，以培机体亏损之元气。王教授在治疗中风病中、后期，补肾健脾活血法往往贯彻其中。

在急性期（发病至2周内）以祛邪为主。王教授常用的方法有：一是化痰通腑法，适用于中风腑气不通，浊邪上逆，蒙蔽清窍诸证。方可选星蒌通腑汤加减。正确辨证灵活运用化痰通腑法，是取得良好疗效的关键。二是活血化瘀法，此为治疗缺血性中风之主法，适用于气虚无力行血而致瘀滞者（方选补阳还五汤加减），亦适用于气不虚而因血液瘀滞者（桃红四物汤加味）。该法可化神明之府之瘀滞，开气血经络之闭塞。三是解毒通络法，此法为针对中风病病因而设，祛除外中之邪毒（如风，寒，热之邪）方选大秦艽汤加减，祛除内生之邪毒（如瘀热，痰浊之邪）方选涤痰汤等。

恢复期（发病2周至半年以内）以扶正为主。王教授常用的方法如下：一是益气养血法，适用于气血素亏的中风病恢复期患者，方选四君子汤加藤类及活血类药物，如鸡血藤、络石藤、当归、川芎等；二是养阴生津法，适用于素体阴虚内热者及中风病恢复期津亏肠燥者，方选麦冬汤或增液汤加理气活血类药物，如佛手、陈皮、当归、川芎等；三是温肾助阳法，《类经附翼·大宝论》曰："凡万物之生由乎阳，万物之死亦由乎阳。非阳能死万物，阳来则生，阳去则死矣……人是小乾坤，得阳则生，失阳则死。"中风病恢复期患者常见一身之阳气不足的一面，故治疗当着重补益肾阳，方选肾气丸或右归丸加减；四是填精补肾法，《景岳全书·非风》曰："卒倒多由昏愦，本皆内伤积损颓败而然，原非外感风寒所致。"故治疗当着重补益，方选地黄饮子加减，更适用于老年患者，久病气血亏虚者；五是健脾养胃法，脾胃荣，则营卫昌；脾胃衰，则气血败。此亦为治本之法，包括西医所谓易患中风病的基础病（高脂血症，糖尿病等）的治疗，也可用此法从根本上进行调治，方选补中益气汤加涤痰活血类药物等。

王教授在调治中风病恢复期患者时，也常配合心理治疗，帮助患者怡情移性，养心安神，并同时告知患者自主康复锻炼的重要性。

综上所述，病至初期（约发病3天内），邪势汹涌，当祛邪为要，如大黄、芒硝、瓜蒌、胆南星之属；病至中期（3天至半月内），邪势大去，当补泻兼施，如大黄、赤芍、当归、党参、黄芪之属；病至后期（半月至半年内），邪去正虚，当着重补益，如党参、白术、茯苓、甘草、熟地黄、山药、山茱萸、龟甲胶、鳖甲、女贞子、墨旱莲之属。随病势之盛衰，调治法之补泻。

（刘向哲整理）

医案十三：活血化瘀法分期辨治脑出血

张某，女，66岁。2012年11月10日初诊。

主诉：头痛，恶心，伴右侧肢体无力2天。

现病史：2天前患者突发头痛，恶心呕吐，伴右侧肢体无力，急到医院就诊。查体：BP 160/90mmHg（1mmHg=0.133kPa），右侧肢体肌力Ⅲ级，右下肢巴氏征（＋）。查头颅CT示左侧基底节区脑出血约10mL。住院后，予西医常规治疗，第2天配合口服中药治疗。刻诊：头痛，恶心，右侧肢体无力。舌质紫暗、苔薄黄，脉弦涩，时而微结。

中医诊断：中风病（瘀血阻滞）。

治法：活血止血。

处方：蒲黄10g（包煎），五灵脂10g（包煎），茜草10g，三七3g（冲服），丹参10g，炒白术12g，茯苓15g，酒大黄6g，甘草6g。5剂，水煎服，每日1剂，早晚2次分服。

二诊（2012年11月16日）：患者自诉服上方5剂后，病情稳定。刻诊：右侧肢体无力，头痛，痛如针刺样，夜间重，伴心烦急躁，小便量多，大便溏，日2次。唇舌暗、苔薄白，脉涩。拟改为活血化瘀法，投通窍活血汤加减。处方：桃仁12g，红花12g，当归15g，川芎12g，丹参15g，赤芍12g，怀牛膝15g，天麻15g，茯苓15g，老葱、生姜为引。7剂，水煎服，每日1剂，早晚2次分服。

三诊（2012年11月25日）：患者头痛，恶心已基本消失，右侧肢体无力亦好转，肌力已达Ⅳ级，唯觉头闷沉，少气乏力，倦怠嗜卧，二便通畅。舌质暗、苔薄白，脉细涩。2012年11月23日复查头颅CT示血肿吸收良好，周围水肿影仍较明显。拟改益气破血逐瘀法治之，投补阳还五汤加味。处方：黄芪60g，茯苓20g，赤芍12g，红花12g，桃仁12g，丹参15g，当归12g，川芎15g，地龙10g，全蝎10g，水蛭10g，生姜为引。10剂，水煎服，每日1剂，早晚2次分服。

1个月后患者右侧肢体肌力达Ⅴ-级，复查头颅CT示血肿已消失。生活能够自理。

按语：脑出血属于中医学"中风病""卒中"之范畴。《素问·生气通天论》云："大怒则形气绝，而血菀于上，使人薄厥。"明确指出"大厥""薄厥"的病理基础是血随气逆、上冲脑窍，脉络瘀阻，血溢脑外。瘀血在脑，留而不走，则神昏失语，半身不遂，口眼㖞斜。故当祛瘀血为首要。

然而，在急性期恐血出未止，或再发出血，活血药物又不能轻易妄投。而脑中又有致命之瘀血，不去不行，故选活血止血药物为妥。临证时，结合现代医学，王教授将脑出血病分为三期：第一期，血肿呈液态的豆浆状，治宜活血止血，药宜选三七、当归、茜草、蒲黄等；第二期，血肿呈半固态的豆腐脑状，治宜活血化瘀，药选桃仁、红花、丹参、川芎等；第三期，血肿呈固态的豆腐块状，治宜破血化瘀，药选水蛭、全蝎、蜈蚣、地龙等。具体时期以患者出血量多少而定，量小期短，量大期长，根据患者整体情况，分清标本缓急，辨证论治恰当，均可加快血肿的吸收而缩短病程，亦可减少并发症的发生，最终取得预期疗效。

（刘向哲整理）

医案十四：内服外擦治疗中风后左手肿胀

杨某，女，72岁。2012年11月8日初诊。

主诉：左侧肢体活动不遂2月余，左手肿胀20天。

现病史：2个月前患者与家属争吵时突然出现剧烈头痛，伴恶心，左侧肢体无力，急至某省级医院诊治。头颅CT示右侧基底节区脑出血。经对症治疗，病情好转后出院，遗留左侧肢体活动不遂。20天前逐渐出现左手肿胀，影响手指活动，遂来门诊诊治。刻诊：左侧肢体活动不遂，左手肿胀、屈伸不利、无疼痛、肌肉痉挛、无肌肉萎缩、畸形，皮肤颜色及温度无明显变化，气短乏力，劳则加重，纳眠可，二便调。舌质暗淡、苔白，脉沉弱。神经系统检查：神清语利，颅神经（−），左侧肢体肌张力稍高、肌力Ⅳ级，腱反射活跃，左巴氏征（＋）。既往高血压病史10年。

中医诊断：中风病（气虚血瘀水停）。

治法：益气活血，通经活络。

处方：补阳还五汤合阳和汤加减。黄芪30g，红花15g，赤芍15g，当归12g，熟地黄15g，麻黄3g，鹿角胶15g，丹参15g，泽兰15g，泽泻15g，益母草20g，黑姜3g，炙甘草6g。7剂，水煎服，每日1剂，早晚2次分服。

外擦"姜红酊"：由红花30g、冰片5g等加白酒500g组成，将药物加入白酒浸泡24小时后涂抹患处。

同时，配合非药物疗法：缠线疗法。方法是用长约2m的松紧带对患手指逐个缠绕，松紧带圈排列紧密，由远端向近端，缠至掌指关节处即将松紧带迅速拉开，再缠另一个手指，缠完手指即缠手掌。

二诊（2012年11月16日）：患者诉经上法治疗后左侧肢体活动不遂、

左手肿胀均有好转，手指活动较前灵便。继服10剂，水煎服，每日1剂，早晚2次分服。

三诊（2012年11月26日）：患者诉左侧肢体活动不遂较前进一步好转，左手肿胀消失，活动自如。继服20剂，水煎服，每日1剂，早晚2次分服。

按语： 中风后手足肿胀的基本病机为痰瘀阻络，脉络不通，血液运行不畅，导致患侧肢体肿胀、发凉、疼痛等。该病多辨为阳气不通、痰瘀内停、痹阻脉络，治宜温通经脉、活血通络。王教授临床用补阳还五汤合阳和汤加减治疗中风后肢体肿胀多有良好疗效。同时，王教授创造性地提出了用"姜红酊"（由红花、冰片、白酒等组成）涂抹，方中冰片开窍醒神，消肿止痛，现代药理学研究表明其具有抗炎、止痛、促进药物吸收、提高其他药物疗效的作用；红花活血通经，祛瘀止痛；白酒具有祛寒活血、祛湿消炎、促进新陈代谢等作用。全方共奏温通经脉、活血通络之效，可在消除肢体肌肤肿胀的同时调整血液循环，减低血液黏度，加快患侧肢体功能的恢复。缠线疗法是通过机械的缠绕促进血流与组织间液的回流从而减轻肿胀。本患者通过药物内服外擦及非药物疗法（缠线疗法）的综合治疗，取得满意之疗效。

（周红霞整理）

医案十五：诃黎勒散治疗中风通腑后坏证

李某，男，67岁。2011年4月14日初诊。

主诉： 右侧肢体活动不遂10天，大便随矢气而出3天。

现病史： 10天前患者看电视时突然出现右侧肢体活动无力，未予重视。次日起床时发现右侧肢体活动不遂，急至当地医院诊治，头颅CT示左侧半卵圆中心脑梗死，经对症治疗右侧肢体活动不遂逐渐好转。但患者腹胀，大便已7日未解，遂给予大承气汤加减（具体药量不详）治疗，仍未解出大便，遂原方再予1剂，当晚即排出恶臭黑色大便，腹胀大减，但出现大便随矢气而出。给予蒙脱石散（思密达）等对症治疗，效果不佳，遂请王教授会诊。刻诊：右侧肢体活动不遂，大便随矢气而出，纳差，眠可，小便调。舌质暗、苔白，脉沉弱。神经系统检查：神清语利，高级智能检查可，颅神经（−），右侧肢体肌张力稍高、肌力Ⅲ级，腱反射活跃，右巴氏征（＋）。既往高血压病史3年。

中医诊断：气利（气虚肠失固涩）。

治法：益气涩肠止泻。

处方：诃黎勒散合四君子汤加减。诃黎勒（煨）30g，党参20g，黄芪15g，茯苓15g，白术（炒）15g，炙甘草6g。3剂，水煎服，每日1剂，早晚2次分服。

后患者家属来电诉，服药1剂，大便随矢气而出的现象明显减少。服药2剂，上述现象即消失。为巩固疗效，继服上方3剂。

按语： 虽然通腑化痰法治疗中风病风痰血瘀、毒热腑实证疗效好，但中风病急性期病机错综复杂，证候变化多端，病势发展迅速，难以驾驭，变证、坏证频见。若通腑化痰法用之不当可造成患者气从胃脘直驱肛门而泄之"气利"坏证。王教授依据经典理论，结合多年临床经验，提出用诃黎勒散治疗中风通腑后"气利"坏证，往往收到良好疗效。气利者，多由脾气虚所致。方中诃子味苦、酸、涩，性平，收敛固涩；配伍益气健脾之四君子汤，诸药合用，共奏益气涩肠止泻之功。

（周红霞整理）

医案十六：星蒌承气汤治疗急性缺血性中风（痰热腑实型）

郭某，男，49岁。2010年2月20日初诊。

主诉：发作性左下肢活动不利7小时。

现病史：患者前7小时前无明显诱因突发左下肢活动不利，无抽搐，无头晕头痛，无恶心呕吐，无意识障碍及尿便失禁，症状持续约10分钟后完全缓解，未重视、未诊治。1小时前患者无诱因再次发作左下肢活动不利，麻木无力，摔倒于地，不能站立，伴左下肢抽搐，言语不利，无意识障碍及尿便失禁，症状稍缓解后可扶墙行走，就诊于当地医院，测血压190/130mmHg（1mmHg=0.133kPa），给予硝苯地平片5mg含服，遂来我院就诊。头颅MRI示右顶叶新鲜梗死灶。刻诊：左下肢活动不利，左侧肌力Ⅱ级，语言謇涩，喉中痰多，腹胀便干便秘，数日未行。舌质红、苔黄腻，左侧脉弦滑。既往高血压病史10年，血压最高达220/110mmHg，未规律口服降压药物治疗，平素血压在140～150/100mmHg。

中医诊断：缺血性中风—急性期（痰热腑实，血行瘀滞）。

治法：化痰通腑，活血通络。

处方：星蒌承气汤加减。生大黄10g（后下），芒硝6g（冲服），全瓜蒌15g，胆南星10g，枳实10g，丹参15g，天麻10g，钩藤10g（后下），桃仁10g，红花6g。3剂，水煎服，每日1剂，早晚2次分服。

二诊（2010年2月25日）：左下肢肌力Ⅲ级，左上肢Ⅱ+级，喉中痰量减少，腹胀便干便秘好转。舌质红、苔黄，脉弦略滑。患者病情好转，减少通腑泄热之药，增加活血化瘀、通络开窍之品。处方：生大黄3g（后下），芒硝3g（冲服），全瓜蒌9g，胆南星10g，枳实10g，丹参15g，天麻10g，钩藤10g（后下），桃仁10g，红花6g，地龙10g，赤芍12g。3剂，水煎服，每日1剂，早晚2次分服。

三诊（2010年3月2日）：患者言语不利好转，左下肢肌力Ⅲ+级，左上肢Ⅲ级，继根据症状加减调治2月余，言语较常人稍欠流利，肌力基本恢复正常。

按语：中风病急性期往往以标实为主，风、火、痰、瘀互见。风邪为中风病的重要病因，在发病过程中是病机的核心问题，但在脑脉闭阻后风邪之象渐减，而痰、热、瘀之象渐显，故临床中痰热腑实型比较多见。痰热腑实这一证型，基本出现在中风病急性期，当急则治标，以迅速祛除痰热浊毒为关键。因此，以通腑化痰为立法。此法一则通畅腑气，祛痰达络，敷布气血使半身不遂等症好转；二则清除阻滞于胃肠的痰热积滞，使浊邪不得上扰神明，气血逆乱得以纠正，达开闭防脱之目的；三则可急下存阴，以防阴劫于内，阳脱于外。星蒌承气汤方中生大黄通腑泄热、活血逐瘀，为君药；芒硝能泄热通便、润燥软坚，瓜蒌清热化痰、润肠通便，胆南星清热化痰、息风定惊，为臣药；枳实破气除痞、化痰消积，丹参活血化瘀、养血安神，天麻、钩藤平肝息风，桃仁、红花活血祛瘀，诸药相配，为佐使药，化痰热，通腑气，祛瘀血。势宏力专，改善缺血性中风急性期诸症。而现代医学研究表明，中风病急性期，胃肠蠕动受到抑制，肠内容物积留，肠源性内毒素包括过量的氨类、吲哚类物质大量被吸收，从而加剧了脑循环障碍。通腑泄热化痰法可以排除积于肠中的代谢废物，改善血液循环，有利于降低脑水肿，挽救缺血半暗带，从而使患者病情趋于稳定。综上所述，中风病病变在脑，通腑泄热化痰的星蒌承气汤治在胃肠，上病下治，综合治疗，此经验来源于临床实践并在总结归纳之后长期应用于临床。王教授提倡用该法治疗中风病急性期患者，充分体现了中医

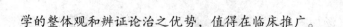

学的整体观和辨证论治之优势，值得在临床推广。

（王彦华整理）

医案十七：归脾汤治疗中风病恢复期

刘某，女，68岁。2018年5月25日初诊。

主诉：记忆力减退3个月，四肢散在瘀斑2个月。

现病史：患者3个月前晨起后出现右上肢麻木，急于当地医院行头颅MRI提示左侧丘脑梗死，经治疗后出院，遗留记忆力减退、生气后易头蒙、头痛，服用阿司匹林后四肢散在瘀斑。刻诊：神志清，精神差，记忆力减退，生气后易头蒙，头痛，服用阿司匹林后四肢出现散在瘀斑，现已停用，纳呆，眠差，二便可。舌质淡、苔白，脉细。

西医诊断：脑梗死（恢复期）。

中医诊断：中风病（气血亏虚）。

治法：补益气血，活血通络。

处方：归脾汤加减。党参20g，黄芪20g，当归10g，白术9g，茯苓9g，甘草6g，炒酸枣仁10g，龙眼肉30g，木香10g，三七粉3g（冲服）。7剂，水煎服，每日1剂，早晚2次分服。

二诊（2018年6月3日）：皮下散在瘀斑较前好转，眠差。舌质淡、苔白；脉细。中药守上方加炒酸枣仁20g，7剂，水煎服，每日1剂，早晚2次分服。

三诊（2018年6月15日）：皮下瘀斑消退，大便粘便池。舌质淡、苔白，脉细。中药守上方，加柴胡12g，白术15g。7剂，水煎服，每日1剂，早晚2次分服。

按语：患者老年女性，积损正衰，脑脉失养，如《素问·阴阳应象大论》载："年四十而阴气自半，起居衰矣。"气虚则运血无力，血流不畅，而致脑脉瘀滞不通，诱发此病。患者脑梗死后，服用阿司匹林以抗血小板聚集，出现皮下出血，停用后瘀斑仍不消退，考虑为气血亏虚，气不足则无力推动血液，血液停滞脉络，则成瘀斑。脾主统血，血液瘀滞脉络，需振奋脾气以助血液运行。归脾汤乃补益气血、健脾养血之名方，针对此患者，取归脾汤之意，加用辛香而散之木香，理气醒脾，与大量益气健脾药配伍，复中焦运化之功，又能防大量益气补血药滋腻碍胃，使补而不滞，滋而不腻。二诊时，患者皮下瘀斑好转，说明归脾汤思路是有效的，患者眠差，加大炒酸枣仁的用量以宁心安神。三诊时，瘀斑消退，大便黏滞不爽，舌质淡，苔白，脉细，仍是气血亏虚之象，加用白术以健脾；行血需理气，加用柴胡以疏肝理气。

（王孟秋整理）

医案十八：用炙甘草汤治中风后心悸

廉某，男，69岁。2017年5月25日初诊。

主诉：左侧肢体活动不利20年，加重伴间断头晕、心慌3天。

现病史：20年前患者无明显诱因出现左侧肢体活动不利，伴意识模糊，急来我院就诊，诊断为脑梗死，对症治疗后症状缓解。3天前无明显诱因出现左侧肢体活动不利加重，伴有肢体麻木，无力，头晕，视物旋转，纳一般，眠差，大便干结，小便可，活动后胸闷、心慌。舌质淡暗、苔白，脉缓。既往史：冠脉支架植入术后5年。

西医诊断：脑梗死。

中医诊断：中风病后遗症期（气虚血瘀）；心悸。

治法：补气活血通络。

处方：补阳还五汤加减。党参30g，黄芪20g，白术30g，茯苓15g，炙甘草5g，当归30g，川芎12g，桃仁15g，红花12g，赤芍12g，地龙15g，大黄6g。7剂，水煎服，每日1剂，早晚2次分服。

二诊（2017年6月1日）：患者诉诸症好转，但心慌、胸闷加重，脉结。中医急则治其标，以益气滋阴、通阳复脉为主，方用炙甘草汤加减。炙甘草45g，桂枝30g，人参45g（另煎兑服），生姜20g，麦冬40g，地黄30g，大枣10枚，炒火麻仁35g，阿胶30g（烊化），生白芍15g。7剂，加清酒煎服，阿胶烊化，冲服，每日1剂，早晚2次分服。

三诊（2017年6月10日）：患者心慌、胸闷减轻，大便干。舌质淡暗，脉结代，效不更方，在2017年6月1日方基础上调整生白芍为20g，加强滋阴通便之效，再予7剂。

四诊（2017年6月20日）：患者心慌、胸闷明显减轻，大便好转。舌质淡暗，脉结代。中医慢病守方，继续守2017年6月10日方，再予7剂，以巩固治疗。

按语： 患者中风日久，损伤正气，气虚运血无力而致血瘀，气虚血滞，无以濡养四肢百骸、头脑诸窍，则见肢体麻木、无力、头晕、心慌，病性虚实夹杂，治当扶正祛邪，标本兼顾，以补气活血通络为主，方用补阳还五汤加减。方中用党参、黄芪、白术、茯苓补中益气；血瘀属肝，祛风先活血，故配伍当归、川芎、桃仁、赤芍、红花入肝，行瘀活血；加入地龙活血而通经络；白术健脾；茯苓宁心安神；患者大便干，给予大黄通便。

　　二诊时，患者心慌、胸闷加重，脉结。《伤寒论》第177条："伤寒脉结代，心动悸，炙甘草汤主之。"条文中的"伤寒"二字，大多数医家认为，太阳表证，而在太阳病篇里又分别论述了中风、伤寒、风温等病证，可见太阳病篇的伤寒应为狭义的伤寒。而《医宗金鉴》云："炙甘草汤，仲景伤寒门，治邪少虚多，脉结代圣方也。"因此，王教授认为，炙甘草汤主治证应为表里同病，虚实夹杂，但以里证、虚证为主，故原文中只列出"脉结代，心动悸"为主的特征性表现。故王教授在临床用此方时，如仲景所言，需抓其主症，据一点而攻其全局。本病患者有脑梗死、冠心病病史；久病损伤正气，耗气伤阴，阴损及阳，可致阳气不振，阴血不足，血脉无以充盈，加之阳气不振，无力鼓动血脉，脉气不相接续，故脉结代；阴血不足，心体失养，或心阳虚弱，不能温养心脉，故见心动悸。治以益气滋阴、通阳复脉为主，方用炙甘草汤加减。方中以生地黄滋阴养血为君，《名医别录》谓地黄："补五脏内伤不足，通血脉，益气力。"重用炙甘草以加强气血阴阳共补之效；配伍人参、大枣益心气，补脾气，以资气血生化之源；阿胶、麦冬、麻仁滋心阴，养心血，充血脉，共为臣药。佐以桂枝、生姜辛行温通，温心阳，通血脉，并使阿胶、麦冬、麻仁等厚味滋腻之品滋而不腻。用法中加清酒煎服，以清酒辛热，可温通血脉，以行药力，是为使药。患者大便干结，加用生白芍以养血滋阴通便。诸药配伍，滋而不腻，温而不燥，使心得养，阳得续，脉道利，正气来复则诸症可愈。

（王灿整理）

医案十九：地黄饮子合开心散加减治卒中后喜笑不休

吕某，男，56岁。2018年4月4日初诊。

主诉：左侧肢体活动不利2个月。

现病史：2018年2月10突然出现左侧肢体活动不利，就诊于当地医院，诊断为脑梗死。2018年3月3日出现昏迷再次到当地医院治疗，诊断为脑梗死，予对症治疗（具体不详），病情好转后出院，遗留左侧肢体活动不利。刻诊：左侧肢体活动不利，喜笑不休，自觉口中不适，语涩，咽中有异物，口干不欲饮，纳眠可，二便调。舌质淡暗、苔白，脉沉细。

中医诊断：中风病后遗症期（肝肾亏虚）。

治法：滋养肝肾。

处方：地黄饮子合开心散加减。熟地黄20g，石斛10g，山茱萸20g，麦冬12g，五味子10g，石菖蒲12g，茯苓9g，远志12g，肉桂3g（后下），附子6g（先煎），巴戟天15g，酒苁蓉15g。7剂，水煎服，每日1剂，早晚2次分服。

二诊（2018年4月11日）：患者自感肢体力量增加，喜笑减少，口咽不适症状减轻。舌质淡暗，脉细。效不更方，慢病守方，守2018年4月4日方再予14剂。院外随访，患者诸症明显减轻，嘱其再服中药半月以巩固疗效。

按语：《圣济总录》卷51云："肾气虚厥，语声不出，足废不用。"本病患者为中风病后遗症期，病久肝肾亏损，下元虚衰。肾藏精、主骨，肾之阴阳两虚，致筋骨失养，故见筋骨痿软活动不利，甚则足废不用；足少阴肾脉挟舌本，肾虚则精气不能上承，痰浊随虚阳上泛堵塞窍道，故舌强语涩；阴虚内热，故口干不欲饮；舌脉所见是阴阳两虚之象。此类病证常见于年老及重病之后，治宜补养下元为主，摄纳浮阳，佐以开窍化痰，方用地黄饮子加减。又患者自觉口中不适、咽中有异物，多系情志病类，当调畅情志；加之患者喜笑不休，正如《灵枢·本神》载："心气虚则悲，实则笑不休。"可用开心散以开心窍，散心气，调情志。综上所述，对于本病卒中后喜笑不休者，可用地黄饮子平补肾阴肾阳，开心散以调畅情志。方中熟地黄、山茱萸滋补肾阴；酒苁蓉、巴戟天温壮肾阳，四味共为君药；配伍附子、肉桂之辛热，以助温养下元，摄纳浮阳，引火归原；石斛、麦冬、五味子滋养肺肾，金水相生，壮水以济火，共为臣药；石菖蒲与远志、茯苓合用，为开心散主要用药，是开窍化痰、交通心肾、调畅情志的常用组合。

（王灿整理）

医案二十：运用虫类药治大面积脑梗死

王某，男，59岁。2017年7月14日初诊。

主诉：言语不能、右侧肢体瘫痪伴疼痛2个月。

现病史：2个月前患者突发意识模糊，言语不能，右侧肢体瘫痪伴疼痛，不能行走和抬手，不伴有疼痛、恶心、呕吐、四肢抽搐等症状，遂至某三甲医院NSICU住院治疗，急查头颅CT未见明显异常，患者病情进行性加重，行经股动脉全脑血管造影及动脉溶栓治疗，复查造影左侧颈内动脉及其分支显影良好，给予对应治疗后，症状基本稳定。刻诊：神志清，精神差，右侧肢体瘫痪伴疼痛，言语不能，饮食、饮水呛咳，纳可，眠差，大便可，小便排出困难。舌质暗、苔白，脉弦滑。既往史：高血压病史8年，2型糖尿病病史3年，血压、血糖控制不佳。

中医诊断：中风病—恢复期（风痰瘀阻）。

治法：搜风化痰，行瘀通络。

处方：半夏白术天麻汤合解语丹加减。姜半夏12g，炒白术12g，天麻15g，远志15g，石菖蒲20g，炒僵蚕15g，茯苓12g，炙甘草5g，全蝎10g，赤芍12g，桑枝30g。7剂，水煎服，每日1剂，早晚2次分服。

二诊（2017年7月21日）：患者右侧肢体疼痛减轻，纳眠差，小便排出困难缓解。舌质暗、苔白，脉弦滑。诸症稍轻，效不更方，守上方加姜黄15g，再予7剂，水煎服，每日1剂，早晚2次分服。

三诊（2017年7月28日）：患者表情疲惫，面色黄，右侧肢体疼痛减轻，饮食、饮水呛咳减轻，小便不畅。舌质淡暗，脉弦细。患者有正气虚损的表现，治宜益气活血通络，调整处方如下：黄芪30g，太子参30g，赤芍15g，牡丹皮15g，丹参15g，红花12g，全蝎6g，蜈蚣2条，甘草6g。7剂，水煎服，每日1剂，早晚2次分服。

四诊（2017年8月6日）：患者精神可，右侧肢体疼痛明显减轻，饮食、饮水呛咳减轻，纳少，眠可，二便可。舌质淡暗，脉弦细。慢病守方，守2017年7月28日方加炒神曲、炒山楂各30g以消食化滞，再予14剂。

按语：患者平素饮食不节，脾失健运，外感风邪，则风痰阻络，气血运行不畅，经脉失养，则见肢体瘫痪、疼痛；风夹痰瘀上蒙头窍，下阻水液通路，则见言语不能、小便不畅。故以搜风化痰、行瘀通络为治法。方中半夏燥湿化痰；石菖蒲豁痰开窍；远志助石菖蒲祛痰开窍，安神利语；天麻平肝息风；全蝎、僵蚕增强天麻祛风通络之效；白术运脾燥湿；茯苓健脾渗湿；赤芍行瘀止痛；桑枝舒筋活络止痛；甘草调和诸药。诸药合用，共奏祛风痰、行气血、通经络、开舌窍之效，使风灭痰消而语利。二诊，加用姜黄以增强活血通经止痛之功。三诊，患者初显虚象。中风病，病程较长，病久气血阴阳亏虚，无力鼓动血运，血滞于经，则见虚实夹杂之证。《素问·痹论》曰："病久入深，荣卫之行涩，经络时疏，故不痛。"叶天士《临证指南医案》亦曰："凡经主气，络主血，久病血瘀。""初为气结在经，久则血伤入络。"由此，久病多有瘀。又《素问遗篇·刺法论》载："正气存内，邪不可干。"《素问·评热病论》载："邪之所凑，其气必虚。"人患病说明已有正气不足，用一个字形容就是"虚"；病久邪气必然会进一步损伤正气，故久病多虚。因此，王教授认为中风病日久也多见正虚血瘀，此时用药应虚实兼顾，补正气与化瘀血并重，故调整方药，重用黄芪、太子参以补正气；丹参以益气活血；赤芍、牡丹皮、红花以活血化瘀；全蝎、蜈蚣以搜风通络；甘草益气补中，调和诸药。王教授重视全蝎、蜈蚣、僵蚕、地龙等虫类药在中风病中的应用，其认为虫类药均为血肉有情之品，可用血肉有情之品补血肉有情之身，同时虫类药善攻窜，搜风通络之力更强，对于久病正虚邪恋之证，多有奇效。

（王灿整理）

医案二十一：疏肝法治疗中风后感觉障碍（一）

张某，女，52岁。2017年11月8日初诊。

主诉：左侧肢体发木2个月。

现病史：2个月前患者无明显诱因出现发作性头昏，持续5~6分钟，左侧肢体发木，住院治疗，查头颅MRI示右侧丘脑梗死，对症治疗，症状好转后出院。刻诊：左侧肢体麻木，头昏，乏力，偶有胸闷，自觉颈喉部发紧，双下肢发紧、发胀，双眼发胀、发紧，口干苦，眠差，纳可，二便调。舌质淡红、苔白，脉弦。既往高血压病史，现服用左旋氨氯地平片，血压控制良好。

西医诊断：脑梗死。

中医诊断：缺血性中风—恢复期（肝郁气滞证）。

治法：疏肝解郁，清肝泻火，理气畅中。

处方：柴胡疏肝散加减。柴胡12g，郁金12g，枳壳12g，白芍12g，甘草10g，牡丹皮10g，栀子10g，菊花10g，薄荷10g（后下），酸枣仁30g，首乌藤30g，知母10g，茯神20g，川芎15g，百合20g，小麦30g，香附12g，僵蚕6g。14剂，水煎服，每日1剂，饭后温服。嘱患者改变思维方式，调畅情志。

二诊（2017年11月23日）：症状基本消失，以补益之法善后。

按语：躯体感觉障碍是中风后常见症状，其症状错综复杂，病情顽固，从情志论治往往可收到意想不到的效果，即诸药无效，疏肝以法。王教授认为五脏、六腑、皮肉筋骨脉、眼耳鼻舌身均是情志病的靶器官，总结出了情志病的六化（隐匿化、躯体化、高端化、领袖化、微笑化、坚决不承认化）、九的（医学上难以解释的、五花八门的、千奇百怪的、千姿百态的、痛苦万状的、莫可名状的、变化莫测的、诸医无法的、诸药无效的）、十二状（昏晕蒙痛响空、紧胀沉热凉麻）。在实际诊疗过程中，其症状的发生，往往导致医者无从下手，王教授拨云见日、由表透里，找出其根本病因所在，化繁为简，则治疗不难。另外，尚有烦闷、睡眠不安等，结合患者年龄正值围绝经期，本情绪亦急躁，加之病后思虑，考虑有脏躁。因忧思过度，肝气失和，心阴受损，五脏功能失调。以甘润平补之肝甘麦大枣汤养心安神，和中缓急，使心气充，阴液足，肝气和，则脏躁诸症自可解除，加百合、酸枣仁以养肝宁心。

（孙永康整理）

医案二十二：疏肝法治疗中风后感觉障碍（二）

李某，女，58岁。2017年9月15日初诊。

主诉：右上肢麻木3个月，加重3周。

现病史：患者3个月前无明显诱因出现右上肢麻木，以肢体末端明显，头晕，呈发作性，头部昏沉，伴双侧耳鸣，无视物旋转，无听力下降。近3周感上述症状加重，在某医院就诊，头颅MRI提示多发性腔隙性脑梗死，口服阿司匹林肠溶片及脑安片治疗，疗效欠佳。至我院就诊。刻诊：患者面色偏红，右上肢麻木，头晕，呈阵发性，2~3天出现1次，头部昏沉，伴双侧耳鸣，记忆力下降，烦躁，难以入睡，心烦口干，大便稍溏，小便正常。既往有胃炎、高血压病史多年。

西医诊断：腔隙性脑梗死。

中医诊断：中风病—中经络（肝火上扰证）。

治法：疏肝清热，佐以通络。

处方：丹栀逍遥散加减。牡丹皮12g，栀子12g，当归10g，白芍12g，柴胡12g，茯苓12g，白术12g，甘草10g，生姜9g，薄荷10g（后下），清半夏12g，党参12g，酸枣仁30g，首乌藤30g，地龙6g。7剂，水煎服，每日1剂，早晚2次分服。

二诊（2017年9月22日）：服药后右上肢麻木减轻，仍有头晕，发作频率减少，头部昏沉，烦躁，耳鸣及眠差未明显减轻。舌质红、苔稍黄，脉弦。上方去白术、茯苓、生姜，地龙改为9g，加入枳壳12g，黄芩10g，香附12g，枳实10g，远志18g，郁金15g，合欢皮20g，合欢花20g，龙眼肉30g，磁石30g（先煎）。14剂，水煎服，每日1剂，放凉后服用。

三诊（2017年10月9日）：半月后来诊，症状明显减轻。效不更方，守一诊方，地龙改为9g，再服用14剂，服毕停药。

按语： 此医案患者有面红、心烦口干、舌苔偏黄，一派热象，并且还有烦躁、脉弦，可定位至肝，为肝经实热，耳鸣病因不外乎肝胆实热及肾脏虚衰，患者无明显虚象，亦验证为肝经之为病。中风病的常见病理因素有风、火、痰、瘀、虚，而中风后亦离不开上述因素。并且考虑患者病后远离社会，生活质量下降，易于郁闷寡欢，诊治过程中尤应重视五志，思虑伤心脾，多怒伤肝，认为其病因为肝郁化热。病久多虚，亦应顾护中焦，结合大便溏及胃炎病史，可推断其脾胃虚弱，王教授常讲，"胃肠为第二大脑""病在大脑，治在胃肠，利在中枢，功在四旁"，通过改善脾胃功能以达治疗脑部病患之目的。丹栀逍遥散疏肝理脾清热，正对上方之证，以其为基础，若实热重者，加性寒清热之药，久服则攻补兼顾。另外，方中用地龙，因虫类药攻窜走利，且地龙性寒清热；二诊后加量，因病久入络，增强通络之功。另外，值得一提的是，王教授认为，"心动则五脏六腑皆摇"，心主情志，情志变化失常，五脏六腑均可因其致病，以虚者先受累。

（孙永康整理）

医案二十三：从肝论治顽固性流涎

刘某，女，59岁。2018年4月11日初诊。

主诉：左侧肢体活动不利，伴流涎2年余。

现病史：患者2年前无明显诱因出现左侧肢体活动不利，遂至当地医院就诊，诊断为脑梗死，对症治疗后好转，遗留左侧肢体活动不利、流涎症状。刻诊：左侧肢体活动不利，流涎，心烦急躁，口干、口苦，纳眠差，偶反酸烧心，二便调。舌质红、苔黄，脉弦滑。

中医诊断：中风后流涎（肝气犯胃）。

治法：疏肝行气，泻火和胃。

处方：逍遥散合左金丸加减。当归20g，白芍15g，柴胡12g，香附12g，白术12g，茯苓12g，茯神20g，郁金12g，黄连6g，吴茱萸1g，党参20g，甘草10g。7剂，水煎服，每日1剂，早晚2次分服。

二诊（2018年4月20日）：流涎明显减轻，守上方继服14剂，水煎服。随访半年，症状基本消失。

按语：流涎多为脾胃虚寒或脾胃积热所致。该患者心烦急躁、口干口苦、反酸烧心，结合舌质红、苔黄、脉弦滑，考虑患者为胃肠积热所致，胃失和降则涎生；患者肝气郁结犯胃，心经有火，实则泻其火。方中柴胡疏肝解郁，黄连苦寒泻火，二药合用，共为君药；香附理气疏肝，郁金行气解郁，助柴胡以解肝经之郁滞；吴茱萸降逆止流涎，并制黄连之过于寒凉，共为臣药；白术、茯苓健脾养心；茯神宁心安神；党参益气健脾；当归、白芍养血柔肝，均为佐药；甘草调和诸药。诸药相合，共奏良效。

（刘彩芳整理）

医案二十四：脑血管病后"食已则吐"

张某，女，83岁。2017年8月3日初诊。

主诉：右侧肢体活动不利，伴恶心呕吐1月余。

现病史：1个月前患者右侧桥臂梗死，右侧肢体活动不利，行走不稳，头晕，恶心、呕吐，至当地某三甲医院住院，予以抗血小板聚集、营养脑神经、抑酸护胃等治疗，住院期间恶心、呕吐症状呈进行性加重，稍动即吐，稍食即吐，予以鼻空肠管，鼻饲营养液。刻诊：神志清，精神差，右侧肢体活动不利，行走不能，头晕，恶心呕吐，稍食即吐，稍动即吐，左侧眼睑闭合不全，左侧鼻唇沟变浅，口角偏向右侧，反应稍迟钝，听力减退，留置鼻空肠管，眠可，大便秘结，数日未行。舌质暗、苔黄腻，脉滑。

中医诊断：中风病（胃肠积热）。

治法：行气通腑，泄热止呕。

处方：大黄甘草汤加减。大黄5g，瓜蒌15g，浙贝母15g，麸炒枳实10g，槟榔10g，甘草6g，石菖蒲15g，化橘红15g，麸炒白术30g，砂仁6g（后下），茯苓12g，生姜3g。6剂，水煎服，每日1剂，早晚2次分服。

二诊（2017年8月10日）：家属代诉，呕吐次数较前减少，日5~6次，可经口少量进食，咯吐少量口腔分泌物，大便已通，仍腹胀。舌质暗、苔黄稍腻，脉弦滑。效不更方，仍以行气通腑，泄热止呕为治则，方选大黄甘草汤加减，加橘红以化痰涎；加枳实、槟榔以增行气通腑之效。处方：大黄9g，甘草10g，枳实12g，半夏15g，槟榔12g，橘红15g，生姜5g。6剂，水煎服，每日1剂，早晚2次分服。

三诊（2017年8月19日）：诉诸症均较前好转，可在家人搀扶下行走，鼻空肠管已拔除，可经口进半流质食物，纳差，不思饮食，食后或服药后仍呕吐，日2~3次，诉服上方3剂后大便偏稀，故后3剂将大黄减至3g，现大便尚可，仍偶腹胀。舌质暗、苔黄稍腻，脉弦滑。患者呕吐基本已止，腑气已通，缓则治其本，故以行气通腑、健脾消食为治则，方选大黄甘草汤合健脾丸加减。处方：党参20g，半夏12g，砂仁6g（后下），枳壳12g，生姜10g，甘草5g，鸡内金30g，神曲30g（包煎），麦芽30g，陈皮12g，白术20g，大黄5g。6剂，水煎服，每日1剂，早晚2次分服。

四诊（2017年8月24日）：诉诸症均好转，可行走数十米，偶情绪激动及紧张时呕吐，呕吐物为少量胃内容物，大便可，1~2日一行。舌质暗、苔黄，脉滑。患者情绪激动及紧张时呕吐，考虑其病机为肝郁气滞，胆气扰心，故气逆而上以致呕吐，治疗上予以心理疏导，中药以疏肝健脾、行气止呕为治则，方选健脾丸加减。处方：枳实12g，人参30g（另煎兑服），白术40g，茯苓12g，炙甘草6g，麦芽30g，半夏15g，生姜3片，神曲30g（包煎），厚朴15g，陈皮15g。10剂，水煎服，每日1剂，早晚2次分服。

1个月后随访，患者呕吐已止，诸症好转。

按语：《金匮要略·呕吐哕下利病脉证治》云："食已即吐者，大黄甘草汤主之。"方中大黄苦寒，涤荡胃肠之留饮宿食，治心腹痞满，推陈出新；甘草补脾胃，泻心火，调和诸药。患者桥臂梗死后恶心、呕吐，食已则吐，稍动即吐，且大便秘结。《素问·至真要大论》曰："诸逆冲上，皆属于火。"王冰曰："食入即吐，是有火也。"实热壅滞胃肠，阳明腑气不通，故胃气上逆而呕吐，呕吐因火热所致；火性急迫，故食已则吐，稍动即吐。患者恶心呕吐兼见大便秘结，燥屎内结，腑气不通，故因势利导，采取攻下之法，以降逆止呕；故首诊及二诊时，方选大黄甘草汤加减，服药后腑气通降，中气得归，则呕吐止。三诊时，患者呕吐基本已止，腑气已通，症见食少难消，脘腹痞满，不思饮食，面色萎黄，倦怠乏力，反复呕吐，"吐下之余，定无完气"，必损伤脾胃，脾胃乃气血生化之源，故缓则治其本，以健脾消食为治则。四诊时，患者诉情绪激动及紧张时呕吐，考虑为神经性呕吐，隶属于中医学"呕吐"或"反胃"之范畴，病机为脾虚木郁克土，肝气犯胃。王教授常讲，"胃肠是人的第二大脑"，故焦虑、紧张等情绪波动时均可引起恶心、呕吐、腹泻等胃肠道反应。《景岳全书·呕吐》曰："气逆作呕者，多因郁怒致动肝气，胃受肝邪，所以作呕。"本案中患者肝气郁滞，失于条达，上逆反胃，故致呕吐，治疗上以疏肝健脾、行气止呕为治则。肝气条达，以促进脾胃气机升降，故获效良好。

（刘彩芳整理）

第三节　眩晕

医案一

王某，女，20岁。2012年9月21日初诊。

主诉：头晕3天。

现病史：患者诉近日劳累、学习压力大，头昏沉不清，无耳鸣、视物旋转，精神差，不欲言语，记忆力减退，消瘦，乏力，纳差，时有反酸，眠差，多梦，二便可。未服药治疗。刻诊：患者精神倦怠，面色萎黄，少气懒言。舌质淡、苔白，脉弱。

中医诊断：眩晕（中气不足，清阳下陷）。

治法：补中益气，升阳举陷。

处方：黄芪50g，白术12g，陈皮10g，升麻6g，柴胡6g，党参30g，甘草6g，当归12g，枳壳12g，枸杞子30g，桔梗6g，砂仁8g（后下）。7剂，水煎服，每日1剂，早晚2次分服。

服药7剂病愈，半月后随访未复发。

按语：患者劳累、学习压力大，劳则耗气，损失脾胃，表现为清阳下陷，头昏沉不清，治宜补中益气与升举阳气同时兼顾，方中重用黄芪以补气益阳；党参补下焦元气，壮中焦脾胃之气；白术健脾益气；柴胡、升麻升举阳气；桔梗载药上行，配枳壳开胸行气，气行则血行；当归补血调肝；枸杞子补益肝肾；配伍健脾和胃之陈皮、砂仁，以防补益太过；甘草调和诸药。诸药相和，病因除则病愈。

（许蒙整理）

医案二

郭某，男，48岁。2013年10月14日初诊。

主诉：发作性头晕7年。

现病史：7年来患者时有头晕发作，走路不稳，劳累后加重，伴乏力，无性欲，无精液，口干，不喜饮水，吃馒头时无水咽不下去，食欲差，大便先干后稀，睡眠差。舌质淡、花剥苔，脉沉细。既往有类风湿关节炎、干燥综合征病史。

中医诊断：眩晕（邪郁经气兼气阴两虚）。

治法：和解枢机，兼益气养阴。

处方：黄芪30g，酸枣仁30g，龙眼肉30g，柴胡12g，黄芩12g，半夏12g，生姜3片，大枣3枚，白术12g，党参15g，当归10g，甘草6g。10剂，水煎服，每日1剂，早晚2次分服。

按语：患者既往有干燥综合征病史，临床除有唾液腺和泪腺受损、功能下降而出现口干、眼干外，尚有其他外分泌腺及腺体外其他器官受累而出现多系统损害的症状。《伤寒论》第101条指出："伤寒中风，有柴胡证，但见一证便是，不必悉具。"及《伤寒论》第263条指出："少阳之为病，口苦，咽干，目眩也。"本病具备小柴胡汤之主症，仔细分析可知，当属邪郁经气，日久则郁而化火，伤及气阴，方用小柴胡汤加减治疗。方中柴胡清透少阳半表之邪；黄芩清泄少阳半里之热；黄芪、党参、甘草益气扶正；白术健脾益气；半夏降逆和中；生姜助半夏和胃；酸枣仁、龙眼肉滋阴；大枣助参、草益气；姜、枣合用，又可调和营卫。诸药合用，共奏和解少阳、益气养阴之功。王教授强调，临床上针对自身免疫性疾病的治疗，只要辨证准确往往会收到满意的疗效。

（曾利敏整理）

医案三

柳某，男，48岁。2007年11月5日初诊。

主诉：发作性头晕1年，加重2天。

现病史：自述眩晕日剧，发作时头晕，眼发黑，形寒，四肢不温，必饮热水后方能慢慢缓解。甚则1日发数次，持续时间少则10多分钟，多则半小时，无法坚持工作。病者形体偏胖，面色青苍，四肢疲乏，大便稀软。舌质淡润，脉细弱。

中医诊断：眩晕（肾阳不足）。

治法：补肾助阳。

处方：真武汤加减。制附片10g（先煎），茯苓20g，白术15g，白芍10g，生黄芪20g，远志10g，灵磁石10g（先煎），生姜3片。10剂，水煎服，每日1剂，早晚2次分服。

二诊：（2007年11月15日）：服上方10剂后，眩晕消失，其他症状亦有好转。苔薄白润；脉缓有力。改用芪附六君汤善后。随访1年，未复发。

按语：本例眩晕，病机属阳虚水邪上泛。除眩晕之外，所现均为阳虚、脾肾不足之证，故用真武汤加黄芪，稍佐灵磁石之沉降，服之明显好转，可谓之"离照当空，阴霾四散"，肾阳振奋，水邪退却，眩晕自止。方用芪附六君子汤调理，崇土制水，脾肺俱旺，水能敷布运输，病去体健，故取得扶正固本之功。

（张亚男整理）

医案四

赵某，男，29岁。2012年8月4日初诊。

主诉：头晕、疲倦2年余。

现病史：患者自述2年前曾外出到南方打工，由于当时天气炎热，常席地而睡，后周身湿疹，湿疹痊愈后逐渐出现一系列不适症状。自觉整日头昏昏沉沉，浑身乏力，欲睡而不得睡，醒后总能发现枕上一滩口水，尿频，尿急，尿后余沥不尽，阴囊潮湿，大便稀溏。诊查：体胖，面色㿠白，双眼胞浮肿。舌苔黄腻，脉濡缓。

中医诊断：眩晕（湿热蒙上流下）。

治法：清热泻火，利水通淋。

处方：八正散合四妙丸加减。萹蓄20g，瞿麦30g，车前子15g（包煎），薏苡仁30g，滑石15g（先煎），栀子10g，大黄3g（后下），苍术10g，黄柏10g，茵陈30g，甘草梢6g。7剂，水煎服，每日1剂，早晚2次分服。

二诊（2012年8月15日）：头晕、疲乏均显著减轻，尿量增多，尿次减少。舌苔黄厚；脉弦滑有力。患者诉面部反复起痤疮，加蒲公英30g，黄连10g，连翘9g。嘱其清淡饮食，勿食辛辣刺激性食物。继服15剂，后获悉诸症减退，半年后其陪家人来诊诉病情未再犯。

按语： 本案由湿热之邪蒙上流下所致。虽然患者主诉为头晕、疲乏无力多年，似有虚证之象，然结合他症，并非虚证，乃湿热之邪内扰，蒙蔽气机所致。湿热下阻，膀胱气道不通，则小便淋沥不畅，尿频，尿急。三焦水道不畅，则眼睑浮肿，涎水颇多，阴囊潮湿，舌苔黄腻，脉濡缓均为湿热阻滞之象。故处以八正散合四妙丸加减。方中瞿麦、萹蓄、车前子、滑石、茵陈清热利湿；栀子、大黄清热泻火，引热下行；苍术燥湿健脾；茵陈、黄柏清热燥湿；薏苡仁祛湿热，利筋络；甘草梢和药缓急。诸药合用，清利膀胱，清肺肃上源，降心火利小肠，泄湿热走大肠，达上下分消之功。

（赵慧鹃整理）

医案五

甘某，女，70岁。2018年3月26日初诊。

主诉：间断性头晕2年余，加重7天。

现病史：2年来，患者头晕或于春季复发，或于春季加重，不伴恶心呕吐、视物旋转，纳眠可，大便发绿，成形，每日1次，小便可。舌质淡暗、苔薄白，脉弦细。

中医诊断：眩晕（肝气不调证）。

治法：疏肝理气，和解少阳。

处方：小柴胡汤加减。柴胡12g，清半夏10g，黄芩12g，党参20g，甘草10g，小麦30g，百合30g。7剂，水煎服，每日1剂，早晚2次分服。

二诊（2018年4月3日）：患者诉头晕明显减轻，纳眠可，二便调。舌淡暗，脉弦细，效不更方，守2018年3月26日方继服7剂，以巩固疗效。

按语：肝在五行属木，通于春气，类比春天树木的生长伸展和生机勃发之性，肝气具有条达疏畅、生发生长和生机盎然的特性。春天是肝主之季节，更助长肝之升发特性，肝气升发太过，致气机失调，蒙蔽清窍，可见头晕，故春天头晕多责之于肝。本病患者头晕多发于春天，或于春季加重，故宜从肝论治。以疏肝理气、和解少阳为治法，方用小柴胡汤加减。方中柴胡、百合疏肝理气，疏达经气；黄芩清泄邪热；半夏和胃降逆，调理气机；党参、甘草扶助正气，抵抗病邪；小麦益气养阴。诸药配伍，可使肝气舒畅，少阳得和，气机得调，则头晕自止。

（王灿整理）

医案六

张某，女，26岁。2017年8月2日初诊。

主诉：头晕、乏力1月余。

现病史：1个月前因工作压力大，入睡困难，出现间断性头晕，颠顶发蒙，自觉倦怠乏力，善太息，口淡无味，无口干、口苦，二便正常，眠一般。舌质淡、苔薄白，脉缓。

西医诊断：焦虑状态。

中医诊断：眩晕。

治法：疏肝解郁，理气健脾。

处方：逍遥散加减。白芍15g，当归15g，柴胡12g，茯苓9g，白术30g，甘草10g，薄荷9g（后下），菊花10g，醋郁金12g。7剂，水煎服，每日1剂，早晚2次分服。

二诊（2017年8月12日）：诸症减轻，守上方继服14剂，水煎服。1个月后随访，诸症消失，告病愈。

按语： 肝为刚脏，体阴而用阳，肝气有余，易生实变。该患者青年女性，因工作压力大，情志不舒，喜深吸气，长叹气、倦怠乏力，为肝气郁结之像。肝为脾之所不胜，肝气有余则困遏脾土，脾主运化，主升清，脾为气血生化之源，脾土被遏则气血不足以濡养脏腑百骸，充养肢体肌肉，则神疲乏力、倦怠懒言，舌质淡，苔白，脉缓；脾主升发清阳，濡养头目；肝血上行出于颠顶以充养脑神，木郁土壅则清阳不升，肝血不能上荣，则颠顶晕蒙不适。因此，在治疗上以逍遥散加减。方中柴胡疏肝解郁；当归、白芍养血柔肝；白术、甘草、茯苓健脾养心；薄荷助柴胡以散肝郁；菊花轻清走上，疏散头风；醋郁金增强疏肝之力。诸药合用，使肝郁得疏，脾弱得复，气血兼顾，肝脾同调。王教授从肝郁论治头晕，每以逍遥散加减，收效甚佳。

（吴芳芳整理）

医案七

阎某，男，57岁。2017年8月28日初诊。

主诉：发作性头晕2年，加重伴左腿抽动1个月。

现病史：2年前无明显诱因出现头晕，间断发作，每次持续约1分钟，可自行缓解，与头位改变无关，无头痛、视物旋转，无恶心、呕吐，有耳鸣但无听力下降，无视物不清及复视。患者就诊于当地卫生院，予"血塞通"药物治疗，效一般。2016年3月11日就诊于郑州某三甲医院，予"阿司匹林肠溶片"抗血小板聚集，"阿托伐他汀钙片"抗动脉硬化，"血栓通针剂"改善循环，"神经节苷脂"营养脑细胞药物治疗，效果一般。1个月前患者自觉症状加重，伴左腿抽动。现症见：神志清，精神一般，发作性眩晕，每次持续半分钟左右，任何时间、地点、姿势均可发作，发作时伴左腿抽动，双侧瞳孔大小不等，眼震，发作频率逐渐增多，由几个月至半月发作1次，逐渐发展为几天发作1次，现1日十几次，发作停止后一切正常，纳眠可，二便正常舌质淡红、苔白，脉弦。

西医诊断：前庭阵发症。

中医诊断：眩晕（风痰上扰证）。

治法：健脾化痰，祛风通络。

处方：参苓白术散加减。党参30g，白术20g，茯苓12g，甘草5g，陈皮12g，法半夏10g，胆南星6g，天麻15g，石菖蒲20g，蜜远志15g，炒僵蚕15g。7剂，水煎服，每日1剂，早晚2次分服。

二诊（2017年9月5日）：患者来诊时心情愉悦，自诉发作性头晕伴左腿抽动次数减少，服药期间失眠发作2次。舌质淡红、苔白，脉弦。王教授认为，慢病守方，效不更方，嘱继续按上方服用10剂，水煎服。随访2个月，患者无任何不适。

按语：中医认为，不明原因的疾病，常从"痰瘀"入手。发作性疾病往往与"风邪"相关。文献记载有"痰之为病，变幻百端""顽痰出怪病""痰为百病之母""怪病多痰，怪病皆生于痰"等说法。李时珍在《濒湖脉学》中指出："痰生百病食生灾。"李梴在《医学入门》中曰："痰火所以生异症。"六淫（风、寒、暑、湿、燥、火）中的风邪，具有"善行而数变""风性主动""风为百病之长"等特点。风邪致病变幻无常，发病迅速，临床中常见的眩晕、震颤、抽搐、颈项强直、角弓反张、颜面肌抽掣常考虑与风邪有关，古人甚至将风邪作为外感致病的总称，故《素问·骨空论》载："风者，百病之始也。"《素问·风论》曰："风者，百病之长也。"王教授从最简单、最基础的中医思维入手，从风、痰、瘀三方面论治不明原因的发作性疾病，结合患者发病短暂，来去匆匆，考虑风痰，治以健脾化痰、祛风通络为法，方选参苓白术散加减。方中党参、白术、茯苓健脾益气；陈皮、法半夏、胆南星化痰；天麻祛风止眩；石菖蒲、蜜远志化痰醒脑；僵蚕息风化痰。

（林燕杰整理）

第四节　痴呆

医案一：开心散治痴呆

江某，女，64岁。2018年3月12日初诊。

主诉：智能障碍5年，加重1个月。

现病史：患者5年前无明显诱因出现表情呆滞，智力衰减，查头颅CT示大脑萎缩，于当地某医院住院治疗，效果不佳。出院后遗留健忘、痴呆，或哭笑无常，或终日不语，呆若木鸡。1个月前上述症状加重，为求中医治疗，遂来门诊。刻诊：表情呆滞，寡言少语，思路不清，智力、记忆力、计算力、定向力、理解力均下降，口多涎沫，纳眠可，二便可。舌质暗、苔厚，脉滑。

中医诊断：痴呆（痰浊蒙窍）。

治法：豁痰开窍，健脾益智。

处方：开心散合涤痰汤加减。远志10g，石菖蒲12g，人参15g（另煎兑服），茯苓12g，胆南星6g，陈皮12g，半夏12g，甘草6g，枳实10g，竹茹12g，川芎30g。10剂，水煎服，每日1剂，早晚2次分服。

二诊（2018年3月26日）：诸症稳定。舌质暗、苔白，故守上方，加红景天30g益气活血，通脉化瘀。10剂，水煎服，每日1剂，早晚2次分服。红景天被《神农本草经》列为药中上品，具有益气活血、通脉益智及抗衰老之功效。

三诊（2018年4月5日）：诸症好转，神志大有改善，精神欠佳，表情灵活，纳眠可，二便调。舌质淡，苔白腻。守2018年3月26日方，10剂，水煎服，每日1剂，早晚2次分服。

四诊（2018年4月14日）：诸症明显改善，神志清，精神可，纳眠、二便均调。舌质淡红、苔白腻，脉滑。守2018年3月26日方，10剂，水煎服，每日1剂，早晚2次分服。随访1年，病情稳定。

按语：开心散安神、补气、利湿化浊，涤痰汤豁痰开窍、祛湿醒脑。方中人参、茯苓、甘草补心益脾而泻火；陈皮、胆南星、半夏燥湿祛痰；竹茹清燥开郁；枳实破痰利膈；远志、石菖蒲开窍通心，从而使痰消火降，经通而舌柔矣；川芎活血行气。旨在令人过目不忘，可改善记忆力下降，痴呆等症状，临床治疗痰浊型痴呆效果尤佳，同时还可开达解郁，强心益智，延年益寿。涤痰汤常人用来治疗中风痰迷心窍，舌强不能语，王教授巧用此配合开心散加减，常用来治疗痴呆、健忘、郁证等，疗效惊人。

王教授认为，痴呆多由于老年肾精不足、心肝脾三脏失调、正虚邪犯等导致。精神刺激则肝郁脾虚，痰浊瘀血阻滞心窍脑络，神机失用。治则从扶正祛邪入手，临床多选用开心散加减。此案例用涤痰汤辅助开心散驱逐痰邪，共奏开窍益智之功。王教授一向重视患者的日常调摄，常嘱患者家属鼓励患者多运动手部，并进行一些简单的计算、书写练习，饮食多咀嚼；同时，积极预防便秘，使患者病情逐步得到控制。

（王飞利整理）

第五节　颤证

医案一：帕金森病

徐某，男，46岁。2013年5月19日初诊。

主诉：四肢不自主颤动半年，加重2个月。

现病史：患者四肢不自主颤抖，行走不稳，步态细小慌张，神情呆滞，反应迟钝，流涎，头晕耳鸣，目涩咽干，腰膝酸软。舌质红、少苔，脉弦细，

中医诊断：颤证（肝肾阴亏，虚风内动）。

治法：柔肝养血，滋阴息风。

处方：白芍50g，木瓜30g，当归30g，鸡血藤30g，厚朴10g，天麻15g，泽泻10g，山茱萸15g，枸杞子15g，蜈蚣2条。6剂，水煎服，每日1剂，早晚2次分服。

二诊（2013年5月28日）：服上方后，诸症减轻，守上方再服15剂。

三诊（2013年6月18日）：四肢颤抖十去七八，神志自然，反应较敏捷，步态较稳，余症基本消失，以六味地黄丸调治半年，生活自理。

按语：《素问·阴阳应象大论》曰："风胜则动。"《素问·至真要大论》谓："诸风掉眩，皆属于肝。""诸暴强直，皆属于风。"说明震颤麻痹之发生与肝风关系密切；肝藏血主筋，脏腑、筋脉、关节均赖肝血的滋养来维持其生理功能，本方白芍、木瓜、当归、鸡血藤柔肝养血；山茱萸、枸杞子补益肝肾；蜈蚣、天麻息风通络；厚朴、泽泻行气利湿，助脾运化气血于四肢、筋骨，又防滋腻。药证相符，疗效肯定。

（康紫厚整理）

医案二：偏侧舞蹈症

刘某，女，74岁。2018年4月9日初诊。

主诉：左侧手足不自主、无规律舞动5个月。

现病史：左侧手足不自主、无规律舞动。平素体健，神志清楚，语言流利，查体左侧肌张力降低，腱反射迟钝，失眠，大便干，小便可，观其面色发黄，形体消瘦。舌质暗淡、苔白，脉弦滑。

西医诊断：偏侧舞蹈症。

中医诊断：颤证（土湿木壅生风）。

治法：健脾祛湿，柔肝息风。

处方：温胆汤加减。制远志20g，石菖蒲12g，茯神20g，陈皮12g，清半夏12g，胆南星12g，枳壳12g，姜竹茹10g，黄连10g，桑枝15g，木瓜12g，甘草10g。7剂，水煎服，每日1剂，早晚2次分服。

二诊（2018年4月18日）：患者左侧不自主运动减少，大便较前好转，眠一般。故守上方，加酸枣仁30g，黄连减量，改为6g。14剂，水煎服，每日1剂，早晚2次分服。

三诊（2018年5月5日）：症状基本得到控制，诸症稳定，故效不更方，继服7剂。1个月后随访，诸症稳定，未再发作。

按语： 明·王肯堂《证治准绳·杂病》载："颤，摇也；振，动也。筋脉约束不住而莫能任持，风之象也。""风胜则动"，然患者面黄、消瘦，是为中气不足，脾失健运，聚湿生痰，痰湿相结，阻滞经脉，经气不畅，经脉拘急，致手舞足蹈。清·高鼓峰《医宗己任编》论震颤："大抵气血俱虚不能荣养筋骨，故为之振摇，而不能自持也，故需大补气血，用人参养荣汤或加味人参养荣汤；若身摇不得眠者，十味温胆汤倍加人参。"方中桑枝引药入上肢；木瓜引药下行；远志、石菖蒲化痰开窍；半夏、胆南星、竹茹清利痰热；以陈皮、枳壳健运脾胃之气；黄连清上中焦之热邪；茯神宁心安神；后以甘草调和诸药。王教授认为，临床开方应多管齐下，要辨病、辨证、辨药理、辨经验，注重"取象比类"运用药物，还要衷中参西、参西补中。此病治疗应联合西药，多采用氟哌啶醇2mg逐渐加量至舞动停止，后以维持量治疗。

（王博整理）

第六节　痹证

医案一：痛痹

吴某，女，69岁。2012年12月26日初诊。

主诉：双下肢酸痛无力20年余，加重半年。

现病史：20年前劳累后出现双下肢酸痛，未重视，疼痛时好时坏，冬天重夏天轻，平素怕凉，不耐劳作。半年前因天热洗凉水澡后，双下肢酸麻无力加重，手足不温、出汗少，白天轻，劳累及夜晚加重，影响睡眠。曾在当地医院服药治疗，效果不佳，后到某医院检查头颅CT、头颅核磁、肌电图等均未发现明显异常。来诊时患者烦躁，怕凉、手足不温、双下肢酸麻无力、出汗少。舌质淡红、苔薄白，脉缓弱。

中医诊断：痹证（痛痹）。

治法：调和营卫，温阳行痹。

处方：桂枝15g，白芍15g，甘草6g，生姜9g，大枣10枚，防风12g，葛根12g。2剂，水煎服，每日1剂，早晚2次分服。

二诊（2012年12月28日）：自诉服药后，双下肢微微汗出，酸麻无力感减轻，说明药已中病，改用黄芪桂枝五物汤加减，以温阳行痹、益气活血、调和营卫。具体处方如下：肉桂9g（后下），白芍15g，炙黄芪35g，当归15g，川芎15g，羌活15g，独活15g，威灵仙20g，生姜9g，大枣10枚，葛根12g，炙甘草6g。服用7剂后酸麻无力、怕凉感明显减轻，已有汗出，以上方加减治疗2个月，上述症状已无，嘱患者原方配成丸药继服2个月以巩固疗效。

按语：王教授认为，痹证发病不外内外因素，外因为风寒湿三气杂合至，内因为营卫失调。此案患者由于体质素亏，加之感受外邪而致营卫不和。治疗上先用桂枝汤加减以调和正气，使卫阳得以宣通散邪，待外邪减轻后再用黄芪桂枝五物汤加减，以增强其益气温阳、调和营卫、活血养血、疏利筋脉之力。方中用炙黄芪补气，鼓舞卫气使血行流畅；肉桂温经通阳；白芍和营养血活血；姜、枣调和营卫；羌活、独活、威灵仙祛湿活络；葛根轻扬发散，开腠理以取微汗，使邪随汗出而解；当归、川芎养血活血；炙甘草益气和中，调和诸药。全方共奏调和营卫、益气通阳温脉之功。

（赵慧鹃整理）

医案二：血痹

薛某，女，45岁。2012年10月12日初诊。

主诉：双下肢疼痛、麻木1月余。

现病史：患者素禀瘦弱，1个月前劳倦汗出卧外，感受风邪，初则下肢微感麻木，逐渐肌肤麻木，且感游走疼痛，于外院诊治，谓之风寒湿痹证，用三痹汤连服1周，未见好转，遂来我院就诊。刻诊：脉涩小无力，面色不荣，舌质淡而暗红。

中医诊断：血痹。

治法：益气和营，通阳行痹。

处方：黄芪18g，桂枝6g，赤芍6g，当归9g，红花6g，川牛膝9g，生姜12g，大枣5枚。10剂，水煎服，每日1剂，早晚2次分服。

二诊（2012年10月25日）：下肢麻木缓解，痹痛减轻，药已中病，上方易黄芪15g，生姜为6g，继服10剂，以巩固疗效。

按语：本病案因为气血不足，劳汗当风，感受风邪，使血气痹阻不通所致，《素问·五脏生成》云："卧出而风吹之，血凝于肤者为痹。"《诸病源候论》云："血痹者，由体虚邪入阴经故也。血为阴，邪入于血而为痹，故为血痹也。"可见本病病机是气血不足，外邪侵袭。《素问·阴阳应象大论》云："形不足者，温之以气；精不足者，补之以味。"血痹是属形气不足的证候，虽病机属血行瘀滞，但究其主因，则由气虚感邪之后，致血行不畅，故治宜温煦阳气，活血行痹。方中黄芪补气；桂枝通阳；芍药和营；当归、红花活血通络；牛膝引药下行；姜、枣为引。

（康紫厚整理）

医案三：血府逐瘀汤合甘麦大枣汤治疗周身发凉、疼痛

亓某，女，52岁。2012年2月13日初诊。

主诉：周身发凉、疼痛3年余。

现病史：3年前因与邻居吵架，情绪低落，后出现周身发凉、疼痛。经多方治疗无效，遂来诊治。刻诊：患者情绪低落，头部冷痛，后枕部尤甚，周身凉痛，口干，眠差，大便一夜4~5次，且每夜3~5时必有大便1次。舌质暗、苔白，脉沉迟。

中医诊断：痹证（气滞血瘀，心神不宁）。

治法：理气活血，养心安神，温经散寒。

处方：血府逐瘀汤合甘麦大枣汤加减。桃仁6g，红花10g，当归6g，熟地黄12g，川芎12g，桔梗10g，牛膝10g，柴胡12g，枳壳10g，百合30g，小麦30g，大枣5枚，桂枝12g，甘草10g，附子6g（先煎）。10剂，水煎服，每日1剂，早晚2次分服。

二诊（2012年2月27日）：服上方后畏寒稍有减轻，言谈中略带喜悦感，睡眠好转。但近日感冒，现咳嗽、口干咽痛，痰白而黏。舌质暗、苔白，脉细数。药已中病，但急则治其标，遂给予感冒方治其外感之疾，待其外感痊愈后仍予初诊之方。予方一：感冒方：荆芥10g，防风10g，白芍12g，甘草10g，金银花15g，连翘15g，竹叶10g，薄荷6g（后下），炙枇杷叶12，炙百部12g，桔梗12g，牛膝12g。3剂，水煎服，每日1剂。方二：照上方（2012年2月13日方）7剂，煎服方法同上。嘱患者先服第一方，待外感症状消失后续服第二方。

三诊（2012年3月9日）：患者诉服第一方2剂后外感症状消失，自行续服第二方，现患者心情舒畅，自觉畏寒、疼痛症状较初诊时明显减轻，大便每日2次。舌质暗、苔白，脉沉。患者对治疗充满信心。继守上方15剂，同时给予逍遥丸，每次8粒，每日3次，以疏肝理气。

按语： 患者病起于争吵后，情绪低落，气机不畅，卫气失其温煦作用而见周身发凉、畏寒，苔白；气滞则血瘀，"不通则痛"，故可见周身疼痛，舌质暗；《素问·五脏别论》载："魄门亦为五脏使，水谷不得久藏。"肝失疏泄而见大便次数增多；肝气郁结，扰乱心神则见眠差。故辨证为气滞血瘀，心神不宁，治以理气活血、养心安神为法，方用血府逐瘀汤合甘麦大枣汤加减。气能生血，气能行血，故气滞则血瘀；血能载气，血行不利便会产生气滞诸症。故古今医家在论治血瘀证时往往加入理气、行气药而使效倍增。血府逐瘀汤，观其方药组合是桃红四物汤合四逆散加桔梗、牛膝而成，集活血化瘀与理气行气于一身。同时，合用甘麦大枣汤养心安神；附子、桂枝、甘草调和阴阳而安神，兼能散寒。患者三诊之后未再来诊，后介绍其同村人来诊时得知，患者三诊后三年之痼疾已基本痊愈，仍坚持服用逍遥丸。

（朱盼龙整理）

医案四：周身凉痛

张某，女，54岁。2012年5月12日初诊。

主诉：周身凉痛、头部冷痛3年余。

现病史：3年前不明原因出现周身发凉、疼痛。诊室内暖气及空调开放，但此患者却戴毛帽且两颞侧和后枕部进行了加厚，上身穿得很厚，下身穿皮裤。尽管如此装束，患者依然感到寒冷。刻诊：患者焦虑，头部冷痛，后枕部尤甚。周身凉痛，口干，眠差，大便一夜4~5次，每夜3~5时必有大便1次。舌质暗、苔白，脉细数有力。既往体健。

中医诊断：痹证（营卫失和，气滞血瘀）。

治法：调和营卫，活血理气。

处方：桂枝龙骨牡蛎汤、甘麦大枣汤合血府逐瘀汤加减。桂枝12g，甘草10g，生龙牡各15g（先煎），百合30g，小麦30g，大枣5枚，桃仁6g，红花10g，当归6g，熟地黄12g，川芎12g，桔梗10g，牛膝10g，柴胡12g，枳壳10g，附子6g（先煎）。20剂，水煎服，每日1剂，早晚2次分服。

二诊（2012年6月2日）：患者服上方后自觉周身冷痛、头部冷痛稍有减轻，口干、眠差已明显好转，夜间大便次数减为1~2次，舌脉同前。继予上方加全蝎12g通经活络。继服15剂，水煎服，每日1剂，早晚2次分服。并嘱患者因病程较长，起效较缓慢，务必树立信心。

三诊（2012年6月19日）：患者服上方后自觉周身冷痛、头部冷痛较首诊时减十分之六，口干、眠差消失，大便正常，每日1次，舌脉同前。继服15剂，水煎服。

四诊（2012年7月6日）：患者精神佳，心情喜悦，周身冷痛、头部冷痛几乎消失，舌脉之瘀象已不明显，为巩固疗效，继服10剂，水煎服。

按语：营卫不和故见周身发凉、疼痛，头部冷痛，后枕部尤甚，眠差。寒则气血运行不畅，不通则痛；血瘀则津不上行而现口干。舌质暗、苔白、脉细数有力正是血瘀之佐证。病情长期不愈，患者焦虑、眠差。桂枝龙骨牡蛎汤调和营卫，合甘麦大枣汤安神；气能生血，气能行血，故气滞则血瘀；血能载气，血行不利便会产生气滞诸症。故以血府逐瘀汤活血化瘀，调畅气机。通过本案启示医者，针对久病痼疾，必要时需多方合用，方可收效。

（杨海燕整理）

医案五：肩背痛证

韩某，男，56岁。2018年3月12日初诊。

主诉：右肩背部疼痛半年。

现病史：患者半年前无明显诱因出现右肩背部酸痛，自行贴敷膏药（具体不详），效不佳，遂来就诊。刻诊：右肩部酸痛，活动受限，形体消瘦，偶有头晕，耳鸣，纳呆，眠差，梦多，小便频，大便黏。舌质暗红、苔少，脉细数。既往有高脂血症病史3年。

中医诊断：痹证（肝肾亏虚）。

治法：行气通络止痛，补益肝肾。

处方：山柰通痹汤加减。山柰12g，白芷12g，细辛3g，桑寄生15g，神曲20g（包煎），红花12g，制乳香10g，制没药10g，五加皮30g，姜黄12g，甘草10g。7剂，水煎服，每日1剂，早晚2次分服。

二诊（2018年3月25日）：患者自诉右肩背部疼痛明显缓解，守上方，继服7剂，用法同前。

随诊：患者时有右肩疼痛，无背部疼痛，纳眠可，二便调。

按语：患者已年近六旬，《素问·上古天真论》云："丈夫……五八，肾气衰，发堕齿槁；六八，阳气衰竭于上，面焦，发鬓颁白；七八，肝气衰，筋不能动。"肝亏于上，则见头晕、耳鸣；肾亏于下，则肾气衰减，气固摄不足，则小便频数；脾胃运化不足，则纳呆；水湿难以运化，停留于胃肠，则大便稀溏。脾与胃相表里，现代医学研究表明，胃肠是人类的第二大脑，胃肠不舒，则百病丛生。古人云："胃不安，则卧不和。"脾胃失健，则气血化生无源，后天无以滋养则形体消瘦；心神无以安养，则失眠；肾为先天之本，脾乃后天之本，先天之精亏虚，后天之精化生不足，则百病丛生。患者以"右肩背部疼痛半年"为主诉，关节疼痛、肌肉疼痛属痹证。中医急则治其标，以缓解关节、肌肉疼痛为主，方选山柰通痹汤。有汤头歌云："山柰汤治漏肩风，白芷细辛桑寄生。神曲红花和乳没，也疗诸般腰腿疼。"山柰汤作为治疗肩关节及周围软组织疼痛的经验方，有着显著功效。方中山柰味辛气芳香，主行气温中，消食止痛；白芷辛温，气芳香，可祛风湿，活血止痛；细辛乃祛风散寒之良药；神曲和山柰共奏健脾消食之功；红花、制乳香、制没药、姜黄均为活血散瘀、行气止痛之要药；加之桑寄生、五加皮以强筋骨、补肝肾，达治本之目的；甘草调和诸药。且此方多用辛药及芳香药，中医学认为，味"辛"能散能行，具有发散行气行血之功，芳香药部分具有行气活血、通窍止痛之功。王教授认为，急则治标的同时，也应标本兼治，本方运用多种行气活血止痛药物，意在缓"标之急"。此外，还加有补肝肾、强筋骨、健脾消食之药，意在调理病之"本"，即精气的生成之源。标本兼治，才能共奏佳效。

（王孟秋整理）

医案六：重用当归四逆汤治疗顽固性手麻

徐某，女，48岁。2017年3月10日初诊。

主诉：左上肢麻木3个月。

现病史：3个月前患者无明显诱因出现左上肢麻木，至当地诊所治疗（具体用药不详），效果不佳，特来我院就诊。现症见：左上肢麻木，颈肩部不适，纳可，眠差，眼周肌肉发紧，小便正常，大便偏干。舌质暗红、有裂纹，苔薄白，脉细偏紧。

中医诊断：痹证（血虚风痹）。

治法：温经散寒，养血通脉。

处方：当归四逆汤加减。桂枝10g，羌活10g，葛根30g，当归30g，白芍12g，细辛3g，甘草10g，通草3g，桑枝30g，川芎30g，乌梢蛇30g。7剂，水煎服，每日1剂，早晚2次分服。

二诊（2017年3月17日）：手麻好转不明显，大便正常，颈肩部不适。上方加僵蚕6g，桂枝加为12g，羌活加为12g，葛根加为60g，白芍加为15g，当归减为15g。7剂，水煎服，每日1剂，早晚2次分服。

三诊（2017年3月25日）：诸症好转，守上方续服7剂，水煎服，以善其后。

按语： 当归四逆汤为温里剂，具有温经散寒、养血通脉之效，主治血虚寒厥，但又不局限于寒厥证。该患者左上肢麻木，中医学讲血虚不达四肢，故用本方通达四肢。本方温阳与散寒并用，养血与通脉兼施。方中桂枝辛温，温经散寒，温通经脉；细辛助桂枝温通血脉；白芍养血和营；羌活、桑枝走上肢；川芎、乌梢蛇活血通络；葛根疏通颈部经络；患者大便干，加当归补血活血兼润肠通便；通草通经脉；甘草益中气、助营血。诸药配伍，温经散寒，养血通脉。二诊时大便正常，手麻减轻不明显，加大诸药剂量，加僵蚕疏通经络。

（林燕杰整理）

医案七：肩周炎

陈某，男，55岁。2012年10月11日初诊。

主诉：左上肢抬举不能1个月。

现病史：患者近1个月渐发左上肢不能上举，左侧肩部疼痛，有酸胀感，服止痛药后症状缓解。曾于某三甲中医院就诊，诊断为"肩周炎"，拟给予穴位封闭治疗，患者欲求他法治疗，遂来我院就诊。刻诊：左上肢上举、外展困难，左上肢及肩部怕冷，纳差，眠可，二便调。舌质淡、苔白腻，脉弦。

中医诊断：痹证（外感风寒，气血瘀滞）。

治法：散寒通络止痛。

处方：山奈12g，白芷15g，细辛3g，桑寄生15g，神曲15g（包煎），红花15g，制乳香10g，制没药10g，杜仲15g，白芍12g，甘草10g，山药15g。7剂，水煎服，每日1剂，早晚2次分服。

二诊（2012年10月21日）：自诉症状明显缓解，守方继服10剂，症状消失。

按语： 本案患者年过半百，肝肾渐虚，加上外感风寒之邪，客于筋脉，气血阻滞，内生瘀血，寒瘀互结，运行不畅，不通则痛。治疗以散寒通络止痛为主，以山柰汤加减组方。方中山柰性温味辛，有行气温中止痛之效；白芷、细辛有散寒止痛之功；制乳香、制没药散结止痛；久病入络，加红花以活血化瘀；又有通络药易燥，故加白芍以养阴；桑寄生、杜仲补肝肾，强筋骨；患者纳差，加神曲、山药以健脾消食；甘草调和诸药。对症治疗，疗效显著。

（许蒙整理）

第七节　癫痫

继发性癫痫

郝某，男，5岁。2009年5月11日初诊。

主诉：发作性抽搐1年。

现病史：1年前出现发作性抽搐伴意识丧失，全身强直，口吐涎沫，3～5分钟缓解，面颊见蝶形对称散在分布的针头大小的淡棕色丘疹，右侧腰背部见多处卵圆形色素脱失斑，较前反应迟钝。舌苔白腻，脉弦滑。否认家族遗传病史。脑电图示弥漫性痫样放电。查头颅MRI示双侧额叶、顶叶、颞叶多发异常信号影。在郑州某省级医院诊断为结节性硬化症，现口服丙戊酸钠治疗，近期癫痫发作频繁，1个月发作2～3次，有时1周数次，遂来就医。

中医诊断：痫病（痰阻经络，上逆窍道，蒙蔽清阳）。

治法：燥湿健脾，豁痰开窍。

处方：半夏10g，橘红10g，枳实6g，胆南星6g，白芥子6g，石菖蒲10g，生白术10g，茯苓15g，川芎6g，天麻10g，炙甘草3g。15剂，水煎服，每日1剂，早晚2次分服。

二诊（2009年5月28日）：服药15剂，患儿未发癫痫，未诉不适。守上方连服3个月，癫痫共发作2次，症状较前减轻，1分钟左右缓解，已停服丙戊酸钠。考虑服药方便，遂将上方制成水丸，每次4g，每日3次，长期口服。随访半年，癫痫共发作3次，症状较轻，且较快缓解，智力较前无明显差别，皮损未进展。

按语： 先贤沈金鳌曰："痰为诸病之源，怪病皆由痰成。"清代林佩琴《类证治裁·痰饮》曰："饮痰随气升降，遍身皆到，在肺为咳，在胃为呕，在心则悸，在头则眩，在背则冷，在胸则痞，在胁则胀，在肠则泻，在经络则肿，在四肢则痹，变幻百端。"怪病多痰，痰邪为患，变化多端，错综复杂，范围甚广，病种甚多，尤其是无形之痰导致的病证，症状纷繁庞杂，离奇古怪，无一定规律。本例患儿脏腑娇嫩，形气未充，"稚阴稚阳"之体，先天禀赋不足，元阴亏虚；后天调摄失宜，脾失运化，造成气机不利，津液运行不畅，湿无以化，湿聚成痰，痰阻经络，上逆脑窍，阻滞脏腑气机升降之道，致阴阳不相顺接，清阳被蒙，因而作痫。正如《医学纲目·肝胆部》曰："痰溢膈上，则眩甚仆倒于地，而不知人，名之曰癫痫。"脑为至清至粹至纯之府，喜静而恶扰，喜清而恶浊，且易虚易实，痰浊使元神蒙蔽不清而成痫病；痰随气升降，遍身皆到，而见本病多个脏器及组织受累的表现。方中半夏辛温性燥，善燥湿化痰；橘红既可理气行滞，又能燥湿化痰，二者相辅相成，燥湿以助半夏化痰之力，理气可使气顺则痰消，体现治痰先理气，气顺则痰消之意；胆南星伍半夏，燥湿化痰之力强；枳实配橘红，行气之力增；痰由湿生，湿自脾来，故以白术、茯苓健脾渗湿，健脾以杜生痰之源，渗湿以助化痰之力；白芥子辛温走散，利气机，通经络，善治皮里膜外之痰；石菖蒲豁痰开窍；川芎行气降逆活血；天麻息风；炙甘草健脾和中，调和诸药。诸药合用，燥湿理气祛除已生之痰，健脾渗湿杜生痰之源，致病因素得除，故收良效。

（张艳博整理）

第八节　痉证

医案一：面肌痉挛

王某，女，36岁。2011年5月24日初诊。

主诉：左侧面肌痉挛1月余。

现病史：1个月前自觉左侧眼睑跳动不已，四处求医，曾予针灸、按摩及口服中药汤剂，症状无明显好转，后发展至左嘴角及面部肌肉抽搐而来门诊求治。刻诊：左侧面肌痉挛，时作时止，心烦不安，头晕目眩，口干欲饮。舌质红、苔薄，脉弦细。既往精神抑郁多年，同时伴失眠多梦、头晕头痛。

中医诊断：痉证（风痰阻络，肝经失养）。

治法：祛风化痰，养肝通络。

处方：止痉散加减。全蝎9g，蜈蚣2条，菊花12g，蔓荆子12g，桑白皮12g，清半夏12g，胆南星9g，石斛15g，黄芩10g，陈皮9g。7剂，水煎服，每日1剂，早晚2次分服。

二诊（2011年6月1日）：诉服上方后，心烦稍减，头晕较前好转，口干止，左侧面肌痉挛如前，唯发作次数减少，舌脉同前。继服上方10剂。

三诊（2011年6月23日）：上方连服20余剂，病情减轻，面肌痉挛明显减少，心烦消失，眠安。上方加生龙骨、生牡蛎各24g（先煎）镇心安神，再服20剂，面肌痉挛痊愈。

按语： 面肌痉挛是以一侧面部肌肉阵发性、不规则、不自主抽动为主要临床表现的疾病。"风胜则动"，本证的发生多与风邪有关。止痉散乃治疗痉挛的有效方剂，据病情加入化痰、养肝、清热之药，疗效显著。风痰侵袭面部经络，致经气运行不畅，肝经失于濡养，故见心烦不安，头晕目眩，口干欲饮，舌质红，脉弦细；"风胜则动"，则拘急而痉，故现左侧面肌痉挛。方中胆南星、半夏、陈皮豁痰祛湿；桑白皮、黄芩清化痰热；全蝎、蜈蚣味辛有毒，入肝经，有镇痉之功；菊花、蔓荆子二药轻浮升散，清肝明目，祛风止痛；石斛滋阴生津，养肝益胃。全方配伍，使风去、痰消、肝濡、痉止。

（杨海燕整理）

第九节　痿证

医案一：地黄饮子治疗多系统萎缩

陈某，男，65岁。2012年9月14日初诊。

主诉：站立时头晕2年，伴行走不稳1年。

现病史：患者于2年前无明显诱因出现站立时头晕，尚可忍受，随后偶出现晕厥，约10分钟后可清醒，伴有肢体抽搐等症状。约1年前出现行走不稳、轻度吞咽困难，期间曾多次接受中西医治疗，效果不佳，遂来我院就诊。刻诊：头晕，行走不稳，轻度吞咽困难，呈吟诗样语言，纳少，眠可，二便调。舌质淡红、苔白略黄，脉沉细。查体：神志清，精神一般，高级智能正常，呈宽基底步态，闭目难立征（+），吟诗样语言，咽反射迟钝，双眼可见轻度水平性眼震，双侧腱反射活跃，跟膝胫试验（+），双侧指鼻试验欠稳准，巴宾斯基征（+）。感觉系统检查未见异常。卧位血压140/95mmHg，立位血压100/60mmHg（1mmHg=0.133kPa）。头颅MRI示脑干、小脑萎缩。

西医诊断：多系统萎缩。

中医诊断：眩晕（阴阳亏损，精血不足）。

治法：滋补肝肾，阴阳并补。

处方：熟地黄15g，巴戟天10g，山茱萸15g，石斛10g，肉苁蓉15g，五味子12g，肉桂10g（后下），茯苓15g，麦冬12g，制附子5g（先煎），石菖蒲12g，制远志12g，薄荷6g（后下），黄芪15g，白术10g，生姜3片，大枣5枚。10剂，水煎服，每日1剂，早晚2次分服。

二诊（2012年9月25日）：患者诉头晕及语言改善明显，下肢活动仍不利。上方易黄芪20g，加杜仲15g，以增益气补肾之效。10剂，水煎服，每日1剂，早晚2次分服。

三诊（2012年10月5日）：诸症较前明显好转，患者要求出院，守上方，15剂。

按语： 多系统萎缩是一种原因未明的神经系统变性疾病，中医学并无固定病名，认为其多属于"痿证""眩晕""骨摇""虚劳""喑痱"等范畴。本病多由虚损所致，而实邪不甚显著。精亏于下，气虚于上，气血阴阳失调，无以上充于脑，以致髓海空虚，并与肝脾肾等脏器有密切的关系。《素问·至真要大论》曰"劳则温之""损则益之""虚则补之"。故在本病的治疗上须以补为主，先后天同治，阴阳双补；肝肾同源，故肝肾同治，滋补肝肾，辅以健脾益气，益后天之本，充养先天之资。地黄饮子出自刘河间《黄帝素问宣明论方》。方中熟地黄、山茱萸滋补肾阴；肉苁蓉、巴戟天温壮肾阳，四味共为君药；配伍附子、肉桂之辛热以助温养下元，摄纳浮阳，引火归原；石斛、麦冬、五味子滋养肺肾，金水相生，壮水以济火，均为臣药；石菖蒲与远志、茯苓合用，开窍化痰，交通心肾而宣窍辟邪，共为佐药；薄荷疏郁而轻清上行，清利咽喉窍道，搜其不尽之邪，使风无留著；黄芪、白术健脾益气；姜、枣和中调药，功兼佐使。诸药合用，标本兼治，阴阳并补，上下同治，滋而不腻，温而不燥，使下元得补，浮阳得以摄纳，水火既济。

医案二：眼肌型重症肌无力（一）

张某，女，29岁。2009年3月6日初诊。

主诉：左眼睑抬举无力2年余。

现病史：患者于2007年4月初发现左眼睁开吃力，左上眼睑下垂，晨轻暮重，伴肢疲乏力，经当地医院确诊为眼肌型重症肌无力，给予吡啶斯的明、强的松治疗后症状好转，停药后基本稳定。近日病情复作，考虑吡啶斯的明、强的松副作用大且易反复，不愿再次服用而选择中药治疗。刻诊：左上眼睑下垂、睁眼困难，面色少华，神倦懒言，肢疲乏力，食少，大便溏薄，下肢水肿，头晕。舌质淡、苔白，脉细沉弱。

中医诊断：痿证（脾虚气陷）。

治法：健脾益气，升阳举陷。

处方：生黄芪30g，知母10g，柴胡6g，升麻6g，桔梗6g，陈皮10g，枳壳10g，山药20g，茯苓15g，当归12g，阿胶10g（烊化），甘草10g。7剂，水煎服，每日1剂，早晚2次分服。

二诊（2009年3月16日）：患者睁眼困难已明显改善，大便正常，余症均有不同程度好转。效不更方，在原方基础上减去薏苡仁，易知母6g，继服21剂后诸症悉平。随访3个月，未有复发。

按语： 重症肌无力是一种获得性自身免疫性疾病，临床表现为部分或全身骨骼肌易疲劳，具有活动后症状加重、休息或治疗后症状减轻和晨轻暮重等特点。眼肌型重症肌无力是重症肌无力中较轻的一种，本病的病机是脾虚气陷、精微不布。眼睑在"五轮"学说中属"肉轮"，在脏属脾，司开合，脾气下陷则升举无力，故上睑下垂、睁眼困难；脾虚，其运化功能减退，精微不布，精微不能正常吸收输布，水液停聚体内，可见食少、水肿、便溏，即《素问·至真要大论》所谓："诸湿肿满，皆属于脾。"大气下陷，气血不能上达，脑窍失养，故见头晕；脾气虚弱下陷，则精微物质不能荣养四肢肌肉，气血不充，可见肢疲乏力、面色少华。王教授根据多年的临床经验及"治痿独取阳明"的治则，以升陷汤加味健脾益气、升阳举陷。方中黄芪补气；知母凉润以济之；柴胡引气自左上升，升麻引气自右上升，二药与黄芪相伍，其益气升提之力甚大；桔梗为药中之舟楫，载诸药达胸中；枳壳、陈皮行气运脾；山药、茯苓补气健脾渗湿；痿证日久则气血亏虚，故酌加当归、阿胶以养血活血；甘草量稍大旨在补脾益气，调和诸药。诸药合用，使清阳得升，浊阴得降，诸症自愈。

（彭壮整理）

医案三：眼肌型重症肌无力（二）

鲁某，女，11岁。2012年10月4日初诊。

主诉：左侧眼睑下垂1周余。

家属代诉：患者父亲为网吧老板，诉自打女儿记事起就与电脑成了亲密之交，几乎每天都上网聊天或打游戏，而且经常熬夜至凌晨2~3点，有时甚至一夜不睡，饮食毫无规律。家人屡次劝说都于事无补。3年前患者曾出现过右眼睑下垂症状，经某院确诊为"重症肌无力（眼肌型）"，给予溴吡斯的明治疗月余好转。10天前患者曾与同学结伴外出郊游，回家即发现左眼睑下垂，晨轻夜重，终日困乏无力，食少便溏，黎明肠鸣腹泻，大便每天3~4次，小便尚可。舌质淡、苔薄白，脉沉缓无力。

中医诊断：痿证（脾肾亏虚，阳气下陷证）。

治法：补益脾肾，升阳举陷。

处方：柴胡6g，当归6g，白芍9g，炒白术9g，茯苓6g，生山药15g，炒扁豆15g，桑寄生9g，炒杜仲9g，黄芪20g，炙甘草6g。7剂，水煎服，每日1剂，早晚2次分服。

二诊（2013年10月22日）：服药后患者左眼睑下垂症状有所好转，以前起床后不到3小时就会出现眼睑下垂，现在能坚持到下午2点才会出现上述症状，大便稍成形，继服上方15剂。

三诊（2013年11月10日）：自诉症状明显改善，大便成形，体力有所增加，饮食有所改善，考虑其非一日所成之疾，现病已去大半，需缓慢调养之，嘱其继服补中益气丸，后服药3月余，诸症全消，停药后半年未见复发。

按语： 小女孩所病，中医称之为"睑废"，多以五轮学说中脾主眼胞为指导思想，给予补益中气、升提健脾之药，方药以补中益气汤为代表，此为中规中矩之处方。王教授认为小女孩有脾虚之证，给予黄芪、山药健脾益气；柴胡协同黄芪升举阳气；但考虑其病已久而且久视电脑，《素问·宣明五气》有云"久视伤血"，故于方中加当归、白芍以滋养肝血；中医亦有"久病及肾"之说，脾与肾关系密切，脾为后天之本，肾为先天之本，该患者正处于生长发育阶段，肾精肾气尚未充裕，加之其长期熬夜，饮食无规律，伤及脾胃，脾虚日久累及于肾，故现食少便溏，黎明腹泻之脾肾两虚之证，故于方中加入杜仲、桑寄生以顾护先天。又考虑到脾喜燥恶湿，脾虚日久，脾失健运，水湿内停，故方中加入炒扁豆以配合白术、茯苓共收渗湿健脾之功；炙甘草调和诸药。综上所述，此从中下二焦入手，可为正道。后于病去大半之时，嘱其继服补中益气丸，取李东垣"汤者荡也，去大病用之""丸者缓也，舒缓而治之也"之意。

（赵慧鹃整理）

医案四：延髓型重症肌无力

陈某，女，56岁。2006年4月3日初诊。

主诉：吞咽呛咳、喉中涎多反复发作2年，加重1个月。

现病史：2年前患者逐渐出现吞咽呛咳及言语含糊不清，劳累或情绪激动则症状加重。平时易疲劳，稍动则汗出。曾在某医院被诊断为重症肌无力，服用抗胆碱酯酶药可缓解症状。刻诊：表情痛苦，营养不良，吞咽困难，进流质食物时更甚，声音嘶哑，含糊不清，喉中痰鸣，时有涎水从口角流出，张口可见满口涎水。舌质淡、舌体稍胖大，边有齿痕，舌苔滑腻，脉象弦滑。肌疲劳试验（＋），腾喜龙试验（＋）。胸腺CT检查示胸腺增生。

西医诊断：重症肌无力（延髓型）。

中医诊断：痿证（阳虚痰阻，脾肺阳虚为本，痰饮阻络为标）。

治法：温肺化饮，健脾化痰。

处方：半夏12g，干姜9g，桂枝12g，细辛4g，白术12g，陈皮12g，厚朴9g，茯苓9g，炙麻黄12g，白芍12g，炙甘草6g。7剂，水煎服，每日1剂，早晚2次分服。

患者连服3剂，喉中痰涎大减，症状明显改善。上方加减连服月余，诸症皆消。

按语：对重症肌无力历代中医文献未见有较完整的论述，中医学将其归入"痿证"范畴。本型多因先天禀赋不足，素体真元亏虚，后天调养失当，加之久病，肺脾肾俱虚，津液在体内代谢障碍，发为水湿痰饮。百病多由痰作祟，脾为生痰之源，肺为贮痰之器，脾虚则生痰湿，肺虚则豁痰无权，致痰涎壅塞，气息不畅，甚至窒息死亡。病痰饮者，当以温药和之。可采用小青龙汤加减调治。方中半夏、干姜、桂枝、细辛温阳化饮；白术、陈皮、厚朴、茯苓健脾化痰，以绝生痰之源；炙麻黄止咳平喘；白芍和营养血；炙甘草益气和中，又能调和诸药。全方温肺化饮，健脾化湿，标本兼治，则诸症自平。本案有痰饮而偏于饮，饮者自当温化。故临床上采用温肺化饮、健脾化痰的标本兼治之法而收功。

（张艳博整理）

第十节　心悸

医案一：心脏神经官能症

王某，女，54岁。2011年1月12日初诊。

主诉：阵发性心慌、胸痛3年余，加重1周。

现病史：3年来患者经常心慌、胸痛、气短，心中发空，脊背痛，体倦乏力，劳累后更明显，食欲较差，大小便正常。患者曾多次在许昌市某医院查心电图均未见明显异常，在许昌市某民营医院诊断为"心脏神经官能症"，自诉服用多种药物，效不佳，患者整日忧心忡忡，极易恐慌。3年来患者多方打听良医，花费大量时间及金钱，患者及其家人均痛苦不安。

刻诊：患者神情忧郁。舌尖红、舌苔薄白，脉结代。

中医诊断：心悸（阴阳俱虚，心脉失养）。

治法：益气滋阴，通阳复脉。

处方：炙甘草12g，麦冬15g，生地黄15g，当归6g，丹参15g，阿胶6g（烊化），合欢花30g，合欢皮30g，金狗脊15g，桂枝6g，生姜6g，大枣10枚。7剂，水煎服，每日1剂，早晚2次分服。

二诊（2011年1月19日）：自诉背已不痛，脉象亦有明显好转。上方去狗脊，加龙眼肉30g，继服15剂，水煎服，每日1剂，早晚2次分服。

三诊（2011年2月5日）：自觉症状已无，脉未见结代，心脏听诊未发现心律不齐。继服7剂进行调理，此后未有复发。

按语：患者素体肝肾亏虚，久病更耗阴血，阴损及阳，气血阴阳俱虚，故上不能濡养心脉，出现心慌、胸痛、气短、体倦乏力等症状。治疗以益气滋阴、通阳复脉为主。方中重用炙甘草甘温益脾，脾属土，为心之子，补子而实母，缓心脾之急而复脉为主药；生地黄滋阴生血；当归、丹参补血活血；金狗脊补肝肾，利关节；麦冬益阴养心以利复脉，为辅药；桂枝助心阳而通脉；阿胶养血滋阴；生姜、大枣调和营卫为使药；考虑患者长期为疾病所苦，精神焦虑，故加合欢花、合欢皮，诸药相合，共奏滋阴养血、益气复脉之效。

（朱盼龙整理）

第十一节　口僻

医案一：从"少阳"论治面瘫

吕某，男，46岁。2011年11月18日初诊。

主诉：右侧面颊麻木伴右耳下疼痛5天。

现病史：患者5天前因连续工作，站窗口透气后出现右侧面颊麻木伴右耳下疼痛，右眼睑不能闭合，遂至某医院就诊，被诊断为"亨特综合征"，予以阿昔洛韦、甲钴胺治疗，效果不佳。现右侧面颊麻木，右眼睑不能闭合，口角流涎，右耳下疼痛，耳鸣，耳闷，口干苦，纳眠可，二便调。舌质淡、苔白，脉弦细。

查体：右侧额纹消失，眼裂变大，露睛流泪，右鼻唇沟变浅，口角左歪，病侧不能皱眉、闭目、露齿、鼓颊。

西医诊断：亨特综合征。

中医诊断：口僻（风痰阻络，邪犯少阳）。

治法：祛风化痰，和解少阳。

处方：柴胡12g，黄芩12g，清半夏10g，党参12g，炙甘草6g，生石膏20g（先煎），白附子9g（先煎），全蝎9g，僵蚕12g，生姜3片，大枣3枚。7剂，水煎服，每日1剂，早晚2次分服。

二诊（2011年11月26日）：诸症皆好转，嘱其原方再服7剂，水煎服，每日1剂，早晚2次分服。

三诊（2011年12月4日）：面瘫已恢复，唯有右耳下疼痛，耳鸣，耳闷。舌质红、苔黄稍腻，脉弦滑。予龙胆泻肝汤，处方：龙胆草9g，山栀9g（炒），黄芩9g（炒），柴胡12g，泽泻15g，车前子9g（包煎），生地黄10g，当归12g，通草3g，甘草6g。3剂，水煎服。1周后随访，诸症俱除。嘱其暂避风寒，休养数日。

按语：胆足少阳之脉，起于目锐眦，上抵头角，下耳后，循颈行手少阳之前，其支者，从耳后入耳中，出走耳前，至目锐眦后。足阳明胃经挟口两旁，环绕嘴唇。本例患者为外邪直中少阳、阳明二经，口眼㖞斜，耳后疼痛，耳鸣，耳闷，故用小柴胡汤和解少阳，生石膏泻其阳明，牵正散治其风痰，患者诸症皆好转。三诊，患者阳明之邪已去，邪在少阳，郁而化火，予龙胆泻肝汤泻肝胆实火。

（彭壮整理）

医案二：口僻后遗症

侯某，女，35岁。2013年10月28日初诊。

主诉：口角㖞斜15个月。

现病史：15个月前无明显诱因出现面瘫，当时左侧额纹消失，右侧鼻唇沟变浅，口角左歪，左眼偏小，面部未见带状疱疹，曾反复治疗，症状减轻。现症见：面黄形瘦，左侧额纹减少，左眼偏小，右侧鼻唇沟变浅，口角左歪，全身乏力，无胸闷、汗出，心情不快，不敢出门，纳可，眠差，二便正常。

中医诊断：口僻（心脾两虚）。

治法：健脾养心。

处方：黄芪12g，当归12g，酸枣仁30g，木香6g，远志12g，龙眼肉30g，白芍15g，天麻6g，僵蚕12g，茯苓12g，柴胡10g，甘草10g。7剂，水煎服，每日1剂，早晚2次分服。

二诊（2013年11月5日）：患者面色红润较前明显改善，乏力、纳差消失，心情明显好转，舌尖偏改善。守上方，去柴胡10g，继服10剂，水煎服，每日1剂，早晚2次分服。诸症基本消失，后遗症明显减轻，患者因此心情愉悦。

按语： 痛甚则有火，如若中风面瘫急性期出现疼痛难忍，西医为带状疱疹病毒感染三叉神经，患者会感到三叉神经分布部位有灼热感。脾在志为思，日久则伤脾，且心主神志，心藏神，情志异常首伤心神。如《灵枢·本神》载："是故怵惕思虑者则伤神……喜乐者，神惮散而不藏。愁忧者，气闭塞而不行。盛怒者，迷惑而不治。恐惧者，神荡惮而不收。"又如《素问·举痛论》载："思则心有所存，神有所归，正气留而不行，故气结矣。"因此，急性期中风面瘫的治疗应在祛风化痰的基础上，加用清宣郁热的药物，如薄荷、菊花，方用牵正散加减；而后遗症期，因患者心情不悦，不敢出门，压力甚大，眠差，日久则伤心脾，故此期治疗应重在健脾养心安神，方用归脾汤加减。归脾汤健脾养心、补益气血，加僵蚕、天麻祛风通络；因患者自觉形象不佳而长期闷闷不乐，给予柴胡疏肝解郁并给予心理疏导。由此方可达脾健气血有源，风息络通，诸症得解，心情大好。

（曾利敏整理）

医案三：桂枝汤加味治疗面神经炎后遗症——面部自汗症

乔某，男，12岁。2005年11月2日初诊。

主诉：右侧面部自汗频作1年。

现病史：患者1年前患右侧面神经炎，经中西医治疗后基本痊愈，但仍遗留右侧面部频频自汗，久治不愈。曾服用谷维素、维生素B_1、肌苷、ATP等及中药牡蛎散、玉屏风散等，未见明显效果。就诊时天气寒冷，但见患者右侧头、额、面部汗出，动则加重，自感恶风怕冷，右侧尤甚。面色㿠白，舌质淡胖，脉细而缓，右脉为甚。

中医诊断：自汗症（营卫不和，肌表失固）。

治法：调和营卫。

处方：桂枝汤合玉屏风散加味。桂枝10g，白芍15g，白术15g，黄芪30g，煅牡蛎30g（先煎），防风6g，炙甘草6g。5剂，水煎服，每日1剂，早晚2次分服。

二诊（2005年11月8日）：汗出大为减少。继服5剂，病告痊愈。随访1年，未见复发。

按语：面神经炎遗留面部自汗症，系由于自主神经功能失调所致。此乃发汗祛邪不当，导致营卫不和，营阴失守，卫表不固。故以桂枝汤调和营卫；玉屏风散实表护卫；煅牡蛎收涩止汗，使邪去正复，营卫调和，病自向愈。桂枝汤功擅解肌发表，调和营卫，为外感风寒表虚证而设。桂枝汤证在《伤寒论》中的条文很多：一是说明本方的应用范围十分广泛；二是亦暗示用好桂枝汤有一定难度。因此，仲景反复论述。王教授运用该方，治疗面神经炎后遗诸症，亦收良效。

（王彦华整理）

医案四：面肌痉挛

黄某，女，42岁。2012年5月6日初诊。

主诉：左侧面部肌肉阵发性抽搐2个月。

现病史：患者半年前患左侧面神经炎，予强的松、地巴唑及中药祛风活血剂等，病情逐渐好转。近2个月来出现左侧面部肌肉阵发性抽搐，开始尚轻，仅局限于面部，渐渐牵及眼睑及口角，每因心情不舒而诱发或加重。每日发作2～3次，每次持续1～2分钟，伴心悸、汗出。曾服芍药甘草汤及天麻丸，效不佳。舌质淡胖、苔薄润，脉细缓无力。

中医诊断：痉证（营卫不和，阴阳失调）。

治法：调和营卫，潜阳息风。

处方：桂枝加龙牡汤加减。桂枝6g，炙甘草6g，白芍30g，生龙骨30g（先煎），生牡蛎30g（先煎），姜、枣为引。5剂，水煎服，每日1剂，早晚2次分服。

二诊（2012年5月12日）：自诉症状大减。继服10剂，水煎服，诸症消失。随访至今，未见复发。

按语： 面神经炎后遗面肌痉挛，系由于膝状神经节受到病理刺激而引起的面神经兴奋过度。辨证乃因汗之太过，致阴血亏损，阳气亢奋，化风上扰所致。治以桂枝汤调和营卫，生龙骨、生牡蛎潜阳息风，使阴平阳秘，营卫和谐，故顽疾得愈。

（王彦华整理）

医案五：升陷汤加减治疗面瘫

马某，女，43岁。2015年5月12日初诊。

主诉：口角㖞斜4个月。

现病史：4月前无明显诱因出现左侧面部麻木，口角歪向右侧，左侧眼睑不能闭合，左侧耳鸣、耳闷，于河南省某中医院住院治疗，给予鼠神经生长因子、甲钴胺，配合艾灸、针灸治疗，症状好转出院。出院后不慎外感风寒，上述症状加重。刻诊：神志清，精神差，左侧耳鸣、耳闷，纳眠一般，二便可，口干。舌质淡红、苔厚，脉细弱。查体：左侧三支浅感觉减退，左侧额纹变浅，左侧眼裂增宽，左侧闭目露睛，左侧鼻唇沟浅，口角右歪，伸舌左偏。

西医诊断：面神经麻痹。

中医诊断：面瘫（气阴两虚）。

治法：升阳举陷。

处方：升陷汤加减。知母6g，升麻6g，柴胡6g，桂枝6g，炙黄芪30g，红景天30g，忍冬藤10g，五加皮20g，桔梗12g，生甘草10g。7剂，水煎服，每日1剂，早晚2次分服。

二诊（2015年5月22日）：诸症减轻，守上方继服14剂，水煎服，每日1剂，早晚2次分服。

按语：患者为中年女性，以肝为先天，长期处于紧张状态，无法正常休息，一则耗气，二则影响肝之疏泄。耗气而又无法及时补充则虚，虚则易留邪；生活压力大，长期处于应激状态，过于调动气血，又压抑肝之疏泄，疏泄不利则易生百病。患者素体亏虚，气阴不足，肾精亏虚无法濡养耳窍，加之肝疏泄失司，则见耳鸣，耳闷；气乃人之本，正气存内，邪不可干，气若不足，邪气易趁虚而入，引发疾患，故患者再受风寒后，病情复发。

升陷汤出自近代医学大家张锡纯的《医学衷中参西录》，方药组成：生黄芪、知母、柴胡、桔梗、升麻。原方主要治疗胸中大气下陷，气短不足以息，脉象多为沉迟微弱。本病例中，用炙黄芪补中气以治本；升麻、柴胡恢复气机正常运行；桔梗既可将久亏之中气提升，又可引气至面部，达病所发挥其药效；知母及生甘草清上焦热；桂枝温阳化气；忍冬藤疏风通络。此外，本方加用红景天及五加皮。红景天"本经上品，祛邪恶气，补诸不足"（《本草纲目》），是"已知补益药中所罕见"，以补气养血；五加皮乃补中益精、祛风湿、壮筋骨之良药。以该患者为例，王教授强调，此病有气虚，有肝肾亏虚，治疗上要补肝肾，提升中气，也要注意解毒，为中医临床治疗面瘫提供一个好的思路。

（王孟秋整理）

医案六：牵正散加减治疗面瘫（面神经麻痹）

王某，男，63岁。2017年9月6日初诊。

主诉：右侧口角㖞斜3天。

现病史：3天前患者无明显诱因出现口角下垂，流涎，饮水外溢，右眼闭目无力，鼓腮漏气，食物易滞留在右侧颊黏膜处，右眼易流泪，右耳后疼痛，右口角红色疱疹，纳食可，多梦，二便可。舌质淡红、苔白腻，脉浮滑。

西医诊断：面神经麻痹。

中医诊断：面瘫（风痰阻络）。

治法：祛风化痰，清热解毒。

处方：牵正散加减。野菊花15g，金银花20g，连翘20g，甘草15g，白附子3g（先煎），僵蚕9g，全蝎9g，升麻9g，杜仲15g，桑寄生15g，薏苡仁30g。3剂，水煎服，每日1剂，早晚2次分服。嘱其：①避风寒、慎起居，忌劳累，保持室温适中，不易潮湿；②忌烟酒及辛辣刺激油腻之品；③经常进行面部按摩及面部表情肌锻炼；④加强锻炼，增强体质。

二诊（2017年9月9日）：口角㖞斜改善不明显。舌质红、少苔，脉弦。上方加玄参12g。7剂，水煎服，每日1剂，早晚2次分服。

按语：中医学认为本病多由机体正气不足，脉络空虚，卫外不固，风寒或风热乘虚侵袭，致经气阻滞，筋脉失养，经筋功能失调，筋肉纵缓不收而发病。一诊方用牵正散加减，结合患者临床症状及舌脉象，考虑该患者为风热侵袭所致，给予野菊花、金银花、连翘清头风，解毒；升麻引药上行，所谓正虚邪侵，患者老年男性，给予杜仲、桑寄生补肝肾，强正气；该患者急性发病，口角疱疹，易致热毒肿疮，给予薏苡仁利水消肿。二诊患者舌质红、少苔，考虑上方清热药物伤阴，给予玄参滋阴。

（林燕杰整理）

第十二节 头痛

医案一："瘀血"论治慢性头痛

张某，女，38岁。2012年3月12日初诊。

主诉：阵发性头痛5年，加重2天。

现病史：患者5年前因家庭纠纷而出现头痛，两侧胀痛，未予治疗。后头痛频发，两侧为甚，偶有眉骨疼痛，痛处固定不移，痛甚则呕，常在夜间发作，伴口干口苦，烦躁难入眠。曾接受中西医治疗（具体用药不详），疗效不佳。2天前外出，感受冷风后头痛加重，纳可，小便正常，大便如常。舌质暗红有瘀斑、苔薄，脉弦涩。

中医诊断：头痛（气滞血瘀，外感风寒）。

治法：活血化瘀，通窍止痛，佐以祛风通络。

处方：通窍活血汤加减。赤芍12g，川芎15g，桃仁12g，红花9g，全蝎9g，僵蚕9g，白芷10g，细辛3g，黄芩9g，生姜3片，大枣3枚，甘草6g。10剂，水煎服，每日1剂，早晚2次分服。另，麝香0.3g，每日冲服0.1g。

二诊（2012年3月24日）：服上方后头痛明显减轻，时有烦躁，眠差。上方改黄芩12g，加茯神20g，合欢花20g。7剂，水煎服，每日1剂，早晚2次分服。

三诊（2012年4月5日）：头痛基本消失，眠可，近日饮食不规律，腹胀，纳差。嘱其服香砂养胃丸合保和丸。

按语：清·叶天士《叶氏医案存真》（卷一）中指出："久发、频发之恙，必伤及络，络乃聚血之所，久病必瘀闭。"慢性头痛发病，无论外感或内伤，初病多气结在经，久病则血伤入络，导致气滞血瘀。本例初始表现为头两侧胀痛，是为肝失条达，气郁化火，须投之天麻钩藤饮。现头痛频发，两侧为甚，偶有眉骨疼痛，痛处固定不移，痛甚则呕，常在夜间发作，伴口干口苦，烦躁难入眠，为久病未愈，瘀血阻遏少阳、阳明二经，不通则痛，故选方为通窍活血汤，活血化瘀，通窍止痛，佐以全蝎、僵蚕；受风寒者，寒邪留滞经络，须祛风通络止痛，当用白芷、细辛，白芷为阳明经引经药，故可收效。邪火上炎，则有口干苦，心神受邪火之扰，则烦躁难入眠，加黄芩清泻实火；恐全蝎、僵蚕之虫类碍胃，配以生姜、大枣、甘草调和胃气；麝香气极香，性走窜，可行血中之瘀滞，开经络之壅遏，当以冲服。二诊，患者头痛减轻，仍有烦躁、眠差，上方清火之力不及，故黄芩加量，佐以茯神、合欢花宁心安神。三诊，患者头痛消失，腹胀，纳差，为脾胃气虚，升降失常，故用香砂养胃丸合保和丸调和脾胃，消食导滞。

（彭壮整理）

医案二：从少阳经论治枕后头痛

刘某，男，38岁。2008年12月21日初诊。

主诉：枕后隐隐闷痛反复发作10年余。

现病史：自诉枕后隐隐闷痛反复发作10余年，久治不愈，平素语声高亢，纳眠可，二便调。舌质淡红、舌苔薄微黄而少津，脉弦缓。既往颈部CT已排除颈椎病。

中医诊断：头痛（少阳经气不利）。

治法：和解少阳，行气止痛。

处方：小柴胡汤加减。柴胡10g，法半夏15g，黄芩10g，郁金10g，栀子10g，土鳖虫9g，红花10g，醋延胡索10g，茯苓10g，甘草6g。7剂，水煎服，每日1剂，早晚2次分服。

二诊（2008年12月29日）：服药后枕部闷痛几近消失，仅偶轻度发作，持续短暂。补述长期抽烟，经常咽痒，咳嗽，咳黑黏痰，舌脉同上。治疗既效，守上方加连翘10g，玄参15g，以清利咽喉，化痰止咳。5剂，水煎服，每日1剂，早晚2次分服。后疼痛完全消失，其他症状改善，随访半年未见复发。

按语：痛在枕后，且语声高亢，脉弦缓，根据脉症，属少阳经气郁滞。《灵枢·经脉》言盖以手少阳三焦经"其支者，从膻中上出缺盆，上项，系耳后直上，出耳上角……"足少阳胆经"起于目锐眦，上抵头角，下耳后，循颈行手少阳之前，至肩上，却交出手少阳之后，入缺盆"。可见手足少阳经脉皆循行双侧耳后，与枕部比邻，故少阳相火循经上扰，亦可出现枕部疼痛。诚然，枕部以太阳经脉、督脉循行为主，若属太阳头痛，多为风寒所感，必有风寒之象，而此案患者舌质红、苔微黄少津，则知其非。若属督脉为病，必苦寒热，而病者无寒热之征，亦知其非。

（张亚男整理）

医案三：立愈汤加虫类药治疗顽固性偏头痛

孙某，女，26岁。2013年9月2日初诊。

主诉：间断性头痛10年余。

现病史：患者头痛间断性发作10余年，始发左侧偏头痛伴恶心、呕吐、烦躁不安，尔后间断发作，且日渐频发而加重，发作频率从隔日1次至每日2~3次。近日头痛复发，痛如针刺，痛处偏左，剧痛难忍，甚则头皮麻木，目昏不欲睁，头沉不能举，入夜尤甚，遇冷加重，伴恶心欲呕吐，面白，肢冷。月经量少，夹有瘀块，经行头痛加重。遂来我院就诊。舌质紫暗、苔滑，脉沉迟而略涩。

中医诊断：头痛（寒瘀阻络，气血运行受阻，脑窍失养）。

治法：活血化瘀，温经通络。

处方：何首乌12g，土茯苓30g，天麻12g，当归12g，防风10g，桃仁10g，红花10g，全蝎9g，蜈蚣1条，细辛3g，桂枝6g，甘草6g。5剂，水煎服，每日1剂，早晚2次分服。

二诊（2013年9月7日）：服药3剂，每日头痛发作次数减少，程度减轻，面白肢冷、头痛遇寒加重症状消失，原方去蜈蚣、细辛，继服5剂，水煎服，每日1剂，早晚2次分服。

三诊（2013年9月12日）：患者头痛诸症消失，诉胁肋胀满，胸闷喜太息或嗳气，易怒，口苦。舌质淡暗，脉弦。处方：陈皮10g，柴胡12g，川芎12g，枳壳10g，白芍12g，炙甘草6g，香附10g。调治1周后，痊愈。

按语：顽固性偏头痛常因情志失调、郁火上扰、肝阳上亢、气滞血瘀、气血亏虚而脑窍失养所致。病位在脑，与肝、脾、肾等脏腑有关，病性或虚或实，或虚实夹杂，而肝阳化风、痰瘀阻滞、气血亏损、肝肾不足为顽固性偏头痛的主要病理机制，病机复杂，病程缠绵难愈，对于这样的患者，用立愈汤加虫类药治疗是王教授的一大特色。孟文瑞的《春脚集》载立愈汤一方，谓："治一切头痛，不拘正痛，或左或右偏痛皆效。"本例偏头痛患者病程长达10年余，且日渐加重，近日头痛复发，痛如针刺，入夜尤甚，又见月经量少，夹有瘀块，舌质紫暗，脉涩，"久病入络""久病必瘀"。正如叶天士曰："病久则邪正混处其间，草木不能见效，当以虫蚁疏逐，以搜剔络中混处之邪。"所以加用虫类药起到事半功倍的效果；遇寒加重，寒瘀互阻于络，以活血化瘀、温经通脉立法。二诊，患者面白肢冷、头痛遇寒加重症状消失，知寒证已除，故原方去蜈蚣、细辛，继服5剂。三诊患者头痛诸症消失，但诉胁肋胀满，胸闷喜太息或嗳气，易怒，口苦，舌质淡暗，脉弦，均是肝气郁滞的证候，以柴胡疏肝散原方调治，疏肝解郁，则愈。

（许可可整理）

医案四：顽固性头痛

顾某，女，56岁。2012年1月23日初诊。

主诉：发作性剧烈头痛30年余。

现病史：患者30年前生产后大气一场，从那时起遗留头痛，头痛部位主要在颠顶，痛势剧烈有欲裂开之势，时时撞墙以缓解头痛，同时伴有恶心，甚则呕吐清水，平素畏寒肢凉，大便溏泄，口不干、不苦。30年间患者每遇头痛发作即静滴甘露醇，口服卡马西平、磷酸可待因片等，开始效果尚可，后来效果越来越差，不得不增大口服镇痛药的药量，即便如此，头痛亦愈演愈烈，现难以控制。舌质淡、苔白润，脉弦细。

中医诊断：头痛（肝寒犯胃，寒浊上扰清窍）。

治法：温中补虚，止痛降逆。

处方：吴茱萸6g，人参12g（另煎兑服），生姜18g，大枣10枚，当归12g，白芍9g，川芎12g，藁本9g。3剂，水煎服，每日1剂，早晚2次分服。

二诊（2012年1月25日）：患者诉1剂后头痛明显减轻，恶心吐清水消失，3剂服完后头痛基本消失，畏寒、四肢发凉症状明显好转。给予原方续服7剂，后症状全消，随访半年未复发。

按语：《伤寒论·辨厥阴病脉证并治》378条："干呕，吐涎沫，头痛者，吴茱萸汤主之。"本病病机为肝寒犯胃，浊阴之气上逆。胃阳不布，产生涎沫随浊气上逆而吐出；肝脉于督脉会于颠顶，肝经寒邪随经上冲则头痛，故选吴茱萸汤加减治之。吴茱萸辛苦温为主药，温胃散寒，降逆止呕，《本经逢原》云："吴茱萸气味俱厚，阳中之阴，其性好上者，以其辛也；又善降逆气者，以味厚也。"配以生姜散寒止呕；人参、大枣补虚和中；生姜、大枣相合又是调和脾胃之益友；当归养血活血，白芍养阴柔肝，二者养血平肝；川芎能"上行头目"，为治疗头痛之要药，配以善达颠顶之藁本则标本兼顾，故能痊愈保身。

（赵慧娟整理）

医案五：吴茱萸汤加减治疗厥阴寒逆头痛

罗某，男，27岁。2013年1月4日初诊。

主诉：头痛伴恶心欲吐10余日。

现病史：10天前患者打篮球大汗后用冷水洗头，当天晚上即出现前全头痛，恶心欲吐，无视物模糊、畏光等前驱症状，急至卫生所诊治，给予对症治疗（具体药物不详），初有好转，停药后上述症状即恢复如初。刻诊：全头痛，前额及颠顶部尤重，头昏沉不清，恶心欲吐，痰多难咳，纳差，眠可，二便调。舌体淡胖、苔白微腻，脉浮滑。

中医诊断：头痛（厥阴寒逆）。

治法：暖肝散寒，止痛透窍。

处方：吴茱萸汤加减。吴茱萸6g，党参10g，生姜15g，半夏12g，橘皮12g，茯苓15g，石菖蒲12g，白芷9g，藁本10g，甘草6g。5剂，水煎服，每日1剂，早晚2次分服。

二诊（2013年1月9日）：患者诉服上方后上述症状明显好转。舌体淡、苔白，脉浮滑。药已中病，效不更方，再予前方7剂，未再来诊治。后院中相遇，告知上方服完4剂后症状已完全消失，为巩固疗效将药服尽。

按语：患者发病前有明显的受凉史，寒客厥阴，上扰清窍则头痛，头昏沉不清；下扰胃腑则恶心欲吐、纳差。方中吴茱萸辛热而散，破寒凝而使阳伸；白芷为阳明经头痛引经药，藁本为颠顶头痛引经药；重用生姜散寒降逆止呕；半夏燥湿化痰，降逆止呕；党参、橘皮、茯苓健脾化痰；石菖蒲化痰湿而通窍；甘草调和诸药。全方共奏暖肝散寒、止痛通窍之功。方证相应，加之患者病程较短，故可取得满意疗效。

（朱盼龙整理）

医案六：头面部疼痛

林某，女，48岁。2013年8月25日初诊。

主诉：右侧头面部阵发性疼痛14年，再发加重6天。

现病史：14年前患者突发右侧面部烧灼样剧痛，甚至面肌痉挛，流泪，流涎。6天前上述症状再发且加重，每日发作数10次，疼痛持续数分钟后自行缓解，常因饮食热物、情绪激动以及刷牙或触及面部诱发，伴见头晕耳鸣、口苦喜冷饮、烦躁易怒、溲黄、便秘。舌质红、苔黄，脉弦而滑，

中医诊断：头痛（肝火冲逆、风痰上扰）。

治法：清肝平火，祛风化痰。

处方：黄芩12g，生石膏10g（先煎），大黄9g，全蝎6g，僵蚕15g，白附子9g（先煎），天麻9g，防风9g，川芎9g，何首乌18g，当归12g。4剂，水煎服，每日1剂，早晚2次分服。

二诊（2013年8月31日）：大便已通，头痛发作次数减少，发作亦轻，上方去大黄，继服10剂，水煎服。

三诊（2013年9月12日）：头面部疼痛基本控制，诸症缓解，改拟养血为主，少佐风药以巩固。处方：天麻9g，防风9g，川芎9g，何首乌20g，当归20g，白芍15，全蝎6g，蜈蚣1条，僵蚕9g，白附子6g（先煎）。继服8剂善后。

按语：《素问·五脏生成》指出："是以头痛颠疾，下虚上实。"《丹溪心法·头痛》认为："头痛多主于痰，痛甚者火多。"中医学认为，凡五脏精华之血，六腑清阳之气皆上注于头面，故六淫之邪外袭，上犯颠顶，邪气稽留，阻抑清阳，或内伤者疾，导致气血逆乱，痰阻经络，均可发病。本患者伴见头晕耳鸣，口苦喜冷饮，烦躁易怒，溲黄，便秘，舌质红，苔黄，脉弦而滑，辨证属肝火冲逆、风痰上扰。方选主治口眼㖞斜的牵正散、《丹溪心法》载"治眉骨痛不可忍"的选奇汤、《春脚集》载"治一切头痛，不拘正痛，或左或右偏痛皆效"的立愈汤，三方化裁而成，诸药配合，标本兼顾，祛风化痰，养血止痛。

（康紫厚整理）

医案七：血虚头痛

毛某，男，46岁。2011年10月21日初诊。

主诉：发作性前额痛5年余。

现病史：患者5年前无明显诱因出现前额疼痛，疼痛呈搏动性，头皮触痛明显，头痛发作前无任何先兆，发作时伴恶心呕吐，持续10小时后缓解，头痛下午5点后加重。后上述症状反复出现并有加重趋势，2012年5月初至当地医院就诊，查CT示未见明显异常，诊断为偏头痛，给予口服药物治疗（具体用药不详）效果欠佳。后在当地中医门诊行针灸治疗3个月余，症状稍缓解，但仍有发作。现患者头晕，偶有心悸，面色少华，唇甲色淡，神疲乏力，遇劳加重，纳可，眠欠安，二便调。舌质淡、苔薄白、脉弦细。头颅CT（外院）示未见明显异常。患者既往体健，否认其他特殊

病史。

中医诊断：头痛（血虚头痛）。

治法：养血滋阴，疏风通络止痛。

处方：加味四物汤加减。川芎18g，白芷9g，白芍15g，甘草10g，蔓荆子6g，当归12g，熟地黄15g，生牡蛎15g（先煎），夏枯草10g，藁本10g。10剂，水煎服，每日1剂，早晚2次分服。

二诊（2011年11月2日）：患者诉服上方后头痛发作时疼痛程度有所减轻，睡眠稍有改善，神疲乏力症状好转，仍偶有心悸，面色少华，二便可。舌质淡、苔薄白，脉弦细。药已中病，效不更方，继守上方，藁本改为6g，继服14剂，水煎服，每日1剂，早晚2次分服。

三诊（2011年11月17日）：患者诉服上方后头痛发作次数及发作时程度均明显减轻，头痛发作时连及齿痛，睡眠质量有很大改善，未再出现心悸，偶有胃脘胀满，喜温喜按，饭后加重，二便调。舌质淡、苔薄白，脉弦细。原方加细辛以治少阴头痛之头痛连齿；加山柰以行气温中，消食，止痛。继服10剂，水煎服。

四诊（2011年11月30日）：患者诉服上方后头痛明显好转，头痛偶有发作，发作时可以忍受，脘腹胀满症状明显好转，纳可，眠可，二便调。舌质淡、苔薄白，脉缓。患者目前病情明显好转，需继服原方以巩固疗效，防止复发，守上方继服10剂，水煎服。

按语：《景岳全书·头痛》载："凡诊头痛者，当先审久暂，次辨表里。盖暂痛者，必因邪气，久病者必兼元气。以暂痛言之，则有表邪者，此风寒外袭于经也，治宜疏散，最忌清降……所以暂痛者当重邪气，久病者当重元气，此其大纲也。"对于头痛之治疗首先辨别外感与内伤，次辨虚实，根据四诊所得资料以定证型，虚证日久多兼邪实，治疗时要注意标本兼顾，注意引经药的运用以发挥有的放矢之功。本方取四物汤为底方，方中熟地黄甘温味厚、质润，入肝、肾经，长于滋养阴血，补肾填精；当归甘辛温，归肝、心、脾经，为补血良药兼有活血可使补而无滞；白芍养血益阴；川芎辛温升散，能"上行头目"，祛风止痛，为治疗头痛之要药，李东垣谓："头痛须用川芎。"白芷长于治疗阳明经头痛，该患者前额疼痛故用之；佐以夏枯草、蔓荆子、藁本疏风散邪，清利头目而止痛，生牡蛎重镇安神，诸药合用则标本兼顾；甘草调和诸药，共奏养血疏风和络之功。

（杨海燕整理）

医案八：头痛

常某，女，28岁。2018年3月4日初诊。

主诉：左颞部发作性搏动样疼痛2年余。

现病史：2年前无明显诱因出现左侧颞部发作性搏动样疼痛，经前期加重，发作前眼前有黑点、波纹，畏光，脱发，畏寒，恶心，口淡，食欲欠佳，不易入睡，二便正常，于国外医院就诊，完善相关检查，结果基本正常，医生以其无病不予治疗，应患者要求，予以布洛芬胶囊口服。近日回国探亲，头痛再发，为系统治疗，遂来我科。询问患者平日身体状况，提及经常容易感冒，易劳累。察其舌脉，舌质淡暗，苔薄白，脉细。

中医诊断：头痛（气虚血瘀）。

治法：益气活血化瘀。

处方：通窍活血汤加减。赤芍12g，川芎15g，桃仁10g，红花10g，麝香0.1g（冲服），红枣3枚，老葱1根。7剂，水煎服，每日1剂，早晚2次分服。

二诊（2018年3月12日）：服药后，患者头痛明显减轻。因夜间着凉，喷嚏频作，流水样涕，次日全身浮肿，以颜面部及四肢为重，畏寒加重，腰酸。追问病史，有发作性水肿病史10年余，劳累后加重，期间各项辅助检查均未见异常，未系统治疗。舌质淡、苔腻稍黄，脉细，诊断为水肿病，辨证为脾肾阳虚证，以苓桂术甘汤合防己黄芪汤加减治疗。方药：桂枝12g，茯苓30g，白术30g，甘草5g，黄芪30g，木瓜30g，防己12g，附子6g（先煎），滑石粉15g（包煎），泽泻15g，麻黄9g。7剂，水煎服，附子先煎40分钟，去除毒性后，再入他药，每日1剂，早晚2次分服。

三诊（2018年3月21日）：服药后，浮肿消退，头痛未发，月经第1天下腹部冷痛，有少量血块，急躁易怒。舌质暗、苔白，脉弦细，辨病属于月经病，证属气滞血瘀，以血府逐瘀汤活血化瘀、行气止痛。处方：炒桃仁15g，红花12g，赤芍12g，当归20g，川芎15g，地龙15g，桔梗12g，川牛膝30g，北柴胡12g，炮姜12g，麸炒枳壳12g，炙甘草5g，丹参30g。3剂，水煎服，每日1剂，早晚2次分服。

四诊（2018年3月25日）：服药后，头痛未发，月经正常，轻微浮肿，畏寒喜暖，腰酸，食欲欠佳。舌质淡胖、苔白腻，脉细，为水肿病，辨为脾肾阳虚证，守二诊方，无热证，去滑石粉；食欲不振加炒麦芽30g，砂仁6g（后下），再服10剂；另给予附子18g（先煎），前3日每次加入6g，用法同前。

随诊：头痛、浮肿皆愈，余症皆解，已出国工作。

按语：古人云："久病入络，痼疾必瘀。"头痛2年，时发时止，必有瘀血停于脑窍，又病久者，邪伤其正气，易感冒、劳累、脉细等皆为正气亏虚之象；回国探亲，旅途劳累，劳倦伤身，正气更虚；气为血帅，气虚无力行血而血瘀加剧，从而头痛再发。通窍活血汤以芳香走窜之麝香直达病所；畏寒怕冷，提示存在阳虚，桃仁炒后除寒性；老葱通阳散寒。二诊患者感受风寒，正所谓"邪之所凑，其气必虚"，患者素体虚弱，易感受外来之邪；寒为阴邪，易伤阳气，阳气虚衰，温煦之力减弱，则畏寒加重，体内水液代谢，全赖阳气温运气化，脾阳不足，则运化水湿功能失职；肾阳不足，则蒸腾气化功能减退，两者俱衰而致水液运行障碍，蓄积体内，泛溢躯体发为浮肿。苓桂术甘汤温阳化饮、健脾利湿；防己黄芪汤益气除湿、利水消肿，祛邪而不伤正。外感风寒之邪，加麻黄，合桂枝、甘草，取麻黄汤之意，祛寒解表，素体虚弱，方中有黄芪等扶正之药，又无伤正之虞；加辛温大热之附子，助阳，兼顾脾肾；舌苔稍黄，提示体内湿郁化热之势，加入滑石粉，合甘草，取六一散清热利湿之功，又可防附子温燥之性太过；全方标本兼治、内外兼顾、寒热并用。三诊患者月经来临，痛经，有血块，结合舌脉，为气滞血瘀证，以血府逐瘀汤为主，加大量丹参以增强活血化瘀之功，量大力专，效仿大承气汤"峻下存阴"，急则治其标，去实就虚；腹部冷痛，以炮姜温经散寒止痛。四诊残留轻微浮肿及其他一派虚弱之象，当以缓药解之，慢病守方，继续以苓桂术甘汤合防己黄芪汤加减治疗，食欲不振加入温脾开胃、化湿行气之砂仁，健脾和胃之炒麦芽。方中有附子辛温大热，不宜久服，遂前3剂中加入附子，以温肾阳，改善冷痛之症，后7剂未加。病程之中既能标本兼治、表里兼顾、寒热并用，又不拘泥于本虚之证，"有是证用是药"，审证求因，考虑周全，用药果断。

（孙永康整理）

医案九：从肝论治春天头痛——川芎茶调散

郭某，女，39岁。2018年4月16日初诊。

主诉：间断头痛10年余，加重2个月。

现病史：患者间断头痛10年余，左侧颞部为主，呈持续性跳痛，多于劳累及情绪刺激后发作，每年春季多发，曾行头颅CT及头颅MRI检查均未见明显异常。间断口服药物治疗。2个月前再发左侧颞部跳痛，自行服用芬必得胶囊后稍好转，为求系统中西医治疗，遂前来就诊。刻诊：间断左侧颞部跳痛，呈持续性，眠差，入睡困难，纳可，无口干口苦，二便调。舌质淡、苔薄白，脉弦滑。

中医诊断：头痛（外感风邪，肝郁气滞）。

治法：疏风行气止痛。

处方：川芎茶调散加减。白芍15g，生甘草10g，川芎30g，菊花15g，谷精草20g，薄荷10g（后下），白芷15g，柴胡12g，郁金12g，僵蚕10g，细辛3g。7剂，水煎服，每日1剂，早晚2次分服。

二诊（2018年4月23日）：头痛发作次数较前明显减少，劳累后偶有发作，睡眠较前好转，纳可，二便调，舌脉同前。效不更方，在上方基础上加红景天30g以增活血行气之效。7剂，水煎服，每日1剂，早晚2次分服。

随访1个月，患者诉头痛基本痊愈。

按语：患者中年女性，间断左侧颞部跳痛10年余，与劳累及情志有关，多于春季发作，春季万物生发，气候多变，且以风邪多见，故其基本病机为风，结合肝经行于头之颠顶，且肝与情志密切相关，春季属肝，故王新志教授多从肝论治春天头痛，将其分为肝血虚、肝阴虚、肝阳上亢、肝郁气滞四型，结合患者舌脉，将其辨证为外感风邪，肝郁气滞之证。治疗以疏风行气止痛为治则，方选川芎茶调散加减。川芎茶调散出自《太平惠民和剂局方》，主要用于外感风邪头痛，具有疏风止痛之效，方中川芎为治疗各经头痛之要药，又有行气活血止痛之效，寓"治风先治血，血行风自灭"（明·李中梓《医宗必读·痹》）之意；薄荷辛凉，制诸药辛温之性；白芷、细辛疏风行气止痛；菊花、谷精草轻清走上，清肝明目；郁金、柴胡行气解郁；白芍养血柔肝止痛；僵蚕息风止痛；甘草调和诸药，获效良好。

（刘彩芳整理）

第十三节 睡眠障碍

医案一：失眠（一）

周某，女，51岁。2013年10月14日初诊。

主诉：失眠1年。

现病史：自诉双眼球发紧，头紧痛，周身走窜痛，失眠，烦躁易怒，口唇及眼周发暗。舌下脉络紫暗，舌质暗红，苔薄白，脉沉细。辅助检查：甲状腺功能正常。

中医诊断：不寐（肝血不足，虚热内扰兼瘀血阻滞）。

治法：养血安神，清热除烦，兼活血化瘀。

处方：酸枣仁汤合血府逐瘀汤加减。酸枣仁30g，茯苓15g，知母10g，川芎15g，桃仁12g，红花12g，当归10g，生地黄12g，赤芍15g，牛膝6g，桔梗6g，柴胡12g，枳壳10g，甘草6g。10剂，水煎服，每日1剂，早晚2次分服。

二诊（2013年10月26日）：患者眼球发紧、头紧痛明显减轻。舌质暗、苔薄白，脉沉细。效不更方，守上方继服10剂。1个月后随访，患者诸症消失，精神可。

按语：中医学认为，本病多为忧愁思虑太过，暗耗心肝阴血，阴虚生内热，反之热又灼伤阴血，导致恶性循环，热扰心神，则可导致失眠；肝火上扰则烦躁易怒。临床上治疗这种失眠往往养血与清热同用，还要调畅患者情志，才能达到满意的疗效。《金匮要略·血痹虚劳病脉证并治》云："虚劳虚烦不得眠，酸枣仁汤主之。"论述了不寐的主症。清·张秉成《成方便读》卷二载："夫肝藏魂，有相火内寄。烦自心生，心火动则相火随之，于是内火扰乱，则魂无所归。故凡有夜卧魂梦不安之证，无不皆以治肝为主。欲藏其魂，则必先去其邪。方中以知母之清相火，茯苓之渗湿邪，川芎独入肝家，行气走血，流而不滞，带引知、茯搜剔而无余，然后枣仁可敛其耗散之魂，甘草以缓其急悍之性，虽曰虚劳，观其治法，较之于呆补者不同也。"较全面地论述了运用酸枣仁汤的病机及药性，为后世医家辨证论治此病奠定了基础。

（曾利敏整理）

医案二：失眠（二）

曹某，男，54岁。2018年4月9日初诊。

主诉：失眠、大便不成形10月余。

现病史：失眠、入睡困难，易醒，梦多，晨起乏力，纳差，口干苦，自觉胸中烦热，易紧张、发怒，大便不成形。舌质淡、苔白厚，脉滑。

中医诊断：不寐（寒热错杂证）。

治法：调理寒热。

处方：黄连汤加减。黄连12g，姜半夏12g，甘草10g，党参10g，干姜6g，桂枝6g，制远志20g，茯神20g，龙齿20g（先煎），灵芝20g，柴胡12g。10剂，水煎服，每日1剂，早晚2次分服。

二诊（2018年4月22日）：患者睡眠较前好转，大便已成形，但较细，乏力已有好转。黄连减为10g，加炒白术20g。10剂，水煎服，每日1剂，早晚2次分服。1个月后随访，诸症消失，告病愈。

按语：《伤寒论》173条载："伤寒胸中有热，胃中有邪气，腹中痛，欲呕吐者，黄连汤主之。"原方中用黄连以清胸中之热；干姜温脾胃之寒；桂枝宣通上下之阳气；半夏降逆止呕；人参、甘草、大枣益胃安中，使之有利于斡旋上下，调理寒热阴阳；同时加化痰安神、疏肝解郁之品，以改善失眠、烦躁症状。

从临床应用经验来看，黄连汤适用人群必定消瘦。若有不寐者可用肉桂；黄连、肉桂之比例可随症调整。同时，还应注意伤寒论中服法为"昼三夜二"。本方微妙之处在于通过桂枝疏调气机，使全方达清上温下之作用。半夏泻心汤、甘草泻心汤和黄连汤均为治疗寒热错杂证如"上热、中痞、下寒"的消痞良方，临证需注意鉴别。半夏泻心汤与黄连汤的组方仅相差一味药，但方证差异较大。前者有黄芩而无桂枝，其方证多内有伏热，见唇舌红、心下痞；后者有桂枝无黄芩，其方证多有阳郁冲逆证；而甘草泻心汤多用于治疗消化道黏膜溃疡。

（王博整理）

医案三：多寐（一）

石某，女，72岁。2008年10月1日初诊。

主诉：发作性睡眠增多1年。

现病史：自2007年11月无明显诱因出现发作性打哈欠，头两侧颞部疼痛，1周后睡眠明显增多，以后症状逐渐加重。发作前表情不自然，出现焦虑、烦躁不安，大约10分钟后昏睡，叫不醒，发作时间短则1～2小时，长则24个小时，1周发作1～2次，醒后头昏沉，全身无力，发作期间生命体征稳定。曾于多家医院诊断治疗，在郑州市某二甲医院按缺血性脑血管病治疗无效，后怀疑脑炎，脑脊液检查未发现异常，查脑电图可见双颞（前、中）阵发性多相形锐慢波，口服抗癫痫药物无效，查头颅MRI示脑白质脱髓鞘，右顶叶局灶性脑萎缩。在某院住院期间发作时注射纳洛酮不能促醒，后诊断为"特发性睡眠增多症"，给予盐酸哌甲酯片（早半片，晚半片）刚开始时有效，发作持续时间及间期缩短，口服1个月后效果逐渐减弱，故来我院就诊。患者精神不振，记忆力减退，反应迟钝，有昏昏欲睡之意，纳差，大便时有干结与溏泄。舌质偏红、苔黄厚腻少津，脉沉滑。既往糖尿病病史20年。

西医诊断：特发性睡眠增多症。

中医诊断：多寐（脾肾亏虚，痰浊蒙窍）。

治法：培补脾肾，化痰开窍。

处方：女贞子30g，旱莲草30g，石菖蒲15g，山药20g，山茱萸30g，胆南星10g，竹茹12g，龟甲15g（先煎），甘草6g，砂仁6g（后下），木香6g，枳实10g。14剂，水煎服，每日1剂，早晚2次分服。

二诊（2008年10月18日）：患者神志清，精神可，表情自然，在服药期间患者时有发作性烦躁、焦虑不安，但无过度睡眠发生，守上方继续服14剂。随访6个月，未再发作。

按语： 特发性睡眠增多症，隶属于中医学"嗜卧""多寐"之范畴。《血证论》云"身体沉重，倦怠嗜卧者，乃脾经有湿"。《丹溪心法·中湿》曰："脾胃受湿，沉困无力，怠惰好卧。"《伤寒论·辨少阴病脉证并治》曰："少阴之为病，脉微细，但欲寐也。"本病多由于脾肾亏虚，痰湿上扰。本例患者年老体衰，且糖尿病病史20年，久病体虚，致使脾肾亏虚，痰浊内生，阴虚痰阻，上蒙清窍，则患者睡眠增多，单纯养阴会使痰浊更盛，化痰使阴更虚，故采用女贞子、旱莲草、山药、山茱萸培补肾气；胆南星、枳实、竹茹、石菖蒲利湿化痰开窍；木香、砂仁醒脾；龟甲养阴；甘草协助健脾，并调和诸药。全方培补脾肾，化痰开窍，标本兼治。脾肾健而痰浊除则清阳能升，浊阴得降，脑窍得通，神运复常，则嗜睡自愈。

（关运祥整理）

医案四：多寐（二）

李某，女，25岁。2018年3月5日初诊。

主诉：秋冬季交替时多眠5年。

现病史：患者近5年每遇秋冬季交换时即出现多眠，每年发作季节一致，每次发作前干咳无痰，舌燥，鼻眼干燥，咳白痰或黄痰，常1周后消失，睡眠时间多1~2天，期间觉醒时间很少，饮食、尿便后继续入睡。平时体健，纳眠可，二便调。

中医诊断：多寐（燥邪犯肺）。

治法：清肺健脾补肾。

处方：淫羊藿15g，巴戟天15g，甘草10g，小麦30g，百合30g，枸杞15g，石菖蒲12g，黄芪30g，黄芩12g，芦根12g。14剂，水煎服，每日1剂，早晚2次分服。

二诊（2018年3月21日）：患者目前主以干咳无痰、舌燥、鼻眼干燥为主，纳眠可，二便调。治以养阴润燥为主。处方：黄芩12g，芦根30g，栀子10g，桑白皮9g，桑叶10g，甘草10g，桔梗30g，黄芪30g，百合30g。14剂，水煎服，每日1剂，早晚2次分服。

半年后随访，诸症消失，告痊愈。

按语：秋与肺气相通，故肺气应秋而旺，制约、收敛作用较强。时至秋季，人体气血运行也随"秋收"之气而衰落，逐渐向冬藏过度。肺为清虚之脏，喜润恶燥，故秋季易见肺燥之证。肺藏魂，在志为忧；人初生之时，耳目心识，手足能动，为魄之灵，是由外界刺激引起的一种精神活动。年老时肺气虚衰，语言善误，从病理上阐明了肺与魄的关系；肺气伤则魄不使，故觉醒与睡眠不能很好地协调，出现思睡。脾肺肾三者密切相关，根据中医五行相生相克之意，肺气虚则补母之脏——脾，健脾以益肺气，母脏虚则子脏易虚，故补肾；燥邪犯肺，肺恶燥，故宜清。方中淫羊藿、巴戟天、枸杞补肾；小麦、百合、芦根养肺阴；黄芪、黄芩清肺燥，益肺气；石菖蒲化湿醒神；甘草调和诸药。二诊以养阴润燥为主，方中黄芪、黄芩清肺燥，益肺气；栀子、百合、芦根养肺阴；桑白皮、桑叶清肺燥；甘草、桔梗治喉咙，载药上行。

（林燕杰整理）

医案五：多寐（三）

王某，女，11岁。2017年12月15日初诊。

主诉：嗜睡、头晕加重7月余。

病史：患者自小嗜睡，眠多不能控制，近7个月加重，时间长者可达2天2夜，其间家属呼之可醒，醒后完成饮食、大小便活动后继续入睡，常自觉头晕不适，检查头颅核磁无异常，入秋冬以来嗜睡症状加重，余无不适，查体正常，纳可，二便调。舌质淡、苔薄，脉沉细。

中医诊断：多寐（肾阳不足）。

治法：温补肾阳，生发阳气。

处方：肾气丸加减。附子3g（先煎），桂枝3g，熟地黄15g，山茱萸15g，山药15g，泽泻5g，牡丹皮5g，茯苓5g，淫羊藿20g，薄荷6g（后下）。7剂，水煎服，每日1剂，早晚2次分服。

二诊（2017年12月25日）：嗜睡好转，眉棱骨疼痛。舌质淡，脉弦。守上方加白芷9g，菊花10g。7剂，水煎服，每日1剂，早晚2次分服。半年后随访，诸症明显减轻。

按语：根据中医"天人合一"学说，秋冬季主收藏，天地阳气渐收，阴气渐长，万物收敛；尤其是冬季，草木凋零，万物闭藏，而阳气封藏依赖于肾之功能。结合患者舌脉象，考虑为"肾阳"不足所致；阳主升、主动，阳气不足故患者表现静的一面，即嗜睡；阳气不能上至头窍，故患者出现头晕不适等症状。用温补肾阳、生发阳气之肾气丸，另加淫羊藿增强补肾之功；薄荷轻清上达头窍，改善头晕等症状。

（林燕杰整理）

第十四节　情志病

医案一：郁证——躯体化障碍

宋某，男，29岁。2018年6月29日初诊。

主诉：头部昏蒙不适半年，失眠2周。

现病史：患者半年前因情绪激动后出现头部昏蒙不适，头部如扣帽感，伴有头晕，症状呈持续性，情绪激动时加重，烦躁，白天偶有低热，体温不超过37.8℃，腹胀，纳可，小便正常，大便质稀，2～3次/天。2周前于上述症状基础上出现失眠、多梦、易惊醒。舌质淡、苔白，脉细。查体：上腹部稍有压痛。既往体健。

西医诊断：躯体化障碍。

中医诊断：郁证（肝郁脾虚，心血不足）。

治法：疏肝健脾，益气养血。

处方：小柴胡汤合酸枣仁汤加减。北柴胡12g，清半夏9g，黄芩12g，党参20g，甘草10g，大枣5枚，酸枣仁30g，茯神18g，龙齿20g（先煎），制远志18g，小麦30g，百合40g，山药30g，麸炒薏苡仁20g。7剂，水煎服，每日1剂，早晚2次分服。

二诊（2018年7月9日）：患者症状皆明显好转，守上方7剂续服而愈。

按语： 患者因情绪不畅起病，导致肝气不疏，随足厥阴经上行导致头部不适；肝气久不条达，郁而克土，出现腹胀、大便稀薄等。该情况持续半年之久，脾气虚弱，清气不足导致与肺吸入之气合成宗气减少，且不能入营充盈血脉，终致心血不足，出现失眠、多梦易惊等。病邪由肝入里至脾、心，不能单纯治以泄肝之法，应顾护他脏，小柴胡汤能使邪气缓缓而和。方中党参、甘草还可顾及脾脏，配合山药、麸炒薏苡仁健脾养中；若便溏者，加入茯神、制远志化中焦之湿；该患者大便稀薄，去酸枣仁汤中苦寒之知母、温燥走窜之川芎，防止阴血更为耗伤，加入龙齿重镇安神以治标；同时，与百合共除烦热，百合、甘麦大枣汤及酸枣仁等可养心安神。

（孙永康整理）

医案二：郁证——肝肾期

柴某，男，49岁。2018年6月11日初诊。

主诉：自觉头部发紧2个月。

现病史：患者2个月前无明显诱因出现头皮发紧，视物模糊，善太息，表情淡漠，烦躁，食欲差。舌质红、苔薄白，脉弦。既往有高血压病史5年、2型糖尿病史3年、脑梗死病史3个月。

西医诊断：焦虑抑郁状态。

中医诊断：郁证（肝郁气滞，肝肾阴虚）。

治法：疏肝行气，滋补肝肾。

处方：北柴胡12g，麸炒枳壳12g，白芍炭10g，甘草6g，川牛膝10g，桔梗6g，酒女贞子15g，墨旱莲15g，巴戟天12g，菊花12g，钩藤30g（后下），谷精草10g，烫水蛭6g。7剂，水煎服，每日1剂，早晚2次分服。

二诊（2018年6月20日）：头部不适好转。舌质红、少津，脉弦。守上方，将墨旱莲改为20g。7剂，水煎服，每日1剂，早晚2次分服。

三诊（2018年7月2日）：诸症好转，守2018年6月20日方。7剂，水煎服，每日1剂，早晚2次分服。

四诊（2018年7月13日）：头部不适消失。舌质淡、苔白，脉细。守2018年6月20日方，墨旱莲加至30g。7剂，水煎服，服毕停药。随访半年无复发，病告痊愈。

按语：高血压、糖尿病、脑梗死在中医分别隶属于眩晕、消渴、中风，根本病因皆为肝肾亏虚于下，可推断该患者素体阴虚，加之患者3个月前于体检时发现脑梗死，造成患者精神压力增加，情志失常，合而为病。此郁证发展看似病程较短，但因体质原因，直接进入肝肾期，治以疏肝、补肝肾为法。药用四逆散为基础，疏肝透邪解郁；以川牛膝、桔梗调节全身气机；二至丸补肝肾之阴，同时配合谷精草、菊花、钩藤既能清肝明目，又能防止肝气疏泄失常导致肝阳再次亢盛于上，重新引发中风、眩晕等。复诊过程中，保持所用方药基本不变。王教授认为，因体质之形成非一朝一夕之功，慢病守方，效不更方，在认识病因并经临床验证有效后，逐渐加大墨旱莲用量以达快速治本之效。

（孙永康整理）

医案三：四逆散治疗躯体化障碍

崔某，女，55岁。2017年12月15日初诊。

主诉：自觉左侧肢体、头部气体走窜1年。

现病史：患者1年前丘脑出血，遗留左侧肢体及面部麻木疼痛，近来自觉肢体、头部气体走窜，位置不固定，遂情绪变化较大，情志不舒，焦虑，急躁易怒，纳可，眠差，小便可，大便不成形。舌质红、苔腻，脉弦。

西医诊断：躯体形式障碍。

中医诊断：郁证（肝郁脾虚）。

治法：疏肝理气，兼以扶脾。

处方：四逆散加减。柴胡12g，枳壳12g，白芍15g，甘草10g，香附12g，郁金12g，远志20g，茯神20g，薄荷10g（后下），小麦30g，香橼12g，栀子12g。7剂，水煎服，每日1剂，早晚2次分服。

二诊（2017年12月22日）：患者自觉气体走窜症状明显减轻，王教授认为，慢病守方，效不更方，继服上方7剂，水煎服。后期电话随诊，患者自觉症状消失，未再复诊。嘱患者注意休息，合理运动，调畅情志。

按语： 结合患者现病史，考虑躯体形式障碍，躯体形式障碍包括躯体化障碍、疑病症、躯体自主神经紊乱和躯体形式疼痛障碍。方中芍药、甘草、枳壳、柴胡各等分。柴胡入肝经，疏肝解郁，助肝疏泄，兼以透邪外解；白芍补养肝体，助肝之用，二药合用，疏肝调肝；枳壳宽中下气、调理脾胃；柴胡、枳壳同用，一升一降，枢转气机；甘草调和诸药，兼补中益脾，与枳壳合用调理脾胃；综合四药疏肝理脾，调畅气血，调理脏腑气机；加栀子清心火除烦；郁金理气解郁；香附、香橼理气行气；远志、茯神安神。躯体形式障碍隶属于中医"郁证"之范畴，其他散见在惊悸、不寐、痞满、脏躁、百合病、梅核气等疾病中。肝气郁结，脏腑功能失调是本病的基本病理机制。王教授认为，五脏病变均可以导致情志病，故治疗情志病需从五脏入手。王教授运用经方治疗情志病时，师仲景之意，而不拘泥于仲景之方，根据患者的不同情况，辨证论治，灵活运用经方调理五脏治疗情志病。①从心论治：栀子豉汤、桂枝甘草龙骨牡蛎汤、酸枣仁汤、甘麦大枣汤；②从肝论治：小柴胡汤、四逆散、柴胡加龙骨牡蛎汤、旋覆花汤；③从脾胃论治：小建中汤、半夏泻心汤类方、半夏厚朴汤；④从肾论治：肾气丸、黄连阿胶汤；⑤从肺论治：百合地黄汤类方。王教授认为情志病的治疗贵在心理疏导：一方面，通过语言交流可以使患者对其所患疾病有正确的认识，解除患者的心理负担，从而提高疗效，并把患者的病情告知其家属，使其理解患者病情，给予患者心理支持及生活帮助，鼓励患者建立对生活的信心；另一方面，对关注情志病患者的家属，使患者了解其家属的辛苦和对其的关心，改善患者家属的心理状况，对情志病患者的康复也有很大帮助。

（林燕杰整理）

医案四：苓桂术甘汤治后背发凉

董某，女，60岁。2017年11月20日初诊。

主诉：自觉持续背部发凉、双手关节疼痛不适2月余。

现病史：自觉持续背部发凉，添衣不减，双手关节疼痛不适持续2个月余，影响其生活而情绪不悦。纳可，眠差，二便调。舌质淡红、苔白，脉弦滑。既往史：糖尿病，高血压（规律服药，控制可）。

中医诊断：郁证（痰饮内停，心神失养）。

治法：温阳化饮，补心安神。

处方：苓桂术甘汤合桂枝甘草龙骨牡蛎汤。桂枝12g，甘草10g，白芍15g，生牡蛎30g（先煎），生龙骨30g（先煎），茯神20g，白术12g，炒酸枣仁30g，五加皮20g，柴胡12g。7剂，水煎服，每日1剂，早晚2次分服。

二诊（2017年11月27日）：患者入座即言，大有好转，药已见效，故守上方，加小麦30g，百合30g，以取甘麦大枣汤之意。7剂，水煎服，每日1剂，早晚2次分服。

三诊（2017年12月4日）：患者诉基本如常，偶有口渴，故守上方减桂枝为6g，减轻其温通作用，7剂，水煎服。嘱其药尽即可，不必随诊。

按语：病机为"背部发凉，苔白，脉弦滑"，临床并不罕见，其名最早见于《金匮要略·痰饮咳嗽病脉证并治》载："夫心下有留饮，其人背寒冷如手大。"王教授认为其病机在于痰饮停聚心下，胸阳被抑，阳气不能布煦于背而致。其实仲师意在示人病机之一端，无论痰饮内停、痰火内伏，或邪热内郁均可致阳不升达而致本病。故治疗遵守"病痰饮者，当以温药和之"的原则，方选苓桂术甘汤为主方，加龙骨、牡蛎以助眠；加柴胡以条达肝气。

苓桂术甘汤为仲景苓桂剂的牵头方，是温化水饮很好的一张方子。有许多年龄大的人，心阳虚、脾阳不足，到了季节变换的时候，容易发生气管炎、咳喘、心功能不全，连带的肺通气功能下降，从而导致咳喘痰多，对于这种情况，入秋以后，接近冬季的时候，嘱其提早服用苓桂术甘汤，有很好的预防作用。

（王博整理）

医案五：咳嗽无力、困难

彭某，女，75岁。2018年8月6日初诊。

主诉：咳嗽无力、困难1月余。

现病史：患者1个月前无明显诱因出现咳嗽无力、咳嗽困难，痰多，咳之不出，咽之不下，胸闷不适，吸气不畅，焦虑急躁，头晕沉不适。既往史：脑梗死病史2个月，遗留口角喎斜；高血压病史，最高150/80mmHg（1mmHg=0.133kPa），目前血压控制尚可。

西医诊断：躯体形式障碍。

中医诊断：梅核气（痰气互结）。

治法：行气化痰开郁。

处方：半夏厚朴汤加减。柴胡12g，郁金12g，远志18g，石菖蒲12g，茯神18g，半夏12g，甘草6g，厚朴12g，紫苏3g，陈皮12g，生姜3g，党参30g，黄芪30g。7剂，水煎服，每日1剂，早晚2次分服。

二诊（2018年8月15日）：患者咳嗽无力、困难好转，继服上方10剂，水煎服，每日1剂，早晚2次分服。

按语：本病的发病部位虽在咽喉，但其病机形成与肝、脾、胃等脏腑功能失调有密切关系。该患者主因情志不畅，肝气郁结，久之肝病及脾，以致脾虚，津液输布失调，积聚成痰，痰气互结于咽喉所致。方中半夏、厚朴、石菖蒲、远志、陈皮、紫苏、党参、黄芪益气健脾，化痰散结；柴胡、郁金、茯神疏肝解郁安神；甘草调和诸药。药后脾胃得健，肝气得疏，痰结得化，病症渐消。同时，嘱患者调畅情志，合理饮食，忌辛辣香燥等刺激性食物，以防复发。

（林燕杰整理）

医案六：交泰丸合磁朱丸治疗心火偏亢、心肾不交之郁证

仝某，男，15岁。2018年5月28日初诊。

主诉：自觉脑中堵塞感半年余。

现病史：患者为高一学生，因学习压力大，自觉脑中堵塞感，眠差，梦多，白天易感神疲乏力，注意力不集中，鼻翼旁有痤疮，唇红干，纳一般，二便可。舌尖红、苔薄稍黄，脉弦细。

西医诊断：焦虑状态。

中医诊断：郁证（心火偏亢，心肾不交）。

治法：清泻心火，交通心肾。

处方：交泰丸合磁朱丸加减。黄连6g，肉桂3g（后下），磁石30g（先煎），朱砂0.3g（冲服），神曲20g（包煎），知母10g，郁金12g，柴胡12g，桂枝3g，生甘草10g，炒酸枣仁30g。7剂，水煎服，每日1剂，早晚2次分服。

二诊（2018年6月10日）：服上方后，患者自诉诸症均有减轻，续服7剂，嘱其适当参加课外活动，调整心态。

按语：王教授认为，现今为生物-心理-社会医学模式，应更加重视社会心理环境对患者健康的影响。对于此患者来讲，影响其健康的社会因素为高一学生；心理因素为学习压力大；生物因素为体内多种递质紊乱。三者交互影响，最终以自觉脑中堵塞感等不适出现。王教授认为"百病皆生于心""心神同一"，现患者学习压力大，心情抑郁，忧思过极，心火内炽，不能下交于肾，心肾不交，火扰心神则见神志不宁，多梦；郁而气滞，气机疏泄失利，故自觉脑中堵塞感。《先醒斋医学广笔记》云："治不寐以清心火为第一要义。"五志过极，均可致失眠。当心经有热，热随血脉上行于面部，聚集于心对应在鼻上部两边，故患者鼻翼旁有痤疮。治以清泻心火，交通心肾为原则，方用交泰丸合磁朱丸加减。交泰丸源自明·韩懋《韩氏医通》，清·王士雄《四科简效方》一书始为该方命名。

方中黄连性味大苦大寒，主入心经，功效为清热泻火，故能泻过亢之心火；肉桂辛甘大热，主入肾经，能补火助阳，同时又有引火归原之功。两药相伍，使心肾相交，水火相济。磁朱丸即神曲丸，出自《备急千金要方》，方中磁石色黑、味咸入肾、质重沉降入心，既镇惊安神，又补益肾阴；朱砂色赤通于心，且甘寒质重，既重镇安神，又清心降火；神曲减缓金石重镇碍胃之性，以助消化吸收。在上两方基础上，加入清热泻火之知母、疏肝理气之郁金、柴胡、养心补肝、宁心安神之酸枣仁，助阳化气之桂枝，调和诸药之甘草。诸药合用，共奏良效。

（陈俊华整理）

第十五节　水肿

医案一：周身瘀胀——柴胡疏肝散

詹某，女，53岁。2017年11月27日初诊。

主诉：周身瘀胀4年。

现病史：患者4年前无明显诱因出现周身瘀胀，呈指凹性，至当地某三甲医院住院，查肾功能、内分泌等均未见明显异常，予以利尿等治疗均未见明显好转，4年间上述症状反复发作，遂前来就诊。刻诊：神志清，精神尚可，周身瘀胀，昼轻夜重，胸闷，嗳气，自觉燥热，口干，不欲饮食，腹胀，心烦，纳差，眠差，入睡困难，二便调。舌质暗、苔薄白，脉弦滑。

中医诊断：水肿（气滞湿阻）。

治法：疏肝行气。

处方：柴胡疏肝散加减。香附12g，柴胡12g，郁金12g，枳壳12g，白芍15g，甘草6g，百合30g，小麦30g，牡丹皮12g，栀子12g，茯苓9g。7剂，水煎服，每日1剂，早晚2次分服。

二诊（2017年12月4日）：患者诉周身瘀胀较前减轻，夜间加重，胸闷好转，自觉燥热、口干口苦、纳差较前好转，心烦，眠差，入睡困难，小便可，大便秘结。舌质暗、苔薄白，脉弦滑。效不更方，仍以疏肝行气为治则，方选柴胡疏肝散加减。加用天花粉30g，知母12g，以增清热生津之效。10剂，水煎服，每日1剂，早晚2次分服。

三诊（2017年12月14日）：患者诉周身瘀胀症状基本消失，仅双手指瘀胀，口干口苦减轻，纳差较前好转，眠尚可，小便可，大便秘结。舌质暗、苔薄白，脉弦数。效不更方，仍以疏肝行气为治则，方选柴胡疏肝散加减。守上方去栀子、天花粉，加桑枝以增行水气、利关节之效。处方：香附12g，柴胡12g，郁金12g，枳壳12g，白芍15g，川芎12g，甘草6g，百合30g，小麦30g，牡丹皮12g，知母12g，当归12g，茯苓9g，桑枝15g。10剂，水煎服，每日1剂，早晚2次分服。

2个月后随访，患者诉周身瘀胀症状基本消失。

按语： 患者周身瘀胀4年余，结合相关检查均未见明显异常，故考虑为躯体形式障碍。中医方面多将瘀胀病归于痰、气、瘀，结合患者胸闷、嗳气、腹胀等症状及舌脉，考虑其为气郁所致，故以疏肝行气为治则，方选柴胡疏肝散加减。方中白芍养肝敛阴，和胃止痛；与柴胡相伍一散一收，助柴胡疏肝，共为君药；枳壳泄脾气之壅滞，与柴胡一升一降，加强疏肝理气之功，以解郁邪；白芍、甘草配伍缓急止痛，疏理肝气以和脾胃；香附理气和胃止痛。另结合患者年龄，配甘麦大枣汤以给女性之脏躁。另患者自觉燥热心烦，为痰阻日久，有化热之象，予以白及、栀子清热除烦。二诊时，患者口干口苦，故加用天花粉、知母以增清热生津之效。诸药合用辛以散结，苦以降通，气滞郁结得解，瘀胀得消，获效良好。

（刘彩芳整理）

第十六节　五官科疾病

医案一：梅尼埃病

段某，女，35岁。2010年9月22日初诊。

主诉：阵发性头晕伴恶心呕吐1月余。

现病史：患者1个月前无明显诱因突发剧烈头晕，自觉天旋地转，阵发性恶心，吐出少量胃容物，后出现耳鸣、耳内堵塞感。到本市某医院就诊，医生考虑为"梅尼埃病"给予苯海拉明、山莨菪碱和复合维生素片治疗，服用半月后自觉症状减轻，并有轻度听力下降，为求中医治疗，遂来就诊。患者现头晕昏蒙，恶心，胸闷，乏力，耳鸣，耳闷，轻度听力下降，面容疲惫，语言声低，纳眠差，大便不畅，小便正常。舌质淡、苔白腻，脉弦滑。

中医诊断：眩晕（湿盛困脾，清阳不升）。

治法：健脾祛湿，化痰止呕。

处方：制半夏12g，生白术12g，天麻10g，茯苓15g，化橘红12g，姜竹茹10g，砂仁6g（后下），生姜3片，大枣3枚，甘草6g。7剂，水煎服，每日1剂，早晚2次分服。

二诊（2010年9月30日）：头晕、恶心减轻，仍有耳鸣、耳闷。2010年9月22日方加石菖蒲12g，薄荷6g（后下）。7剂，水煎服，每日1剂，早晚2次分服。

三诊（2010年10月7日）：患者自诉诸症皆好转，心情畅快，自觉浑身轻松。嘱其再服3剂巩固疗效，随访半年无复发。

按语：《医学心悟·眩晕》载："书云：头旋眼花，非天麻、半夏不除是也，半夏白术天麻汤主之。"朱丹溪认为"无痰则不作眩"，痰浊阻于中焦，脾不运化，气机不畅，清阳不升，则出现头晕昏蒙、恶心、胸闷、乏力；清窍失养，则耳鸣、耳闷、听力下降；脾气不能升清，胃气不能降浊，则有呕吐、大便不畅。故此例患者用半夏白术天麻汤，方中制半夏燥湿化痰；天麻平肝息风而止眩，两者配伍，可治风痰；茯苓、白术健脾益气祛湿，以治生痰之源；化橘红理气化痰，气畅则痰消，配伍姜竹茹止呕，砂仁燥湿辟秽；生姜、大枣调和脾胃；姜亦能制半夏之毒；甘草调和诸药。二诊，患者症状皆好转，惟有耳鸣、耳闷，初诊方祛风痰力强，开窍力弱，故加石菖蒲化痰开窍；薄荷芳香开窍，且薄荷轻清，载药上行，直达病所。患者服药后，湿无所困，耳窍得通，故身心轻松。

（彭壮整理）

医案二：喉痹

李某，男，46岁。2003年1月14日初诊。

现病史：2年前因与单位领导闹矛盾而生气，加之长久以来饮食不节，出现咽部异物感，反复发作，且形瘦面黄，曾服用多种抗生素治疗均未见明显好转。现咽干，咽中有滞涩感，精神萎靡，乏力。诊其舌脉，舌质淡红，边有齿痕，苔白滑，脉弦细。

西医诊断：慢性咽炎。

中医诊断：喉痹（肝郁脾虚，痰气凝滞）。

治法：疏肝健脾，化痰行气。

处方：逍遥散加味。柴胡12g，当归12g，炒白芍12g，炒白术12g，茯苓10g，浙贝12g，桔梗10g，玄参10g，甘草6g，薄荷9g（后下），煅牡蛎20g（先煎）。7剂，水煎服，每日1剂，早晚2次分服。

二诊（2003年1月25日）：咽部异物感，咽干等明显好转，上方继服14剂，症状基本消失。随访3个月未见复发。

按语：慢性咽炎属中医学"虚火喉痹"之范畴。病机多为情志不畅，肝气郁结，气逆于上，加之脾虚生痰，痰贮于肺，痰气搏结于咽喉所致。中医多选半夏厚朴汤治疗。因本例精神差，乏力，且舌脉明显为脾虚痰湿内盛的表现，逍遥散有疏肝解郁之功，加浙贝可清热散结，泻火解毒；煅牡蛎合用有安神平肝、软坚散结之功；玄参滋阴生津；桔梗辛散苦泻，开宣肺气，利咽喉；甘草缓和药性，诸药合用能使咽部干燥得以缓解，咽部异物感消失。

（张亚男整理）

医案三：耳石症

黄某，男，72岁。2010年3月21日初诊。

主诉：阵发性头晕伴呕吐3天。

现病史：患者3天前卧床休息向右侧翻身时头晕剧烈，自觉房屋旋转，伴呕吐，持续数秒后缓解。3天来症状如此反复，遂来我院就诊。颅脑CT示未发现明显异常。遂以"耳石症"为诊断，给予手法复位治疗，暂不用药物。

二诊（2010年3月23日）：头晕症状得以控制，但仍昏沉不清，精神不佳。平素腰酸软无力，视物模糊，耳鸣，多梦，健忘，大便干，小便可。舌质暗红、少苔，脉弦细。证属肾精不足，髓海空虚，脑失所养。治法：益精填髓，滋养肝肾。处方：女贞子15g，墨旱莲15g，熟地黄24g，山茱萸15g，龟甲20g（先煎），山药15g，杜仲15g，菊花15g，远志12g，酸枣仁15g，大枣3枚，炙甘草6g。10剂，水煎服，每日1剂，早晚2次分服。

三诊（2013年4月2日）：头脑较前清亮，诸症均有改善。嘱其守上方5剂，做水丸，以巩固疗效。

1个月后随访，诸症消失，告痊愈。

按语：《灵枢·海论》载："髓海不足，则脑转耳鸣，胫酸眩冒，目无所见，懈怠安卧。"《景岳全书·眩运》中指出："眩运一证，虚者居其八九。"耳石症，又称良性阵发性位置性眩晕，首选治疗措施为手法复位，但复位治疗后部分患者会出现头昏沉不清、走路不稳等残留症状，且中老年患者多发。中医学认为老人多虚，虚为本，实为标。本例患者年逾七旬，手法复位治疗后仍有昏沉不清，且平素腰酸软无力，视物模糊，耳鸣，多梦，健忘，大便干，辨病属"眩晕"，辨证为"肝肾阴虚，髓海空虚"，方选二至丸合左归丸加减。方中女贞子、墨旱莲、熟地黄、山茱萸、龟甲、山药皆养肝滋肾，培补真阴；杜仲强腰膝，健筋骨，在补阴之中配伍补阳药，取"阳中求阴"之义；恐滋补之品碍胃，酌加大枣调和胃气，助脾胃运化，固后天之本；菊花明目，清头风；远志、酸枣仁宁心安神，以除视物模糊、多梦健忘等症；甘草调和诸药。

（彭壮整理）

医案四：磨牙

陈某，男，50岁。2018年1月8日初诊。

主诉：夜间磨牙、多梦1月余。

现病史：自诉1个月来夜间磨牙，梦多，偶有头晕，纳差，二便调。舌质淡红，脉弦。

中医诊断：齘齿（风痰阻络）。

治法：息风止痉，健脾化痰。

处方：天麻12g，远志12g，茯神12g，陈皮12g，半夏12g，茯苓12g，枳实10g，竹茹12g，炒僵蚕10g，甘草6g。7剂，水煎服，每日1剂，早晚2次分服。

二诊（2018年1月15日）：磨牙好转，未有其他不适。舌质淡，脉细。守上方加石菖蒲12g。7剂，水煎服，每日1剂，早晚2次分服。

三诊（2018年1月26日）：磨牙依旧，嘱守上方，加胆南星9g。7剂，水煎服，每日1剂，早晚2次分服。

四诊（2018年2月2日）：磨牙较上次好转。舌质淡，脉沉，守上方，加地龙12g。7剂，水煎服，每日1剂，早晚2次分服。

五诊（2018年2月9日）：磨牙好转，守上方，胆南星加至12g。7剂，水煎服，每日1剂，早晚2次分服。

六诊（2018年3月5日）：磨牙减轻，病情稳定，守上方，加龙齿30g（先煎）。7剂，水煎服，每日1剂，早晚2次分服。

按语：《说文》解释："龂，齿相切也。"又有齿龂、嘎齿等名，为痉病常见之咬牙症状，多由胃热炽盛、风邪袭于人体经脉所致。又如《诸病源候论·牙齿病诸候》载："龂齿者，睡眠而相磨切也，此由血气虚，风邪客于牙车筋脉之间，故因睡眠气息喘而邪动，引其筋脉，故上下齿相磨切有声，谓之龂齿。"也有《幼幼集成》谓："梦中咬牙者，风热也，由手足阳明二经积热生风，致令相击而有声也。"综上所述，归纳起来可为胃热、风邪、虫积等。高颠之上，唯风可到，风邪与痰夹杂，客于筋络，风胜则动。主要从风论治，息风止痉，健脾化痰。但凡与风相关的疾病、顽固性疾病，可加虫类药物，常用药物如地龙、僵蚕、蜈蚣等息风走络，起效迅猛。

（王博整理）

第十七节　更年期综合征

医案一：更年期焦虑

谢某，女，46岁。2011年9月7日初诊。

主诉：烦躁伴入睡困难4年，加重1月余。

现病史：患者心情不佳，易被激惹，听见尖锐声音、孩子哭喊或被人突然碰到时均会出现莫名的烦躁，经常情绪失控，冲人发火。平素入睡困难，多梦，精神恍惚。曾寻求中西医药物及心理科疏导治疗，症状时轻时重。近来因孩子高考失利，上述症状加重，烦躁时欲抓胸口，彻夜不眠。现精神意识差，情绪低落，面红，口干，纳差，大便时干时溏，小便短赤。舌质红、苔黄，脉细数。

中医诊断：脏躁（心阴虚损，君相火旺）。

治法：清心安神，滋阴清热。

处方：甘草15g，小麦40g，大枣10枚，百合30g，黄连12g，肉桂3g（后下），茯神30g，首乌藤30g，合欢花30g。7剂，水煎服，每日1剂，早晚2次分服。

二诊（2011年9月15日）：精神较前好转，烦躁有改善，纳眠差，时有惊悸。上方加生龙牡各15g（先煎），焦三仙各20g。10剂，水煎服，每日1剂，早晚2次分服。

三诊（2011年9月24日）：烦躁已不明显，无惊悸，余症均有好转，投酸枣仁汤加减。处方：炒酸枣仁20g，柏子仁20g，茯苓15g，川芎15g，知母9g，白芍12g，麦冬12g，焦三仙各15g，甘草6g。7剂，水煎服，每日1剂，早晚2次分服。

四诊（2011年10月5日）：精神症状有明显好转，纳食香，心中已无烦躁。

按语：《金匮要略·妇人杂病脉证并治》载："妇人脏躁，喜悲伤欲哭，象如神灵所作，数欠伸，甘麦大枣汤主之。"本例患者心阴虚而不能制心阳，心火盛而扰神明；受到外界因素刺激，则心火益盛，出现烦躁、易怒、不得入眠、多梦；近来情绪忧虑，郁而化火，邪扰神明甚矣。方中甘麦大枣汤和中缓急，养心安神；交泰丸交通心肾，引火归原；百合滋养心阴，合首乌藤、合欢花除烦安神。二诊，患者心阴血久虚，心神不宁，纳差，则加生龙牡、焦三仙宁心安神、健脾消食。三诊，邪火已去，须以养阴，而女子以肝为先天，肝为心之母，投之酸枣仁汤养肝阴以滋心阴，心之阴血得复，诸症悉平。

（彭壮整理）

第十八节　皮肤病

医案一：皮肤瘙痒症（一）

姚某，女，24岁。2012年6月5日初诊。

主诉：双侧大腿内外侧瘙痒3年。

现病史：双侧大腿内外侧瘙痒，局部发热，不红，无明显丘疹，无疼痛感，无明显季节性，吃辛辣食品时瘙痒明显加重，纳眠可，二便调，月经色暗，有瘀块。舌质暗红、苔薄白；脉沉缓。

中医诊断：皮肤瘙痒症（热郁血瘀证）。

治法：清宣郁热，活血化瘀。

处方：荆芥9g，防风9g，当归9g，赤芍15g，生地黄15g，白鲜皮30g，地肤子30g，蛇床子15g，川牛膝15g，车前子15g（包煎），丹皮15g，甘草10g。7剂，水煎服，每日1剂，早晚2次分服。

二诊（2012年6月15日）：双侧大腿内外侧瘙痒症状减轻，局部发热消失，纳眠可，二便调。舌质暗红、苔薄白，脉沉缓。嘱患者按原方继服7剂，水煎服，每日1剂，早晚2次分服。

按语：针对皮肤瘙痒症状，中医学认为是风邪所致。故方中往往加入祛风散邪的药物，如荆芥、防风之类，以及祛风止痒的药物，如白鲜皮、地肤子之类。消风散可以祛风除湿，清热养血，《外科正宗》卷四云："消风散治风湿浸淫血脉，致生疥疮，瘙痒不绝，及大人小儿风热隐疹，遍身云片斑点，乍有乍无并效。"若辨证为风寒表实证，还可用仲景方麻黄汤加减，发汗解表可达到满意的治疗效果。

（曾利敏整理）

医案二：皮肤瘙痒症（二）

陈某，女，47岁。2009年3月10日初诊。

主诉：全身皮肤阵发性瘙痒4月余。

现病史：患者全身皮肤阵发性瘙痒4月余，曾行葡萄糖酸钙、地塞米松、息斯敏等交替注射、内服，外用赛庚啶软膏、肤轻松软膏、皮炎平霜、樟脑酊等，疗效均不显著。近月来逐日加重，痒感剧烈，发作频繁，搔抓至皮肤出血仍不止痒，直至痛时方才暂感痒轻。查见周身有不规则的条状抓痕，伴少许细薄鳞屑，点状血痂分布及色素沉着。面色少华，肢体乏力，心悸，眩晕健忘，失眠多梦，纳差。诊其舌脉，舌质淡，苔白，脉细弱。

中医诊断：皮肤瘙痒症（心脾两虚，风邪侵袭）。

治法：补益心脾，疏风止痒。

处方：党参30g，黄芪30g，白术12g，茯苓12g，当归15g，龙眼肉15g，远志10g，炒酸枣仁12g，防风10g，白鲜皮12g，蛇床子10g，甘草6g。8剂，水煎服，每日1剂，早晚2次分服。

二诊（2009年3月20日）：服药8剂后，痒感大减，面色已转淡红，纳增，肢体明显有力，睡眠可，肌肤觉有润感，抓痕、血痂逐渐消退，余症俱轻。原方党参、黄芪减为20g，入砂仁6g（后下），白蒺藜9g。续服7剂后瘙痒症状全消，皮肤恢复正常之色，诸症治愈。

按语：皮肤瘙痒症，中医称为"痒风"。《外科证治全书·痒风》载："痒风，遍身瘙痒，并无疥疮，搔之不止。"《千金方》描述："痒症不一，血虚皮肤燥痒……或通身痒，或头面痒，如虫行皮中。"此例瘙痒数月，并逐渐加重，兼有面色少华，心悸眩晕，失眠健忘，肢体乏力等症状表现。究其原因，此乃心脾两虚，气血虚损，肤失润养，风邪入侵而成瘙痒。故用党参、黄芪、白术、茯苓、龙眼肉、当归、酸枣仁等补益心脾，益气补血；白蒺藜、白鲜皮、蛇床子、防风疏风止痒，而收全功。

（张亚男整理）

医案三：湿疹

李某，男，40岁。2013年9月2日初诊。

主诉：四肢起丘疹伴瘙痒9年。

现病史：9年前最初起红色丘疹伴瘙痒，流水，反复发作。曾按湿疹治疗多年，现皮损粗糙肥厚，剧痒难耐。刻诊：四肢皮损粗糙肥厚，表面有抓痕、血痂及色素沉着，自觉瘙痒，纳眠可，二便正常。舌质红、苔白，脉滑数。

西医诊断：慢性湿疹。

中医诊断：湿疹（血虚风燥）。

治法：养血活血，祛风止痒。

处方：荆芥10g，防风10g，蝉蜕10g，白鲜皮10g，当归12g，川芎10g，生地黄10g，赤芍10g，丹参10g，甘草5g。14剂，水煎服，每日1剂，早晚2次分服。

二诊（2013年9月16日）：服药14剂，痒减，肥厚变薄，患者仍诉丘疹夜间剧痒难忍，上方加蛇蜕3g，红花10g，继服28剂愈。

按语：湿疹是由多种内外因素引起的一种具有明显渗出倾向的皮肤炎症反应，皮损多样性，慢性期则局限而有浸润和肥厚，瘙痒剧烈，易复发，可发生于身体的任何部位，是临床常见而又棘手的皮肤病。西医学认为湿疹是变态反应性疾病。中医学称本病为"浸淫疮"或"湿疮"，慢性者称"顽癣"。本例患者久病伤阴，血虚风燥，本证多由湿热蕴肤演变而来。久病耗伤阴血，血虚风燥，乃致肌肤甲错；病程久，反复发作，皮损色暗或色素沉着，或皮损粗糙肥厚，剧痒难耐，遇热或肥皂水洗后瘙痒加重，治宜养血活血，祛风止痒，方选消风散加活血养血之品，消风散源自《外科正宗》。方中荆芥、防风、蝉蜕、白鲜皮疏风止痒以祛除在表之风邪；当归、生地黄、川芎、赤芍、丹参养血活血，一者，因风湿热邪侵袭肌肤，郁结不散，每易耗伤阴血；二者，系方中诸祛风药与除湿药性皆偏燥，亦易损伤阴血；三者，乃外邪浸淫经络，气血为之郁滞。方中当归兼可活血，有助于祛风除邪，所谓"治风先治血，血行风自灭"（明·李中梓《医宗必读·痹》）；甘草调和诸药。

（许可可整理）

第十九节　淋证

医案一

王某，男，52岁。2017年4月12日初诊。

主诉：小便排出不畅4年，加重1个月。

现病史：患者4年前无明显诱因出现小便排出不畅，于当地医院行腹部彩超提示双肾结石、前列腺增大。因不影响生活，未予治疗。1个月前上述症状加重，排尿时疼痛明显。刻诊：小便排出不畅，伴疼痛，体型偏胖，纳眠可，大便可。舌质红、苔黄，脉滑数。既往高血压病史5年，服用左旋氨氯地平片，血压控制尚可。

西医诊断：尿路结石。

中医诊断：淋证（湿热瘀阻）。

治法：清热利湿，化瘀排石。

处方：炒鸡内金20g，海金沙20g（包煎），萆薢20g，石菖蒲12g，川牛膝10g，茯苓15g，金钱草30g。7剂，水煎服，每日1剂，早晚2次分服。

二诊（2017年4月22日）：排尿困难较前明显好转，时有排便伴疼痛。守上方14剂，水煎服，每日1剂，早晚2次分服，嘱其嚼食南瓜子。

随访半年，患者无排尿困难，告病愈。

按语：古人语"胖人多湿"，患者为中年男性，形体肥胖，平素喜肥甘厚味，易伤脾胃，脾胃运化失健，则水湿内停，积湿化热，下注膀胱。方取萆薢分清饮加减，针对尿路结石，选用"三金"即鸡内金、海金沙、金钱草以化肾及尿路结石。萆薢分清化浊；石菖蒲化浊通窍；茯苓健脾化湿；川牛膝引热下行。此外，运用食疗的方法——南瓜子。现代药理学研究表明：南瓜子中含有丰富的氨基酸、不饱和脂肪酸、维生素和胡萝卜素等营养成分。诸法、诸药合用，共奏良效。

（王孟秋整理）

医案二

齐某，男，77岁。2017年10月21日初诊。

主诉：左侧肢体活动不利、小便不能控制1天。

现病史：患者昨日20点时突然出现左侧肢体活动不利，伴口角㖞斜、言语不利等症状，无意识障碍、吞咽困难、饮水呛咳等，家属急送至当地医院查头颅CT示脑梗死，给予内科常规治疗（具体用药不详）后，上述症状未见明显好转，现症见：神志清，精神差，左侧肢体活动不利，口角㖞斜、言语不利，乏力，纳眠可，小便频数，不能控制。

西医诊断：脑梗死，泌尿系感染。

中医诊断：中风病，淋证。

治法：补肾缩尿。

处方：山药30g，盐益智仁30g，乌药10g，诃子30g，金樱子15g，甘草10g，石菖蒲12g，绵萆薢15g，烫水蛭6g，全蝎9g。7剂。水煎服，每日1剂，早晚2次分服。

二诊（2017年10月28日）：自诉小便次数减少，可控制。舌质淡红、苔白，脉弦。王教授认为，慢病守方，效不更方，嘱继续按上方服用7剂，水煎服，每日1剂，早晚2次分服。

按语： 中医淋证常分为湿热下注、湿热瘀滞及肾气虚弱，即王教授经常说的肾虚、膀胱热两型。前者多因久病肾气亏虚，肾阳不足，气化不利，导致小便不畅；后者多为嗜食肥甘厚腻、酒食化热，导致湿热内蕴，湿热之邪不能及时清利，瘀阻于内，气化不利，致小便不畅。早期一般多以湿热为主，久病多以肾虚为主。该患者老年男性，小便频数，不能控制，根据淋证主要分型有肾虚证及膀胱热证，考虑患者老年男性，年近八旬，以肾虚为主，汤药以补肾缩尿为治则，方用缩泉丸加减。方中益智仁温补脾肾，固精气，缩小便；乌药调气散寒，除膀胱肾间冷气，止小便频数；山药健脾补肾，固涩精气；诃子酸涩收敛；金樱子固精缩尿；绵萆薢利湿浊；石菖蒲化痰开窍；水蛭、全蝎活血通络；甘草调和诸药。诸药合用，共奏补肾缩尿之效。

（林燕杰整理）

医案三

刘某，男，26岁。2012年7月8日初诊。

主诉：小便短赤、灼痛3天。

现病史：患者3天前洗澡时不慎受凉感冒，开始时恶寒发热无汗，自行于药店购买阿莫西林口服，晚上出现高热，达39.6℃，后服阿莫西林，体温降至37.3℃，次日晨起出现小便短赤而灼痛，同时伴有往来寒热，恶心呕吐，呕吐物为胃内容物，食欲不振，周身酸痛。昨天去郑州市某医院就诊查尿常规示WBC（+++）、RBC（+）、蛋白（+），医生结合查体诊断为急性肾盂肾炎。诊查：表情淡漠，左肋脊点压痛，双侧肾区叩击痛。舌质淡、苔白滑，脉弦数。

中医诊断：淋证（湿热郁结少阳）。

治法：和解少阳，清热利水通淋。

处方：柴胡15g，黄芩9g，半夏10g，生姜9g，大枣4枚，炙甘草6g，瞿麦10g，滑石15g（先煎），蒲公英15g，车前草20g，泽泻20g，茯苓12g。3剂，水煎服，每日1剂，分3次服。

二诊（2012年7月11日）：3剂后，体温正常，不呕吐，效不更方，继开7剂，复查尿常规正常，再服3剂以巩固疗效，后随访一切正常，未有复发。

按语： 急性肾盂肾炎属中医学"淋证"范畴，治宜清热利水通淋，临床多用八正散治疗。但本例患者伴有寒热往来，恶心呕吐，小便不利，据《伤寒论》第96条："伤寒五六日，中风，往来寒热，胸胁苦满，默默不欲饮食，心烦喜呕……小柴胡汤主之。"此例患者为湿热郁结少阳，三焦阻滞，三焦为气、血、水、火之通道，三焦不利则水道不利，故小便不利，治疗应以和解少阳、清热利水为法。方用小柴胡汤加减。小柴胡汤去人参恐湿势留恋，加茯苓、瞿麦、滑石、蒲公英、车前草、泽泻以清热解毒，利水通淋。药中于病，乃获良效。

（赵慧鹃整理）

第二十节　其他杂病

医案一：汗证

李某，女，49岁。2012年6月20日初诊。

主诉：汗多伴四肢发凉2年。

现病史：2年前无明显诱因突发汗出过多，四肢发凉，无感冒、头痛、四肢无力，时有怕冷，乏力，口干，口苦，纳可，眠差，梦多，二便调。舌质暗红、少津，脉弦偏数。

西医诊断：焦虑状态。

中医诊断：汗证（阳气亏虚，营血不调）。

治法：益气固阳，调和营阴。

处方：桂枝10g，甘草10g，生龙骨30g（先煎），生牡蛎30g（先煎），白芍30g，黄芪30g，山茱萸30g，百合30g，生姜3片，大枣3枚。7剂，水煎服，每日1剂，早晚2次分服。

二诊（2012年6月28日）：自诉汗出明显减少，怕冷、四肢发凉缓解，睡眠有所改善。仍有口干、口苦。舌质红、少津，苔薄黄，脉弦。处方：柴胡12g，桂枝9g，生龙骨15g（先煎），生牡蛎15g（先煎），白芍15g，黄芩12g，党参12g，当归12g，山茱萸20g，半夏10g，甘草10g，生姜3片，大枣3枚。10剂，水煎服，每日1剂，早晚2次分服。

半月后随访，病愈。至今未复发。

按语： 久病营阴耗损，伤及阳气致阴阳两虚，方中桂、姜合甘草辛甘化阳，芍药合甘、枣酸甘化阴，体现调和阴阳之法则；黄芪益气固阳；山茱萸补肝肾；百合养阴清心安神；龙骨、牡蛎以镇静安神。整方合桂枝甘草龙骨牡蛎汤、桂枝汤、共奏益气温阳、调和营阴之功。二诊患者病情好转，久病必有肝气不疏之象，酌加疏肝养血之品，如柴胡、当归；柴胡、黄芩、半夏、党参、甘草又为小柴胡汤，全方寓三方于一体，疗效颇佳。

（许蒙整理）

医案二：雷诺病

高某，女，37岁。2012年12月3日初诊。

主诉：双手阵发性皮肤颜色变化3年余，加重1周。

现病史：5年前离异后郁闷不解开始出现双手阵发性皮肤颜色变化，先苍白，然后持续青紫，活动或加温后方可转为潮红，最后可逐渐恢复正常，每次持续约20分钟，每天发作1~2次。遇冷或生气时上述症状发作或加重，每年冬天发作频繁且症状加重，夏天发作次数减少且症状较轻。曾以"雷诺病"多方求治，在外院长期服用烟酸及中药治疗，效果不明显。1周前，与父母争吵后，上述症状每天发作3~5次，每次持续约1小时。刻诊：两胁胀满、胸闷善太息，纳眠可，二便调。月经量少，色暗红，时有血块。舌质暗红、苔白，脉弦涩。冷水试验及握拳实验（+）。血沉正常。

中医诊断：手足厥寒（气滞血瘀）。

治法：理气活血，温经通脉。

处方：当归四逆汤加减。当归20g，桂枝10g，细辛3g，川芎15g，鸡血藤30g，炮姜9g，柴胡12g，赤芍12g，香附12g，郁金10g，枳壳12g，炙甘草9g。10剂，水煎服，每日1剂，早晚2次分服。同时嘱患者注意防寒保暖，保持心情舒畅。

二诊（2013年12月14日）：患者诉服上方后两胁胀满、胸闷善太息明显好转。舌质暗红、苔白，脉弦涩。上方去香附、郁金、枳壳，加全蝎9g，地龙9g，增强通络之力。20剂，水煎服，每日1剂，早晚2次分服。

三诊（2013年1月4日）：患者诉服上方后两胁胀满、胸闷善太息消失，双手颜色变化次数减少至每日1~2次，每次持续约20分钟，本次月经量较前增多，色稍暗。上方去柴胡、赤芍，加附子6g（先煎）以增强温经通脉之力，20剂，水煎。后患者电话告知症状已全部消失，未再发作。

按语：雷诺病为又称肢端动脉痉挛病，多发于中青年女性，每遇寒冷或情绪变化而诱发，隶属于中医学"手足厥寒"之范畴。多数医家认为，其发病多因气虚、气滞、寒凝等原因而造成的血运不畅，脉络瘀阻所致。当归四逆汤出自仲景《伤寒论·辨厥阴病脉证并治》351条载："手足厥寒，脉细欲绝者，当归四逆汤主之。"当归四逆汤为温经散寒、和营通脉之代表方剂，临床辨证用于雷诺病及继发于其他疾病的雷诺现象，均有显著的疗效。需要指出的是，方中细辛温经散寒，多数医家遵循"细辛不过钱"，用量在3g以内，经临床观察，王教授发现细辛用量在3g以内，虽可取得近效，但病易反复。

（朱盼龙整理）

医案三：小柴胡汤加减治疗低热

梁某，女，40岁。2013年9月2日初诊。

主诉：低热半月余。

现病史：体温波动在37.3~38.0℃，半月前有外感病史。现低热，下午发热显著，发热伴有背部恶寒、头痛、口苦、咽干、目眩、心烦喜呕，默默不欲饮食。血常规、胸部X线检查等均未见异常。诊查：舌质淡红、苔黄腻，脉细弦。

中医诊断：发热（少阳枢机不利）。

治法：和解少阳枢机。

处方：柴胡30g，黄芩10g，青蒿18g（后下），太子参15g，地骨皮10g，清半夏12g，茯苓15g，甘草6g，生姜2片，大枣4枚。5剂，水煎服，每日1剂，早晚2次分服。

二诊（2013年9月9日）：服药5剂，发热已退，诸症好转，后柴胡改为15g，继服5剂诸症消失。

按语： 此类型多由外感发展而来，邪在半表半里，少阳枢机不和，邪气出与阳争则发热，入里与阴争则恶寒，少阳枢机不利；胆火上炎，灼伤津液，故见口苦咽干，头晕目眩；邪正相争，少阳经气不舒，则胸胁胀满；胆气犯胃，故不欲饮食。治宜和解少阳之枢机，方用小柴胡汤加减，正所谓"少阳为病此方宗"。在《伤寒论》中多条经文论述了少阳经证及小柴胡汤的应用，方中柴胡和解少阳退热，用量较大；黄芩清胆火；太子参、生姜、甘草、大枣甘温以扶正；加青蒿、地骨皮清虚热。

（朱盼龙整理）

医案四：通腑泻下合养心安神法治疗病毒性脑炎后幻觉

陈某，男，72岁。2013年6月14日初诊。

主诉：精神异常22天。

现病史：家属代诉22天前患者出现头痛，经当地诊所对症治疗后无明显好转，遂电话告知在外打工的儿子，但患者谈论中不时出现已故亲人、朋友，对自己的病情则轻描淡写，于是其儿子速赶回家中陪其至当地医院诊治。3天后症状未见好转，并出现意识错乱（不能说出本人及其家属名字）、偏执、易激惹，发热，最高体温38.5℃，行头颅核磁示左侧额叶、岛叶及右侧颞叶异常信号，考虑急性脑梗死可能性大，炎性病变待排；右侧大脑后动脉局限狭窄可能。腰穿：压力不详，糖3.24mmol/L、氯：127.2mmol/L，蛋白：1.13g/L。考虑患者"病毒性脑炎"，给予"青霉素""阿昔洛韦"及甘油果糖、甘露醇等治疗后，患者病情好转出院，但仍有幻觉，遗留性格偏执。刻诊：幻觉，性格偏执，口臭，纳差，腹软而胀，眠差，大便7日未解，小便可。舌质红、苔黄腻，脉弦数有力。

西医诊断：病毒性脑炎。

中医辨证：痰热腑实扰心。

治法：通腑泻下，养心安神。

处方：大承气汤合甘麦大枣汤加减。生大黄15g（后下），芒硝10g，厚朴12g，瓜蒌仁15g，胆南星9g，石菖蒲12g，百合30g，小麦50g，大枣5枚，甘草10g。3剂，水煎服，每日1剂，早晚2次分服。

二诊（2013年6月17日）：患者家属诉服上方1剂后泻下恶臭粪便3次，遂腹胀明显减轻，安静入睡。现幻觉减轻大半，性格稍有温和，口中和，纳可，腹软不胀，眠可，大便1日1次，小便可。舌质红、苔微黄，脉弦细。腑实症状已除，恐前泻下耗气伤阴，遂给予甘麦大枣汤加石斛12g，瓜蒌仁15g，西洋参10g。10剂，水煎服，每日1剂，早晚2次分服。

按语：以精神症状为主要临床表现的病毒性脑炎，患者临床表现多样而复杂，容易误诊、漏诊；同时，病毒性脑炎后遗留的精神症状也不少见，临床治疗较为棘手。本例患者便是以精神症状起病的病毒性脑炎，当脑炎的其他症状消失后仍遗留精神症状的典型案例。《伤寒论·辨阳明病脉证并治》第212条："伤寒若吐、若下后，不解，不大便五六日，上至十余日……独语如见鬼状……大承气汤主之。"《金匮要略·妇人杂病脉证并治》曰："妇人脏躁，喜悲伤欲哭，象如神灵所作，数欠伸，甘麦大枣汤主之。"而上述条文中的"独语如见鬼状""象如神灵所作"与患者症状中幻觉不谋而合。同时患者兼有纳差，腹胀，大便7日未解，舌质红，苔黄腻，脉弦数有力等痰热腑实征象，如《素问·逆调论》"胃不和则卧不安"而见眠差。故治以通腑泻下、养心安神为法，方用大承气汤合甘麦大枣汤加减。值得注意的是甘麦大枣汤虽为妇人脏躁而设，但经临床观察，此方对其他疾病如病毒性脑炎、脑血管病等所致的精神症状均有显著疗效。

（朱盼龙整理）

医案五：疏肝理气、调和营卫治疗不宁腿综合征

杨某，女，51岁。2013年4月12日初诊。

主诉：自觉两腿瘙痒，绞动不宁9月余。

现病史：9个月前因其女儿考学不如意而出现情绪低落、胸闷、善太息，未予重视。后逐渐出现两腿瘙痒，绞动不宁，夜间重于白昼，失眠，

甚则彻夜难眠，严重影响其生活及工作，遂到医院诊治，按"肝郁"论治，给予"逍遥丸"口服，初效，后自觉效果不佳而自行停药。后迭经抗抑郁、多巴胺受体激动剂等治疗无效，心理压力较大。遂来我院诊治。现症见：两腿瘙痒，绞动不宁，夜间重于白昼，失眠，甚则彻夜难眠，胸闷，善太息，纳可，大便时稀时干，小便可。舌质淡红、苔白，脉弦细。既往体健。

西医诊断：不宁腿综合征。

中医辨证：肝郁气滞，营卫失和。

治法：疏肝理气，调和营卫。

处方：柴胡疏肝散合黄芪桂枝五物汤加减。黄芪15g，桂枝10g，柴胡12g，白芍15g，枳壳10g，郁金10g，当归尾12g，炙甘草6g，大枣5枚，生姜3片。5剂，水煎服，每日1剂，早晚2次分服。

二诊（2013年4月17日）：患者诉服上方后胸闷、善太息有所减轻，仍两腿瘙痒，绞动不宁、眠差，大便时稀时干。舌质淡红、苔白，脉弦细。盖风主动而见两腿瘙痒，绞动不宁，宋·陈自明《妇人大全良方》曰："盖治风先治血，血行风自灭。"故于上方改当归尾为全当归15g，鸡血藤30g，蜈蚣2条，全蝎9g，地龙9g，以活血养血，搜风通络。5剂，水煎服，每日1剂，早晚2次分服。

三诊（2013年4月26日）：患者诉服上方后腿痒不宁减轻约十分之六，偶有失眠，胸闷、善太息消失，二便调。舌质淡红、苔白，脉弦细。10剂，水煎服，每日1剂，早晚2次分服。服上方后腿痒不宁减轻约十分之八，眠可，遂自行按上方再服20剂。后患者致电喜诉腿痒不宁消失，至今未再发作。

按语： 患者病起所愿不遂，气机郁滞而见胸闷，善太息，脉弦。《伤寒论·辨阳明病脉证并治》196条载："身如虫行皮中状者，此久虚故也。"营卫失和，化源不足，虚风走窜经络筋骨，故腿痒绞动不安，夜间重于白昼，舌质淡红，苔白，脉弦细。辨证为肝郁气滞、营卫失和，予以柴胡疏肝散合黄芪桂枝五物汤加减，以疏肝理气、调和营卫。此案在整个治疗过程中，始终抓住肝郁气滞、营卫失和的病机，最终取得满意疗效。该案例启发医者在久疾痼疾的治疗过程中，只要辨证准确，方证相应，不可轻易其方。

（朱盼龙整理）

医案六：奔豚

郑某，女，30岁。2013年1月12日初诊。

现病史：患者性格执拗，因与邻居不和，突感少腹踊踊，似有一股血气由脐下直上咽喉，惕惕不宁，胸胁憋闷，呼吸受阻，双眼紧闭，难以支持而卧床，神情抑郁，长吁短叹。舌质红、苔黄，脉弦，诊为奔豚。

中医诊断：奔豚（肝郁型）。

治法：疏肝解郁，平冲降逆。

处方：甘草6g，川芎6g，当归10g，黄芩3g，白芍10g，法半夏10g，葛根10g，桑白皮15g。6剂，水煎服，每日1剂，早晚2次分服。

二诊（2013年1月20日）：上方服后，诸症有所减轻，舌苔正常，原方去黄芩，继服6剂，随访观察3月，未再复发。

按语：本方自仲景创立以来，沿用至今疗效确切。《金匮要略·奔豚气病脉证治》曰："奔豚病，以少腹起，上冲咽喉，发作欲死，复还止，皆从惊恐得之。"尤怡在《金匮要略心典》中解析言："此奔豚气之发于肝邪者，往来寒热，肝脏有邪而气通于少阳也。肝欲散，以姜、夏、生葛散之；肝苦急，以甘草缓之；芎、归芍药理其血；黄芩、李根下其气。"

（康紫厚整理）

医案七：多食善饥

张某，女，39岁。2009年9月27日初诊。

主诉：多食善饥反复发作2年。

现病史：患者15年前遭受精神刺激，此后工作过劳。2年前于下班回家途中突感饥饿难耐，进餐馆吃饭出现饥不知饱，急送医院，诊为"糖尿病"，经输液治疗后出院。此后坚持西药治疗，但仍反复发作，至今已10余次，无明显诱因症状逐渐加重，每次均需住院治疗，体重已由原来的50kg增至80kg，曾间断服用中药。刻诊：患者体型肥胖，行动自如，边进食边说话。自述饥饿感明显，多食不饱，口渴，乏力，睡眠不实，偶有心悸，大便每日5~6次，不成形。月经量少，色淡。舌胖边有齿痕、苔薄白，脉细小数。四诊合参，认为该患者疾病源于精神刺激，又加上操劳过度，积劳成疾。

中医诊断：消渴（脾胃失调，心脾两虚）。

治法：健脾和胃，养血安神定志。

处方：太子参15，炒白术15，茯苓15g，生黄芪20，远志9g，炒山药15g，炒酸枣仁12g，龙眼肉6g，木香10g，丹参12g，生龙骨15g（先煎），生牡蛎15g（先煎）。7剂，水煎服，每日1剂，早晚2次分服。

二诊（2009年10月3日）：患者饥饿感仍同前，食后似有饱胀感，乏力略改善，余症基本同前。舌胖边有齿痕，舌根部苔稍厚，脉滑。上方加炒枳实9g，7剂，水煎服，每日1剂，早晚2次分服。

三诊（2009年10月10日）：患者自述进食后有饱感，距再次进食时间间隔延长，饥饿感仍同前，大便次数同前，已成形，月经已至。舌胖、边有齿痕，脉滑。2009年9月27日方去苦参，加当归9g，继服14剂，水煎服，每日1剂，早晚2次分服。

四诊（2009年10月24日）：患者症状均有缓解，2009年9月27日方基础上加减调理共40剂而愈。

按语： 本患者的知饥不饱，不是较为常见的胃热导致的腐熟太过，而是脾虚导致胃的腐熟和降浊功能失调；而胃的功能失调，不是常见的不足，而是太过，这两点正是本病治疗的关键所在。治疗以调理中焦为主，方中太子参、黄芪、山药、茯苓、白术补中健脾，恢复脾胃正常的升降功能；酸枣仁、远志、龙眼肉、龙骨、牡蛎安神定志；丹参清心除烦；木香理气，以防滋腻。诸药合用，共奏健中安神定志之效。

（关运祥整理）

医案八：补益肾气治疗排尿性晕厥

王某，男，46岁。2011年9月14日初诊。

现病史：患者于2011年7月排尿后突然感觉头晕，汗出，意识清晰，不伴天旋地转，无发热及肢体活动障碍等伴随症状，无抽搐，未予重视。2007年8月排尿后晕倒在卫生间，醒来后感觉全身乏力，未予诊治。后上述症状至就诊时反复发作5次，遂来诊治。刻诊：头晕，不伴天旋地转，无发热及肢体活动障碍等伴随症状，神倦懒言，全身乏力，腰酸痛，时常耳鸣，纳眠可，小便清长，大便溏薄。舌质淡、苔白，脉沉细。颅脑CT、心电图、心脏彩超、双肾及泌尿系彩超均无异常发现，倾斜试验阴性。

中医诊断：厥证（肾阳虚证）。

治法：大补肾阳。

处方：金匮肾气丸加味。炒山药20g，山茱萸30g，熟地黄20g，茯苓15g，泽泻15g，制附子12g（先煎），肉桂5g（后下），桑寄生20g，茯苓15g，菟丝子20g，益智仁15g，炙甘草10g。7剂，水煎服，每日1剂，早晚2次分服。

二诊（2011年9月21日）：患者诉全身乏力、腰酸痛较前缓解，大便已成形，但仍感头晕。药已中病，于上方茯苓、泽泻均减为10g，加鹿角胶15g，金樱子15g，川芎15g，再予20剂。煎法同前。

三诊（2011年10月10日）：患者诉服药期间未发生晕厥，头晕、全身乏力、腰酸痛明显减轻。再予10剂。嘱患者平时服用金匮肾气丸，每次8粒，每日3次。随访1年，晕厥未再发作。

按语：王教授认为，本病或为肾阳不足，下焦水饮上逆，蒙蔽清阳，或为阴阳失调，气机逆乱，阴阳之气不相顺接而发病。本患者症见神倦懒言，全身乏力，腰酸痛，耳鸣，小便清长，大便溏薄，结合舌质淡、苔白，脉沉细，一派肾阳虚象；肾阳不足，下焦水饮上逆，蒙蔽清阳而出现头晕、甚则晕厥。故给予金匮肾气丸加减大补肾阳，诸症悉平，后以中成药金匮肾气丸平素服用而收功。

（周红霞整理）

医案九：呃逆

赵某，女，55岁。2012年1月12日初诊。

主诉：呃逆1月余。

现病史：1个月前患者因拔牙后出现呃逆，频频发作不能自主，声高亢。刻诊：腹部胀痛，面目浮肿。舌质淡、苔薄黄，脉虚数。既往有十二指肠溃疡及慢性萎缩性胃炎病史。

中医诊断：呃逆（中阳虚寒）。

治法：温补中阳，降逆止呃。

处方：旋覆代赭汤加减。旋覆花10g（包煎），党参20g，代赭石20g（先煎），半夏10g，炙甘草5g，竹茹10g，茯苓3g，陈皮30g，紫苏梗15g，炒莱菔子15g，生姜2片，大枣3枚。5剂，水煎服，每日1剂，早晚2次分服。

二诊（2012年1月18日）：自诉服药后偶有呃声低微，继服原方7剂，呃逆痊愈。

按语：《伤寒论·辨太阳病脉证并治》第161条说："伤寒发汗，若吐若下，解后，心下痞硬，噫气不除者，旋覆代赭汤主之。"旋覆代赭汤证为伤寒误治，病机关键在于中阳虚寒，痰饮内聚，胃气上逆，此证之"噫气"为胃虚气逆，属于虚证，正如清代医家邵仙根在评吴坤安《伤寒指掌·伤寒变症》载："中阳虚弱，寒气入胃，寒夹胃气上逆，升而不降，气从喉出有声，为噫气也。"方中旋覆花咸温，主下气消痰，降气行水；代赭石"味苦寒"，能"镇逆气，降痰涎"，除哕噫而泄郁烦；茯苓、陈皮健脾燥湿化痰；紫苏梗理气宽中；炒莱菔子降气化痰。王教授认为，仲景经方，谨守病机，药量配比，法度谨严，所以方中代赭石的用量不宜过大，用时不仅要配伍多味益脾和胃之药，更重要的是用量要小，处处考虑顾护中气、宣化胃阳，降逆消痰而不伤正；二则旋覆代赭汤证病位在中焦，药物作用的靶点亦在中焦，用代赭石也应考虑此药应在中焦取效，而赭石为重坠之品，如用量过大则会药过病所，直趋下焦，不能发挥其降脾胃逆气以还归于中焦之效。

（王彦华整理）

医案十：恶心后周身发冷

巴某，女，41岁。2017年3月6日初诊。

主诉：恶心后周身发冷1年。

现病史：患者长期头痛，1年前于当地医院检查，行头颅MRI提示蝶骨嵴脑膜瘤，并行手术切除，接受放疗治疗，术后头疼减轻，易恶心，恶心后出现发作性畏寒，数分钟后可自行缓解，今为求系统诊疗，随来我院就诊。刻诊：恶心，干呕，恶心后周身发冷，数分钟后可自行缓解，思虑多，心情低落，口干口苦，胸闷憋气，乏力，语声低微，纳可，眠差，二便调。舌质红、苔黄，脉细缓。

西医诊断：胃肠功能紊乱。

中医辨证：少阳枢机不利。

治法：和解少阳。

处方：柴胡加龙骨牡蛎汤加减。柴胡12g，桂枝12g，白芍12g，生甘草10g，生龙骨15g（先煎），生牡蛎15g（先煎），黄芩12g，姜半夏12g，党参10g，灵芝20g。7剂，水煎服，每日1剂，早晚2次分服。

二诊（2018年3月15日）：恶心、干呕减轻，仍阵发性畏寒，每次持续2~3分钟，纳可，眠好转，二便调。守上方，加大生甘草用量为20g，服药方法同前。

按语：患者中年女性，行外科手术后，接受化疗，思虑过度，劳神伤脾，脾失健运则可见恶心、干呕；邪在半表半里，未有定出，寒热往来，故见发作性畏寒；患者患病后，郁郁寡欢，肝主情志，肝气郁结，疏泄失司，则见胸闷憋气，胆与肝相表里，胆气不利，气机上逆，则可见口干口苦。

柴胡加龙骨桂枝汤出自《伤寒论·辨太阳病脉证并治》，书中107条载："伤寒八九日，下之，胸满烦惊，小便不利，谵语，一身尽重，不可转侧者，柴胡加龙骨牡蛎汤主之。"病机为少阳不和，三焦失畅。方中用小柴胡汤和解少阳，宣畅枢机；加桂枝以行阳气而解身重；加龙骨、牡蛎以镇惊收心，安神明；党参以补中益气；白芍以疏肝理气；灵芝以调节免疫。二诊中，患者畏寒发作时间较前缩短，加大生甘草用量，生甘草清热解毒，以清半表半里之热。方诸药合用，寒温并举，攻补兼施，共奏和解泄热之功。

（王孟秋整理）

医案十一：血证（一）

冯某，男，55岁。2016年6月15日初诊。

主诉：头顶冒血9月余。

现病史：患者9个月前无明显诱因出现头顶冒血，主要为颠顶处，呈间断性渗血，同时出现头汗，视物模糊，头晕，左肩疼痛不适，纳可。因母亲重病在身需起夜照顾，睡眠质量差，小便正常，大便干。舌质红少津、苔黄，脉弦细。CT提示脑梗死。既往史：高血压、2型糖尿病、脑梗死病史。

中医诊断：中风病；血证（肝阳上亢证）。

治法：泻火解毒，清上泻下。

处方：凉膈散加减。生大黄12g，朴硝12g，甘草9g，山栀子仁30g，薄荷3g（后下），黄芩30g，连翘9g，苦杏仁12g（后下），竹叶12g，蜂蜜适量。5剂，水煎服，每日1剂，早晚2次分服。

二诊（2016年6月25日）：头顶冒血未见明显好转，大便稍溏泄，2～3次/天。舌质红、苔白，脉弦细。给予四生丸加减以清热凉血兼能顾阴，处方如下：生地黄15g，艾叶9g，侧柏叶30g，荷叶9g，甘草10g。因照顾母亲就诊不便，给予14剂，水煎服，每日1剂，早晚2次分服。

三诊（2016年7月9日）：患者入诊室门即诉"大夫，我的病好多了，手脚也麻利了"，详询情况，头顶冒血缓解明显，起夜次数多时才会出现，下肢活动基本正常，二便正常，舌脉如前。守2016年6月25日方，加山药30g。21剂，水煎服，每日1剂，早晚2次分服。

四诊（2016年8月1日）：未见患者头部出血，舌质淡红、苔薄白，脉弦细较前减轻、偏于正常。守2016年7月9日方再服14剂，水煎服，每日1剂，早晚2次分服，服后停药，嘱避免劳累。1个月后随访，诸症消失，告病愈。

按语： 结合患者既往病史，高血压在中医多对应眩晕，为肝肾之阴不足，阴不潜阳所致，脑梗死即为中风病，基本病因为肝肾亏虚；2型糖尿病对应消渴，为肺胃肾之阴耗伤，本质为肾阴不足，可见三者皆为下焦虚损而致肝阳亢胜于上所致。由此可推测患者为阴虚体质。王教授认为，体质是人体特性，机体生理功能的正常维持及疾病的产生都是在体质的基础上形成的，中医对疾病的治疗讲究整体观念，这里的"体"即为体质，故在治疗时应重视对体质的把握。患者素体阴虚，出现视物模糊即为肝阴不足不能濡养眼窍的表现；头晕、双下肢活动不遂即为中风病的表现，为肝肾亏虚，阴液不能濡养下肢所致；然而患者还有颠顶处间断性冒血，血行多由热迫，结合舌质红、苔黄，可确定有火热之邪，然而此处火热之邪常被误认为肝火，为肝火上炎所致，但王教授认为此处火热为中、上焦之邪，"但头汗出"即可证明，迫使肝阳所携上行之血妄行而出，而肝火则多兼见目赤、耳鸣、急躁易怒等症状。所以该患者病机为下焦阴虚为本、中上焦实热为标，用滋阴药必增上部之热，故先以凉膈散原方泻火通便、清上泻下以治标，凉服增强清热之效。二诊患者舌苔转白、大便无干结，看似热盛之邪，但阴虚之体易生热，尚且颠顶之出血还未好转，可知内有

"伏火"。四生丸出自《妇人大全良方》，为凉血止血常用方剂，而《孙真人食忌》中记载侧柏叶可治头发不生，可知其可走上疗头部之病，故加大方中侧柏叶用量以加强头部凉血止血之功，方中生地黄为补阴常用药物，有填精益髓之效，兼能顾护患者体质，滋养下焦之阴。患者稍有大便溏，恐泻不能自愈而伤正，加入甘草清热兼能补护中焦，全方药味精少，价格低廉。三诊效不更方，患者病情明显好转，仅于劳累后出现，劳累后正气愈虚，虚则病邪滋生，在原方基础上加入山药，以平补肺脾肾三脏。加入山药有以下几点意义：一是患者劳累后病情较重，以山药补虚；二是患者素体阴虚，结合糖尿病病史，多为肺、胃、肾三脏亏虚，以山药平补三焦；三是脾、肾分别为先、后天之本，脾肾得补，其他脏可养，肝充则阳不能亢于上，心实则眠好。

（孙永康整理）

医案十二：血证（二）

冯某，男，70岁。2017年5月8日初诊。

主诉：左眼睑瘀血1天。

现病史：1天前晨起后，家人发现其左眼睑下大片瘀血，球结膜无充血，无牙龈、口腔、二便及皮肤出血症状，间断心慌，倦怠乏力，面白少华，纳少，眠差，二便调。舌质淡、苔薄白，脉细缓、结。既往有房颤病史5年，规律服药。

西医诊断：房颤。

中医诊断：血证（气不摄血）。

治法：补气摄血，健脾养心。

处方：归脾汤加减。党参20g，白术30g，黄芪20g，当归30g，甘草10g，茯苓20g，制远志20g，炒酸枣仁20g，煨木香10g，大枣3枚，藕节炭30g，侧柏炭30g。7剂，水煎服，每日1剂，早晚2次分服。

二诊（2017年5月16日）：左眼睑下瘀血逐渐消散，乏力及纳眠情况明显改善。舌质淡、苔薄白，脉细、结。效不更方，上方易藕节炭15g，侧柏炭15g，继服10剂，用法同前。1个月后随访，诸症消失，告病愈。

按语：该患者老年男性，久病体弱，长期服用药物，脾胃受损；脾虚运化乏源，气血生化不足，不能濡养肌肉则倦怠乏力；不能濡养舌面则面白无华、舌质淡，苔薄白；血虚不能充养脉道，故脉细，气虚不能鼓动血液在脉中正常运行，血溢脉外则为瘀斑；鼓动无力则脉结。"气为血之帅，血为气之母"，中医学认为，气能生血、行血，血能生气、载气，故予归脾汤补气摄血，健脾养心。方中党参、茯苓、白术、甘草为四君子健脾益气；当归、黄芪为当归补血汤以益气生血；酸枣仁、远志补心益脾，安神定志；煨木香理气醒脾；共奏益气补血、健脾养心之功；大枣补中益气，兼能养血安神；佐加藕节炭、侧柏炭凉血止血以取急则治其标之意。诸药合用，共奏良效。

（吴芳芳整理）

医案十三：健脾理肺法治疗过敏性紫癜

康某，女，23岁。2018年3月14日初诊。

主诉：双下肢瘀斑4月余。

现病史：患者4个月前无明显诱因出现双下肢瘀斑，伴腹痛，四肢关节疼痛不适，至当地某三甲医院就诊，诊断为过敏性紫癜，住院治疗（具体用药不详）后症状好转，仍有双下肢瘀斑，故前来就诊。刻诊：神志清，精神差，双下肢散在瘀斑，神疲乏力，纳差，不欲饮食，口干、口苦，眠尚可，小便可，大便次数多，成形。舌质淡、苔白，脉沉细。

中医诊断：血证（脾虚不摄血）。

治法：健脾理肺。

处方：地肤子20g，徐长卿20g，灵芝30g，甘草10g，黄芩6g，甘草6g，石菖蒲12g，牡丹皮10g，白芍炭10g，茯苓15g。10剂，水煎服，每日1剂，早晚2次分服。

二诊（2018年3月24日）：患者诉服药后双下肢散在瘀斑较前好转，神疲乏力，纳差，口干、口苦较前好转，眠尚可，小便可，大便次数多，成形。舌质淡、苔白，脉沉细。效不更方，以健脾理肺为治则，在上方基础上加龙眼肉30g以增健脾益气之效。处方同前。

1个月后随访，患者双下肢瘀斑基本消失。

按语：过敏性紫癜中医诊断为"血证"，多为脾不统血，气不摄血，致血不循经，溢于皮肤、黏膜之下，故出现双下肢瘀斑。唐容川《血证论·脏腑病机论》载："经云脾统血，血之运行上下，全赖乎脾。脾阳虚，则不能统血。"又说："血生于心火而下藏于肝，气生于肾水而上主于肺，其间运行上下者，脾也……故治血者，必治脾为主。"故治疗当以健脾为主。脾气健旺，运化正常，气生有源，气足而固摄作用健全，血液则循脉运行而不溢出脉外；肺主皮毛，故肺气得清，则皮肤瘀斑可消。方中茯苓、石菖蒲、甘草健脾益气以助脾气统血；白芍炭既能止血，又有白芍活血调经之用，配合黄芩、牡丹皮清热行气，地肤子、徐长卿以清热燥湿，四药可宁血，灵芝补血养血，正对《血证论》所述止血、清瘀、行血、补虚的治疗原则；甘草调和诸药，脾气得健，肺气得理，故获效良好，瘀斑皆消。

（刘彩芳整理）

医案十四：舌尖跳痛

章某，女，70岁。2016年12月6日初诊。

主诉：发作性舌尖跳痛3年。

现病史：患者发作性舌尖跳痛，每发作时伴头部右颞部疼痛，每次发作时间数秒至数分钟不等，经休息后可自行缓解。平素耳鸣，纳差，稍食多则易腹胀，形体消瘦，不耐寒热，怕热怕冷，眠差，小便可，大便稀溏。舌质暗红、苔白腻，脉细。既往史：高血压病史10年，口服降压药物，血压控制可；高脂血症病史3年，口服降脂药物，血脂控制可。

西医诊断：灼口综合征。

中医诊断：舌痛（脾湿心热）。

治法：健脾祛湿，清心泻火。

处方：甘草泻心汤加减。炙甘草30g，生甘草10g，黄连3g，黄芩9g，干姜3g，党参15g，白芍12g，小麦60g，枳壳12g，白术15g，延胡索15g，大枣3g。7剂，水煎服，每日1剂，早晚2次分服。嘱低盐低脂饮食，调畅情志。

二诊（2016年12月14日）：患者仍诉舌尖疼痛，发作时颞部疼痛较前减轻，耳鸣，纳食较前改善，眠好转，小便频，大便稀溏。舌暗红、苔白腻，脉细。守上方加炒芡实30g，炒薏苡仁30g，麸炒苍术30g，木香12g，桂枝5g。7剂，水煎服，每日1剂，早晚2次分服。

三诊（2016年12月21日）：患者自诉诸症好转，不耐寒热，大便有时不成形。舌质暗红、苔黄腻，脉细。守上方改小麦为20g，加莲子心3g。14剂，水煎服，每日1剂，早晚2次分服。

四诊（2017年1月6日）：患者诉服药后诸症明显减轻。舌质暗红、苔黄腻，脉细。守上方加山药30g，14剂，水煎服，每日1剂，早晚2次分服。

随访3个月，舌尖跳痛明显减轻，诸症均有好转。

按语：本病隶属于中医学"舌痛"之范畴。患者为老年女性，脏腑功能减退。纳少，稍食多则易腹胀，大便稀溏，形体消瘦，可知其脾胃运化不足，水谷、水湿停留胃肠，则生胀气，可见大便稀溏。《素问·逆调论》载："胃不和，则卧不安。"脾胃失健，则气血化生无源，心神无法得以安养，神不安则失眠。王教授常说："胃肠是人类的第二大脑。"胃肠不舒，则百病丛生。患者舌尖部跳痛，依据舌诊理论，"舌尖属心肺""舌为心之苗"，舌的病证与心密切相关。故此病当从心脾共同论治为宜，结合舌脉，王教授认为本病病机为脾胃气虚，水湿内聚，湿聚化火，扰乱心神，将其总结为脾湿心热，治当以健脾祛湿、清心泻火为主。本案症状多，故采取复合治法。本方生、炙甘草共用，炙甘草味甘偏温，以温助脾阳，缓急止痛；生甘草味甘偏凉，配合黄芩、黄连，共清心泄热；甘草、大枣、小麦以取甘麦大枣汤之意，以养心安神、补脾和中；党参、白术健脾益气；干姜味辛，以振中阳；黄连、黄芩苦寒直折，以清中上焦之热，祛体内湿热之邪；枳壳、白芍以疏肝气以滋肝体；延胡索以活血散瘀，理气止痛。二诊时，患者大便稀溏，结合舌脉，考虑患者湿久困于脾，应加大燥湿健脾力度，加炒芡实、炒薏苡仁及麸炒苍术以增健脾渗湿之功；且患者为老年妇女，精髓虚空，芡实亦是益肾收敛固涩之良药；加少量桂枝以温阳化气，祛湿以活血，活血须行气；木香辛温乃行气止痛要药，加用生木香，与枳壳共助行气止痛、健脾宽中之意。三诊时，诸症好转，王教授认为，"子"药入"眼"，"心"药入"心"，莲子心性味苦寒，入心经可助清心除热之效；与黄芩、黄连共清中上焦之热，减轻舌尖部疼痛。四诊时，诸症好转，考虑患者久病多虚，《神农本草经》认为山药为补中益气佳品，且怀山药乃河南道地药材，品种更佳，可作食疗长期服用，加用炒山药取其益气滋阴、补脾止泻之效。此外，王教授认为，慢病守方，效不更方，同时效也更方亦尤为重要，根据患者复诊情况进行调整，患者舌苔从白腻至黄腻，表明患者体内湿与热的比重发生变化，及时调整祛湿与清热药比例，加之考虑到老年人体质特点，祛湿清热不忘补益，慢病守方，调整自身阴阳，最终使阴阳自和，疾患而愈。

（王孟秋整理）

医案十五：从肝论治胸骨后烧灼痛

田某，女，55岁。2018年3月14日来诊。

主诉：胸骨后烧灼痛4月余。

现病史：4个月前出现胸骨后烧灼痛，伴咳嗽、咳痰，咳痰带血，偶有心悸，2017年11月13日查胃镜示慢性食管炎，糜烂性胃炎（痘疮样糜烂）；查肺部CT示肺气肿；查心电图示前间壁ST段弓背样抬高；查冠脉CTA示冠脉狭窄20%，双肺肺气肿，双肺慢性炎症阳性。给予治疗后，咳嗽、咳痰、咳血明显减轻，余症状减轻不明显。刻诊：胸骨后烧灼痛，腹部胀痛，偶有心悸；平素血脂偏高，纳可，眠差，二便调。舌质红、苔薄黄，脉弦数。

中医诊断：胃痛（肝胃郁热证）。

治法：疏肝清热，理气止痛。

处方：丹栀逍遥散加减。牡丹皮12g，栀子12g，柴胡12g，甘草10g，郁金12g，茯神20g，远志20g，龙齿30g（先煎），知母10g，炒酸枣仁30g，石菖蒲12g，大枣3枚。10剂，水煎服，每日1剂，早晚2次分服。

二诊（2018年3月23日）：胸骨后烧灼痛、腹胀痛、睡眠差稍减轻。舌质红，脉弦。调整方药，方用丹栀逍遥散合金铃子散加减，金铃子散为治疗肝郁化火之胸腹胁肋疼痛的常用方。处方：牡丹皮12g，栀子12g，柴胡12g，郁金12g，小麦30g，百合30g，延胡索20g，炒川楝子12g，远志20g，炒酸枣仁30g，首乌藤30g，枳壳12g，甘草10g。10剂，水煎服，每日1剂，早晚2次分服。

二诊（2018年4月4日）：患者胸骨后烧灼痛、腹胀痛、睡眠差减轻。舌质红、苔薄黄，脉弦，效不更方，守2018年3月23日方继服10剂。

按语：本病火热为致病之邪，肝气有余则化火，肝火犯胃，火从胃口上循食道，燔灼经络，则见胸骨后烧灼痛；胃不和则卧不安，遂见失眠；火灼肺络，炼津成痰，则见咳嗽、咳痰；火迫血妄行则见咳痰带血；舌脉俱是肝火盛之象。治当从本，复诊以丹栀逍遥散为基础方，以疏肝泄热、理气止痛，其中牡丹皮以清血中之伏火；栀子善清肝热，并导热下行；柴胡、郁金、百合、枳壳疏肝行气，使气行火化；合用金铃子散疏肝泄热、活血止痛，以加重火邪去除之力度，其中金铃子（即川楝子）味苦性寒，善入肝经，疏肝气，泻肝火；延胡索辛苦而温，行气活血止痛；并辅以炒酸枣仁、首乌藤、小麦、远志等滋阴养血安神之品，对症治疗；诸药配伍，标本兼治，使邪去正安。

（王灿 整理）

医案十六：小儿喜笑不休

方某，男，4岁5个月。2018年2月5日初诊。

主诉：喜笑不休1年余。

现病史：2016年冬天因受惊出现先哭后笑，此后常发作性喜笑，每次持续几秒至十几秒，每日发作1~2次，发作期间无大小便失禁、无呼吸停顿。家属诉其发笑时并无快感，发笑时自主捂嘴。曾见入睡中发作过1次。既往未行脑电图、核磁共振检查。患儿为孕38周生产，发育正常。

中医诊断：喜笑不休（脾胃虚弱，痰浊扰心）。

治法：健脾化浊，祛痰醒神。

处方：安神定志丸（中药颗粒剂）。石菖蒲4g，茯苓4g，茯神6g，制远志6g，龙齿6g（先煎），煅磁石6g（先煎），炒神曲10g（包煎），甘草2g，天麻3g，党参10g。6剂，冲服。

二诊（2018年2月12日）：患者家属诉发作后烦躁，咬人。守上方加白术4g，柴胡4g，以健脾疏肝。7剂，水煎服。

三诊（2018年3月11日）：患者家属诉服上方后自觉发热，手脚、后背汗出。处方：温胆汤加减。陈皮5g，姜半夏3g，甘草2g，茯苓4g，枳实3g，竹茹3g，石菖蒲3g，远志3g，生龙骨10g（先煎），生牡蛎10g（先煎），栀子3g。5剂，水煎服。

按语：患儿受惊后发病，外受惊恐，神不守舍，出现"喜笑不休"，而小儿脾常不足，肝常有余，土虚不能生金，金弱不能制木，致脾虚肝旺。且怪病多从痰论治，治法以健脾化浊、祛痰醒神为主，加重镇安神之品。烦躁加柴胡以疏肝；发热加栀子以泄三焦之热；姜半夏、石菖蒲、竹茹、远志以化痰开窍；龙骨、牡蛎以重镇安神；以茯苓健运脾胃；陈皮、枳实以调畅气机助痰消散。《张氏医通》载："若肾水亏涸，不胜心火而喜笑不休、寻作不安之态者，六味地黄丸；肝木过盛，上夹心火而喜笑不休者，柴胡清肝散。余兼别证，各从其类而添之。"《灵枢·本神》云："心气虚则悲，实则笑不休。"虽对"发笑"症状治疗有一定的指导意义，但临床上也不尽然，在治疗上更不可拘泥于"心"。该病病机为痰热互结，上扰于心；痰、热去，则笑止。

（王博整理）

医案十七：甘麦大枣汤治疗脑鸣

王某，女，53岁。2017年10月3日初诊。

主诉：自觉脑鸣不适半年余，加重1周。

现病史：患者半年前因情绪刺激出现脑部轰鸣不适，如蝉鸣，呈阵发性，可自行缓解，遇情绪刺激等加重，自行口服中药等（具体用药不详）未见明显好转，半年来间断发作，1周前因压力过大突发脑鸣症状加重，发作较前频繁，故前来就诊。刻诊：神志清，精神差，脑部轰鸣不适，如蝉鸣，伴耳鸣，烦躁，神疲乏力，纳差，眠差，多梦，入睡困难，易醒，二便调。舌质暗、苔薄白，脉弦细。

中医诊断：脑鸣（脾肾两虚，心神失养）。

治法：养心安神，补脾和中。

处方：甘麦大枣汤加减。甘草15g，小麦40g，大枣6枚，远志15g，柴胡12g，磁石30g（先煎），神曲30g（包煎），朱砂0.3g（冲服），龙眼肉30g，菊花10g，谷精草30g。7剂，水煎服，每日1剂，早晚2次分服。

二诊（2017年10月10日）：患者诉服药后脑鸣发作次数较前明显减少，每日2~3次，仍眠差、多梦、易醒，二便调，舌脉同前。效不更方，在上方基础上加合欢皮30g，首乌藤30g，赤芍15g。用法同前。

三诊（2017年10月27日）：患者诉服药后脑鸣、耳鸣基本缓解，劳累后发作，睡眠较前改善，二便调。舌质暗、苔薄白，脉弦。效不更方，守上方去赤芍、远志，加红景天30g。用法同前。

1个月后随访，患者脑鸣已愈。

按语：脑鸣多指自觉脑中鸣响，如蝉鸣或蝉叫，常伴耳鸣目眩，古时称"白天蚁"，现在中医学称为"脑鸣"，多与饮食、情志、劳伤等有关。患者自觉脑中如蝉鸣，伴耳鸣，且与压力、情绪刺激等有关，故诊断明确。脑为髓海，肾生髓，且患者耳鸣、眠差、纳差，结合舌脉，四诊合参，方选甘麦大枣汤加减。《金匮要略·妇人杂病脉证并治》曰："妇人脏躁，喜悲伤欲哭，象如神灵所作，数欠伸，甘麦大枣汤主之。"方中小麦养肝补心，除烦安神；甘草和中缓急；大枣安中养脾。患者眠差，予以磁石、朱砂以重镇安神；远志安神益智；龙眼肉以养脾安神；菊花、谷精草轻清走上以达颠顶，清利头目；神曲消食化积，健脾和胃；故获效良好。二诊，患者脑鸣日久，考虑气滞血瘀，加赤芍以增活血行气通络之效，同时睡眠改善不明显，加合欢皮、首乌藤以增安神之效。三诊时加用红景天以增补脾养心之效，获效良好。

（刘彩芳整理）

王新志教授于1992年研制出5个院内制剂，并逐渐运用于临床，疗效佳，患者认可度高，并获得了一系列的奖励。如获得国家科技重大专项项目：国家重大新药创制——中药医院制剂"中风星蒌通腑胶囊"的新药研发（［2010Z×09101-108］）；获得发明专利1项：一种治疗急性缺血性中风的药物组合物及该组合物的制备方法；中风星蒌通腑胶囊治疗急性缺血性中风痰热腑实证机理及其新药研究，荣获河南省科技成果奖一等奖及河南省科技进步奖二等奖；龟羚熄风胶囊治疗缺血性中风的临床与实验研究荣获河南省科学技术进步奖二等奖。培养研究生10名，其中硕士研究生8名，博士研究生2名。

第一节　专利与5个院内制剂

一、专利

发明专利1项：一种治疗急性缺血性中风的药物组合物及该组合物的制备方法，专利编号：ZL200410155156.3，专利批准日期：2010年3月26日。

229

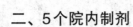
二、5个院内制剂

1. 中风星蒌通腑胶囊

【成分】大黄、胆南星、瓜蒌、枳实、丹参等。

【功能与主治】通腑化痰，活血化瘀。适用于急性缺血性中风痰热腑实证。

【方药分析】方中大黄、胆南星为君药。大黄有通腑泄热、活血逐瘀之功；胆南星清热化痰，息风定惊。二药配伍可收通腑攻下、化痰清热、活血通络之效。用瓜蒌、枳实、丹参为臣药，共助君药荡涤痰热，通腑下气，活血祛瘀。

2. 中风七虫益髓胶囊

【成分】全蝎、蜈蚣、金钱白花蛇、水蛭、土鳖虫、地龙、僵蚕、枸杞子、益智仁等。

【功能与主治】息风通络，活血散结，补肾益髓。用于各类中风偏瘫，功能失调，智能障碍，二便失禁等。

【方药分析】方中蜈蚣、全蝎、水蛭活血化瘀，搜风通络，共为君药；僵蚕、土鳖虫补肾益髓，活血，搜风通络，共为臣药；金钱白花蛇、地龙活血通络，以治其标；枸杞子、益智仁补肾益髓，以治其本；标本兼治，阴平阳秘，脑络通畅，诸症自能解除。

现代药理学研究：基础实验表明，中风七虫益髓胶囊对大鼠急性脑缺血再灌注引起的脑组织水肿和神经细胞等病变，有明显的改善作用，其作用机理与以下几方面有关：①能升高血清中超氧化物歧化酶水平，降低丙二醛水平，有抗脂质过氧化作用，从而减轻因自由基引起的脑组织损伤；②降低缺血再灌注后脑组织钙离子的含量和脑含水量，减轻钙离子的细胞内超载和脑水肿而引起的一系列毒性作用；③升高血浆中一氧化氮水平，抑制血小板黏附聚集，舒张血管，增加缺血区脑血流量；④降低血浆中过高内皮素水平，减轻其收缩血管、加重脑缺血等方面对脑组织细胞的损害；⑤升高脑内毛细血管的通透性，保护血脑屏障，减轻脑水肿。

3.中风皂贝化痰胶囊

【成分】牙皂、川贝母、胆南星、白附子、天麻、石菖蒲、水蛭、川芎、泽泻等。

【功能与主治】祛湿化痰，醒脑开窍，活血通络。适用于缺血性中风风痰瘀血痹阻脉络型。症见：半身不遂，口舌㖞斜，舌强语謇或不语，半身麻木，舌质暗淡、苔薄白或白腻，脉弦滑。

【方药分析】方中牙皂祛痰力著，消顽痰，又可开窍，故为君药；川贝、白附子、胆南星、天麻祛风化痰，为臣药；石菖蒲开窍醒脑；川芎行气活血化瘀；水蛭专入血分，破血逐瘀通经，破瘀而不伤气血；泽泻利水渗湿，使湿邪从下焦而去，共为佐使。诸药合用，切中病机，药专力宏，共奏祛湿化痰、醒脑开窍、化瘀通络之功。

4.中风龟羚熄风胶囊

【成分】龟甲、羚羊角粉、钩藤、白芍、地龙、怀牛膝、赤芍、女贞子、玄参、麦冬、生地黄等。

【功能与主治】滋阴潜阳，息风通络。适用于急性缺血性中风阴虚风动证。

【方药分析】方中以龟甲、羚羊角粉为君，以潜纳亢阳、滋补肝肾、平肝息风、清肝泻火；钩藤入肝经，清肝息风，白芍养血敛阴，平抑肝阳，以缓肝阳鸥张之势，地龙活络止痉止痛，共为臣药；牛膝以滋养肝肾，引血下行，以制亢阳，风阳上扰，夹气血走窜闭阻经络，佐以赤芍凉血、活血，女贞子、麦冬、玄参、生地黄滋阴、补益肝肾，共为佐药。

5.中风参芪通络胶囊

【成分】黄芪、西洋参、天麻、茯苓、红花、赤芍、川芎、金钱白花蛇等。

【功能与主治】益气活血，通经活络。适用于缺血性中风气虚血瘀证。

【方药分析】方中以黄芪、西洋参为君补脾益气，气旺以助血行；天麻、茯苓为臣药，健脾化痰，增益气血，还可息风定痉；红花、赤芍活血化瘀；加血中之气药川芎，与金钱白花蛇相配伍，既可搜血中之风，又可活血消瘀。

第二节　中风十法

一、中风十法

王新志教授认为，中风病多由脏腑功能失调，或气血素虚，加之劳倦内伤、忧思恼怒、饮酒饱食，从而导致瘀血阻滞、痰热内蕴，或阳化风动、血随气逆，终致脑脉痹阻或血溢脉外。其病机概而论之有风（肝风、外风）、火（肝火、心火）、痰（风痰、湿痰）、血（血瘀）、气（气逆）、虚（阴虚、气虚）六端。而气血逆乱，上犯于脑为其基本病机。故临证用药应着重把握以下环节。

（一）平肝息风

中风病之风邪，至金元时期始确立为内风，此可谓中风病病因病机学说上的一大转折。内风的产生与肝密切相关，如《素问·至真要大论》载："诸风掉眩，皆属于肝。"中风病急性期多有肝阳风动的表现，临床可见突然昏仆或头晕目眩，肢体强痉拘急，甚则抽搐，舌颤，脉弦等。见此症状，王教授每以平肝息风之法见效。常用方有羚角钩藤汤、羚羊角汤、镇肝息风汤、天麻钩藤饮等。其研制的中成药中风龟羚熄风胶囊，也是这一治法的体现。该方由羚羊角粉、龟甲、钩藤等组成，其中羚羊角粉性寒，善入肝，有良好的平肝息风作用；龟甲可潜降肝阳而息内风；钩藤有和缓的降压作用；羚羊角粉入汤剂时，用1.5～2.0g（冲服），效果更佳。另外，虫类药物如全蝎、蜈蚣、地龙、僵蚕等皆是常用药物。

（二）通腑排毒

中风病急性期由于脏腑功能失调，中焦气机紊乱，痰热互结，消灼津液，而出现便干、便秘症状。若腑气不通，浊邪上犯，蒙闭清窍则可见神识昏蒙，使病情加重。故王教授认为，正确掌握或运用通腑法是治疗本证的关键。通腑泻下，一可通畅腑气，祛瘀达络，敷布气血，使半身不遂等症状好转；二可清除阻滞于胃肠的痰热积滞，使浊邪不得上扰神明，气血逆乱得以纠正，达防闭防脱之目的；三可急下存阴，以防阴劫于内，阳脱于外。并且王教授认为，对于中风病急重症，只要患者不是极虚欲脱，通腑攻下皆可用之，且宜早不宜迟。若腹胀便秘、脉实者，更是必用之征。提倡通腑攻下法可作为中风治疗之常规大法。王师常以承气汤类及其创制的中风星蒌通腑胶囊治疗该证，往往效如桴鼓。该方由大黄、胆南星、瓜蒌等组成，其中大黄泻下通便，且能活血祛瘀；配合胆南星、瓜蒌化痰润肠，共同完成通腑泻下的作用。该方与承气汤类相比，通腑而不伤正，且兼有化痰祛瘀作用，临证可大胆使用。

西医学研究表明，中风病急性期胃肠蠕动受到抑制，肠内容物积留，肠源性内毒素大量被吸收，从而加剧了脑循环障碍。通腑法可以排出积于肠中的代谢废物，改善血液循环，有利于降低颅内压，减轻脑水肿，能够起到排毒护脑的作用。

（三）清热化痰

中风病常由肝郁化火，烁津成痰，窜扰经脉而产生。在神昏、半身不遂的同时，多有发热、鼻鼾痰鸣、舌质红绛、舌苔黄腻、脉弦滑数等。元·朱丹溪在《丹溪心法》中曾谓："半身不遂，大率多痰……在右属痰有热，并气虚。左以四物汤加桃仁、红花、竹沥、姜汁，上以二陈汤四君子等汤加竹沥、姜汁。"王教授治疗中风病，时时不忘清热化痰之法，常以涤痰汤、导痰汤、解语丹等辨证用之。其研制的中风皂贝化痰胶囊也是针对中风痰热证而设，该方由猪牙皂、川贝母、胆南星等组成，其中猪牙皂能祛顽痰、通窍开闭；川贝母、胆南星清热化痰、息风定惊，全方共奏清热化痰、醒神护脑之功。另外，鲜竹沥、天竺黄也是常用药物。

（四）活血化瘀

中风病病位在脑络，缺血性中风与出血性中风的区别：血瘀阻塞脑络或络破血溢成瘀之不同。可见瘀血在中风病的病机上占有十分重要的地位。活血化瘀可以清除瘀血，恢复受损部位的血液供应。明·李中梓《医宗必读》云："治风先治血，血行风自灭。"故王教授认为，活血化瘀之法应贯彻中风病治疗之始终，但同时强调，中风患者多为老年人，阴阳偏衰，调摄气血功能低下，而活血化瘀之品性多温燥，具有耗血动血之弊，若不求配伍，一味攻伐，则极易导致出血。故中风病患者用活血化瘀药宜适量，尤其当病情好转时要调整活血药物在处方中的比例，用药一段时间，活血药应递减，每方中可保留 1～2 味以巩固疗效。王教授常用之品有水蛭、丹参、川芎、桃仁、红花等，该类药物经大量的临床与实验研究，均证实对改善脑循环，增加脑部血流量具有肯定疗效。中风后肌张力大多偏高，筋脉拘急，屈伸不利，即所谓硬瘫。王教授常在活血化瘀基础上，加用具有舒筋活络作用之藤类药物，如鸡血藤、忍冬藤、络石藤、钩藤、伸筋草等。如此配伍对缓解患者肢体僵硬、挛缩等效果良好。

（五）益气通络

气与血在生理功能上密切相关，"气为血之帅"，气能行血，气之推动作用是血液循行的动力。年老体弱或久病气血亏损，元气耗伤，脑脉失养；气虚而滞，运血无力，血流不畅，则脑络痹阻不通。故对中风病之气滞血瘀证，益气通络法最为有效。补阳还五汤与自制药中风参芪通络胶囊为王教授常用之方。后者由西洋参、黄芪、金钱白花蛇等药物组成。方中金钱白花蛇善通经活络与补气之西洋参、黄芪相伍，通络之力更猛；黄芪，味甘，微温，补气升阳，益卫固表，且能利水消肿。有学者认为，黄芪甘温纯阳，用量过大可助阳生热，且有升压之弊，临证往往不敢大胆应用。而王教授认为，王清任所创之补阳还五汤，生黄芪用至四两（125g），且"至微效时旧服两剂"，日用至八两（250g）。关键在于辨证准确，用法得当。病初，王教授常以 30g 起用，如患者无诉不适，每周加 30g，如此可增至 120g。现代药理学研究表明，黄芪具有增强机体免疫功能、抗衰老、保肝及降压作用。大剂量补气药加微量活血药是王师治疗该证的特色。

（六）填精补髓

中风病多见于老年人，因年老肾虚精亏，脑髓失养，髓脉空虚则血流不畅，而致脑脉瘀滞不通。《素问·上古天真论》载："丈夫……七八，肝气衰，筋不能动，天癸竭，精少，肾脏衰，形体皆极。"从临床上讲，老年中风病患者大多合并有脑萎缩，多次中风后常有痴呆表现，可见髓亏瘀阻也是中风病的主要病因病机所在。王教授治疗该证常以自制药中风七虫益髓胶囊取效。方由全蝎、蜈蚣、益智仁、枸杞子等组成，其中的虫类药皆为血肉有情之品，兼具填精补髓和祛瘀生新双重作用，配合补肾固精之益智仁和补肝肾、益精血之枸杞子等，对于中风病之髓亏瘀阻证效果良好。尤其对后遗症患者可长期服用，并能有效防止复发，而且对于血管性痴呆患者也有明显疗效。

（七）健脾利湿

中风病患者瘫痪侧肢体均有不同程度的肿胀，如《素问·至真要大论》载："诸湿肿满，皆属于脾。"一方面，是由于患者病前过食肥甘醇酒，致使脾胃受伤，脾失运化，痰浊内生，壅滞经脉，表现为脾虚湿盛体质；另一方面，中风后风痰瘀血痹阻脑脉，肢体经脉不利，水湿停滞。脾主肌肉四肢，主运化水湿，王师治疗此类患者多重用健脾利湿之品，如白术、茯苓、薏苡仁、泽泻等。其中薏苡仁不仅能健脾利湿，还能舒筋脉，缓和挛急。对于肢体肿胀伴拘急之症状尤其适用。泽泻一味，现代药理学研究表明，其具有降压、降血糖、降血脂及抗脂肪肝等作用，对于高血压、糖尿病、高血脂及脂肪肝患者具有良好效果，且"利水而不伤阴"，还能减轻体重，王教授常用30～40g。

（八）养心安神

中风后抑郁、烦躁、易激动等情绪改变是目前研究的热点。人体的情志活动与脏腑气血有着密切的关系，情志活动的物质基础是五脏的精气血。中风后，人体气血在亏虚的基础上，又出现郁滞不通，周流受阻，内在脏腑气血的这种变化必然会导致情志的改变，如《灵枢·本神》载："肝气虚则恐，实则怒……心气虚则悲，实则笑不休。"临床上，有些患者表现为心悸胆怯，失眠多梦，怕出意外，怕见人；有些患者则表现为悲观失望，对自己的病情治疗失去信心；有些则表现为过分在意自己的病情，反复奔波、咨询，影响了正常生活。对于这些情况，王教授常选用养心安神之品，如酸枣仁、柏子仁、远志、首乌藤等。另外，如龙骨、琥珀、珍珠粉等重镇安神药亦可辨证选用，每获良效，其中珍珠粉还具有平肝潜阳作用。

（九）醒脑开窍

中风病的发生主要是阴阳失调，气血逆乱，直冲犯脑。可见其病变部位在脑，如《素问·脉要精微论》曰："头者，精明之府。"明·李时珍《本草纲目·辛夷》也强调："脑为元神之府。"脑络受损，清窍失用，则神志昏愦，肢体不遂，甚则不省人事，牙关紧闭，口噤不开，两手握固，二便不通。每遇此证王教授不忘醒脑开窍之法，常以安宫牛黄丸、清开灵胶囊等鼻饲，或醒脑静注射液、清开灵注射液静脉滴注，并配合针刺人中、合谷等穴位。另外，如牛黄、麝香、石菖蒲等也是常用之药。但王教授常提醒，开窍走散之品只可暂用，不可久服，尤其是大汗亡阳、元气欲脱之中风脱证，更要慎用或禁用。唯石菖蒲一味，开窍宁神，化湿和胃，《神农本草经》载："开心孔，补五脏，通九窍，明耳目，出音声。久服轻身，不忘不迷惑，延年。"故可久服无碍。

（十）回阳固脱

中风后如见昏愦无知，目合口开，四肢松懈瘫软，手撒肢冷汗多，二便自遗，鼻息低微，脉沉欲绝，乃为五脏真阳散脱于外之危候，此时是抢救患者生命的关键时机，应引起高度重视。王教授常以参附汤鼻饲，或参附注射液静脉滴注。方中人参大补元气；附子温肾壮阳，二药合用共奏益气回阳固脱之功。若汗出不止者，加山茱萸、龙骨、牡蛎以敛汗固脱。另外，如鹿角胶、补骨脂、杜仲、菟丝子也是常用之品。同时，王教授十分强调中西医结合治疗的重要性，此时西医的一些抢救治疗手段应尽快实施。如气管插管、气管切开、多参数监护仪、呼吸机的应用及某些升压、强心药物都对维持和延长生命，争取恢复机会具有积极意义。

中风病病机复杂，变化多端，不仅有闭证、脱证之分，出血、缺血之别，还有阳闭与阴闭、内风与外风及相互兼见之说，绝非一法一方所能独全。故以上治疗中风十法，王教授临证之时并非单独应用，而是相互配合，相互补充，或一法为主，多法联用。如平肝息风合清热化痰、通腑排毒兼醒脑开窍、益气通络兼活血化瘀等。另外，王教授十分强调康复训练，主张在急性期治疗的同时，只要患者的生命体征稳定，神志清楚，神经系统症状不再恶化，应及早进行语言及肢体功能的康复训练。

综上所述，中风病的治疗是一个复杂的过程，王教授主张在总的治疗原则指导下，针对患者的不同病情，制订出适当的个体化治疗方案。同时应始终坚持综合治疗，只要对病情有利，中药、西药、针灸、按摩、心理治疗等都可用之，这样才能使患者尽快恢复健康。

（本文摘自《中医杂志》2002年第4期）

第三节　中风病用药规律总结

　　借助数据挖掘技术，应用关联规则和聚类算法分析王新志教授治疗中风病用药规律，并对之进行研究。经过关联算法分析，提炼出王新志教授治疗中风病常用的药物有甘草、茯苓、川芎、杜仲、桑寄生、黄芪、天麻、白术、远志、泽泻、当归、地龙、僵蚕、石菖蒲、丹参、白芍、木瓜、全蝎、山茱萸、女贞子等。这些药物多数具有补气、活血、化痰、息风、止痉、通络等功效。王教授认为，炙甘草味甘、色黄，其禀坤土之气最厚，炙用可温补后天之气，健运中焦，使中焦能厚德载物，滋养五脏，五脏得养，百病不生。这也是王教授重视后天之本学术思想的体现。除此之外，对用药频次排在前20味的药物进行分类总结，发现甘草、茯苓、黄芪、白术以补气健脾为主；杜仲、桑寄生、木瓜以补肝肾，强筋骨为主；川芎、当归、地龙、僵蚕、丹参、全蝎以活血化痰通络为主；泽泻、天麻、石菖蒲、远志以化痰醒神开窍为主。王教授在运用党参、白术、黄芪、大枣、当归、白芍等药物时，多遵循"左补血，右补气"的理论。其他频次较高药物亦多具有补气、助阳、滋阴、化痰、活血、祛瘀、通经活络等功效。另有女贞子、墨旱莲、龟甲、鳖甲等滋阴、平肝潜阳类中药等，可见王教授治疗中风病，在补气活血同时不忘滋养肝肾，平肝潜阳。再者，基于其"病在大脑，治在胃肠；利在心神，辅在四旁"的观点，所以频次较高的药物还有胆南星、瓜蒌等化痰通腑药物。

　　王教授认为，中风病的病理变化多属本虚标实，虚实夹杂。脾肾气虚，肝肾阴虚为致病之本；风、火、痰、瘀为发病之标，二者互为因果。老年人多瘀、多虚。其发病初期，即急性期，风阳痰火炽盛，上冲大脑而发病，故初期以标实为主；病理因素主要为风、火、痰、瘀；数日后，即发病中期，随着病情进展，火热渐减，痰瘀为患；后期，即恢复期，因正气未复，邪气缠恋，气血瘀滞，经络不畅，导致留有经络形证，以脾肾气虚，肝肾阴虚为主，或兼有痰瘀。整个病程中，痰、瘀、虚贯穿始终，所以化痰、活血、补气同等重要。

　　王教授常用的药物组合：杜仲–桑寄生、川芎–杜仲、川芎–泽泻、远志–天麻、川芎–丹参、远志–石菖蒲、川芎–地龙、天麻–石菖蒲等。经过聚类算法分析，常用药对包括：续断–麦冬、续断–肉苁蓉、肉苁蓉–川牛膝、肉苁蓉–天麻、麦冬–天麻、肉苁蓉–白术、肉苁蓉–泽泻、麦冬–地龙、川芎–杜仲、当归–石菖蒲、当归–泽泻、续断–白术、女贞子–远志、石菖蒲–墨旱莲、桑寄生–僵蚕、巴戟天–石菖蒲、巴戟天–丹参、远志–川牛膝。基于复杂系统熵聚类的治疗中风病的核心组合主要有：麦冬–肉苁蓉–天麻、神曲–砂仁–鸡内金、砂仁–山楂–鸡内金、大枣–远志–川芎、羌活–牛膝–鸡血藤、远志–女贞子–石菖蒲、远志–川芎–巴戟天、续断–麦冬–肉苁蓉–牛膝、女贞子–墨旱莲–太子参–山药等。王教授对其中的部分核心组合如神曲–砂仁–鸡内金、砂仁–山楂–鸡内金比较认可，认为中风病患者大多纳差，部分是由于先天脾胃虚弱或痰湿阻滞中焦，部分是由于中风后肝郁脾虚所致，故用此核心组合以健运脾胃，消食化滞，脾胃得健、得运，气血生化有源，疾病得以康复。对中风病患者，大枣–远志–川芎用之较多，因其化痰安神；对中风病气阴两虚的女性患者，女贞子–墨旱莲–太子参–山药用之较多，因其平补肺脾肾，且补而不燥。

　　基于熵层次聚类的新处方包括：①麦冬–肉苁蓉–天麻–续断–川牛膝；②远志–女贞子–石菖蒲–墨旱莲；③大枣–远志–川芎–巴戟天；④羌活–牛膝–鸡血藤–络石藤；⑤砂仁–山楂–麦芽–鸡内金；⑥神曲–砂仁–麦芽–鸡内金。对于此新处方，笔者最认可远志–女贞子–石菖蒲–墨旱莲组合，该方由二至丸合安神定志丸化裁而成。对中风病患者肝肾不足，痰瘀阻络证型运用较多。

（本文摘自《中西医结合心脑血管病杂志》2019年第17卷第14期）

第四节　玄府理论的研究

　　根据玄府理论协助王永炎院士培养博士研究生一名。

　　玄府一词最早见于《黄帝内经》，如《素问·水热穴论》云："所谓玄府者，汗空也。"《素问·调经论》也云："腠理闭塞，玄府不通，卫气不得泄越，故外热。"《素问·六元正纪大论》又有"汗濡玄府"之说。王冰在对《黄帝内经》的注疏中曰："汗液色玄，从空而出，以汗聚于里，故谓之玄府。"可见玄府与汗孔关系密切。

一、玄府的生理病理基础

玄府为气机升降出入之门户，是物质功能、信息与能量的集合；三焦、腠理为津液运行之宏观道路，玄府为津液运行的微观道路，众多玄府在腔隙"空间"结构上循环连接，气液流行其中，构成一个津液微循环系统或水液微循环系统，两个循环系统互相为用，借络脉上的玄府之孔不断渗灌血气，互化津血，共同完成"行血气而营阴阳"（《灵枢·本脏》）"内溉脏腑、外濡腠理"（《灵枢·脉度》）等功能，此即谓玄府在"血脉、营卫的升降出入"中，起到渗灌津血、贯通营卫的作用；玄府为神机运转的门户。

玄府作为气运行的道路，与三焦、腠理、经络乃至血脉等皆作为气运行的道路，并不是相悖逆的。三焦之结构可以看作大的运动之道路，腠理次之；经络则是气运行的高速通道，血脉虽然也是运行气血之道路，但其结构具有宏观性，主要功能是以行血为主的，而玄府则是最基本的，或是最基础的运行道路，主要功能除运行气机外，流通环流津液是其另外一个重要功能。换而言之，三焦、腠理、经络等也必须赖玄府所运行的气机方能维持其相应的功能。如此，玄府作为气运行之道路，乃是三焦或腠理等气运行道路的终端；玄府内的气机流是三焦或腠理功能的具体的、微观的表现形式。

玄府具有流通气液、运转神机或渗灌气血等功能，气血津液的运行流通发生失调，神机的运转发生失常皆可以归结为玄府病变。玄府病的主要表现形式有两大类，即开阖通利太过和开阖通利不及。强调从微观的角度来认识疾病的发生或发展，以及病因病机，有助于丰富中医学理论，推动中医学理论体系的完善。

许多学者用中西医结合方法做了许多有益的探索，试图对中医学"玄府"本质做出科学诠释。玄府的结构载体，不应局限于西医学理论中的系统、器官、组织等局部解剖实体，简单地将其归类于微循环、神经、内分泌、细胞、分子都是机械的、不全面的。"玄府"是人体客观存在，以现代生物学解剖结构为载体，且有自身分布规律的空间网络系统。深化研究当从中医整体观念出发，用现代科技成果，如分子生物学、基因工程等，加强玄府基础研究，分析其功能与结构的相关性，正如肾–命门学说，与下丘脑–垂体–肾上腺皮质系统、性腺及甲状腺功能密切相关性一样，最终将揭示其科学的含义。

二、开通玄府治法及药物

初步归纳为：热药开通，寒凉攻下，芳香开通。并总结历代用以开通玄府的药物，按其作用方式分为两大类。一是直接开通玄府的药物：此类药物或气香可开透，或味辛能行散，或体轻易升达，或虫类善走窜，均可直接作用于闭塞的玄府而促使畅通。主要有以下五种。①疏肝理气药：如柴胡、香附、青皮等；②活血化瘀药：如当归、赤芍、红花等；③清热泻火药：如菊花、栀子、龙胆草等；④利水渗湿药：如茯苓、泽泻、薏苡仁等；⑤化痰除湿药：如半夏、贝母、海藻等。二是王教授总结了历代医家用于开通玄府的药物，将其分为芳香开窍类，如麝香、石菖蒲、冰片；辛温解表类，如麻黄、细辛、白芷、荆芥；活血开窍类，如三七、郁金、川芎；豁痰开窍类，如牛黄、远志；息风开窍类，如全蝎、蜈蚣、僵蚕、地龙。并认为辛温解表类使用最多。

（本文摘自笔者协助培养博士研究生杨辰华毕业论文《玄府理论及其在血管性痴呆治疗中的应用研究》）

第五节　降逆化痰和胃法治疗中风后呃逆

呃逆为中风后常见的并发症，不断的呃逆可使患者的进食受阻、疲劳、精神不振，合并吸入性肺炎、水电解质紊乱、营养不良、体重下降、抑郁及呼吸抑制，使脑梗死恢复期显著延长。王教授认为，中风病病理因素为痰或痰瘀，气血逆乱为其基本病机。故在临床中，王教授推崇"百病皆由痰作祟"，痰作为主要病理因素贯穿于中风病各个阶段。中风后，气血逆乱，痰阻中焦，则中焦气机不畅，胃失和降；或脾胃素虚，健运无力，则湿从内生，聚而为痰，进一步影响脾胃气机升降。二者相彰，则脾气不升，胃气不降反而上逆于上，夹痰上扰而动膈，发为呃逆。

中焦为气机升降之枢纽，痰邪阻滞中焦，脾胃运化失司益甚，新生痰湿，加重病情。胃属中焦，主收纳水谷，且《素问·玉机真脏论》认为："五脏者，皆禀气于胃，胃者五脏之本也。"而呃逆易耗散胃气。王教授在临床治疗过程中，时刻注意保护脾胃之气，用药强调"勿伤胃气"，在治疗中不可一味攻伐，否则胃气衰败，则前功尽弃。在用药中时刻注意顾护胃气，脾胃之气充足，气血生化有源。一可防水湿聚而为痰，痰无从生；二可祛痰邪而疏中焦气机，平衡水液布散。故王教授认为，降逆化痰，顾护胃气是治疗中风后呃逆之大法。

加味旋覆代赭汤是王教授集多年临床经验，以《伤寒论》旋覆代赭汤为基础方，为中风后呃逆而设，经临床验证疗效可靠。加味旋覆代赭汤组成：旋覆花、柿蒂、代赭石、半夏、党参、生姜、大枣、炙甘草8味药组成。方中旋覆花性温味苦，可化痰降逆而止呃，为君药；代赭石性味苦寒，质重沉降，善镇冲逆；柿蒂性味苦平，归胃经而降气止呃，与代赭石共为臣药；生姜，为呕家圣药，性辛温，归肺、脾、胃经，药归胃经可降逆和胃，增加君药止呃之效，辛性走窜，可通水气之道以化浊祛痰，其温性可制约代赭石之寒性，使之降气逆而不伐胃；半夏辛温，归肺、脾、胃经，可化痰散结，降逆止呃，合代赭石、柿蒂、生姜共为臣药；党参、大枣、炙甘草补益中气，气旺则邪可速去，为佐使。诸药配合，共奏降逆化痰止呃之效，痰邪得消，逆气得平，脾胃得顾，则呕呃可止。

王教授认为，病邪不是独立存在的，而是人体自身机制与周围环境作用的结果，病邪与正气互为阴阳，此消彼长，中风后呃逆亦不例外。中风后急性期出现的呃逆，此时病邪较盛，正气未伤，呃声频频且短促而响亮，可根据清·李用粹《证治汇补·呃逆》载"气逆者，当疏导之"的原则，治疗当以祛邪为主，用苦平治呃要药的柿蒂；苦降辛开的旋覆花和苦寒质重的代赭石化痰降逆止呃；但不可一味攻邪，党参、生姜、大枣等顾护胃气之药亦不可少，以免伐邪太过，胃气受损；恢复期出现的呃逆，此时邪已去半，正虚渐显，尤宜辨证给予益气扶正，可适当加大党参、生姜、大枣、炙甘草之用量补益脾胃正气，同时注意扶正亦不忘祛邪，以免闭门留寇。

在注重辨证论治的同时，王教授强调整体治疗。因呃逆为中风病所致，不可忽视原发病对呃逆的影响，当根据降逆化痰、顾护胃气的治疗原则，针对中风病的不同证型对方药进行加减，做到"有是证则用是药"，对中风后呃逆症进行辨证论治。

（本文摘自笔者硕士研究生彭壮毕业论文《加味旋覆代赭汤治疗缺血性中风后呃逆症的临床研究》）

第六节　疏肝清热通络法治疗缺血性中风后肢体麻木

卒中后患者回归社会的能力不仅与脑损害后神经功能缺陷、肢体残疾程度相关，也与患者抑郁状态和程度密切相关。王教授认为，肝为百病之长，从五脏论，情志病以肝为首、为常见，"诸药无效，疏肝以法"，故在疾病治疗过程中应重视对肝的把握。

王教授根据多年临证经验，认为情志病不仅表现为情志方面异常，亦可引起肢体障碍等表现。缺血性中风后肢体麻木，是中风后情志障碍所引起的一种病理表现。如《素问·生气通天论》曰："大怒则形气绝，而血菀于上，使人薄厥。"《素问·调经论》曰："血之与气并走于上，则为大厥，厥则暴死，气复反则生，不反则死。"提出阴阳失调，内风旋动，气血逆乱，迫血上涌冲于脑导致本病。刘完素《素问玄机原病式》曰："多因喜怒思悲恐之五志有所过极而卒中者……"说明五志过极，尤其是大怒易生风动火，气血郁逆，蒙闭清窍，导致中风病的发生。而五志中怒归属于肝，体现出肝在中风病发生过程中的作用。而《素问·本病论》曰："久而化郁……民病卒中偏痹，手足不仁。"清·黄元御认为："麻木者，气滞而不行也……麻之极，则为木。气郁于经络之中，阻滞不运，冲于汗孔，簌簌靡宁，状如乱针微刺之象，是谓之麻。久而气闭不通，肌肉顽废，痛痒无觉，是谓之木。"《类证治裁》有言："妇人因悒郁气结，致发麻痹者，当舒郁。逍遥散加香附、川芎。""一块不知痛痒……专因气滞，开结舒筋汤。"可知气机郁滞可导致肢体麻木的出现。肝主疏泄，为气机调节之枢，关系着全身气机的条达。故中风病的发生首先责之于肝，而中风后出现肢体麻木则多由于肝气郁滞所致。遵朱丹溪《格致余论》"气有余便是火"，肝郁化火，体内火热炽盛，可壅遏气机，亦可炼液为痰为瘀，肌肤失养而致麻木。综上所述，肝郁化热、络脉瘀阻为本病之病因所在。

临床中患者表现为或左侧或右侧的麻木，或头面或手臂或腿脚麻木不仁，亦可伴随有肢体的瘫软或无力，或筋脉拘急，肢体沉胀酸麻，活动或按摩后则舒，善叹息等气郁之症，可有急、烦、失眠，口干苦，舌质紫暗，脉涩不畅或脉弦等。肝气郁结，疏泄失常，气郁不利致经脉拘束则见脉弦；肝气郁结，久病入络，气滞血瘀，清代俞根初《通俗伤寒论》曰："舌色见紫，总属肝脏络瘀。"可见舌紫暗，脉络受阻而失滑利则脉涩不畅。

缺血性中风后肢体麻木的治疗，应将疏肝清热通络贯穿始终。早期总以疏肝清热，佐以通络；中晚期多以疏肝清热通络并行。因为单纯疏肝解郁清热解决不了"久病入络"所致脉络瘀阻。值得注意的是，在疾病中晚期，还应顾护中焦，防止疾病传变。王教授用药经验如下。①疾病早期以柴胡疏肝散为主：在疾病早期，以肝郁气滞为主，即使有化热之象，亦热势不甚，以柴胡疏肝散加减，重在疏肝理气，加入栀子、牡丹皮、知母等清热。此方出自《景岳全书》，为疏肝解郁名方，由陈皮（醋炒）、柴胡、川芎、枳壳（麸炒）、芍药、炙甘草、香附组成；②疾病中晚期以丹栀逍遥散为主方：逍遥散出自《太平惠民和剂局方》，丹栀逍遥散在其基础上加入牡丹皮、栀子，有疏肝理脾、清热养血之效。有学者通过现代数据挖掘系统研究发现，逍遥散排在治疗郁证方剂首位，肝郁与逍遥散关系最为密切，且其治疗焦虑抑郁疗效确切。丹栀逍遥散除治肝外还有理脾之效，正应仲景之言："见肝之病，知肝传脾，当先实脾。"适合于病久邪欲发生乘侮之变者；③善用虫类药：虫类药如僵蚕、地龙、全蝎等善攻，尤善搜风通络，久病邪入深处，草木之常品不能见效，当以虫类药为将攻伐，其又为血肉有情之品，无太过伤正之虞。故其尤为适合中风病此类顽固性疾病。疾病早期，以少量虫类药配合主方使用；疾病中晚期，加大虫类药药味、用量。使用时，提倡原生药打粉，特殊工艺处理，以防止药物蛋白变性，保证临床疗效。

（本文摘自《中医研究》2018年第31卷第9期）

第七节　补气活血化瘀法治疗缺血性中风后疲劳

　　卒中后疲劳，指于卒中后出现，且不同于抑郁，表现为体力和脑力活动后过早出现的精疲力竭，对继续活动极度厌倦。王教授从医40余载，积累了丰富的临床经验。认为中风病病在心脑，与五脏均密切相关，为本虚标实之证，其基本病机在于脾肾亏虚，脏腑功能紊乱，产生风、痰、瘀、火之邪，打破阴阳平衡，致气血逆乱，闭塞脑脉或血溢脑脉。中风后，正气未复，邪气羁留，邪正交战，正气耗损，而成疲劳之证。中医学认为，"疲劳"是由多种内外因素共同作用所致的以脏腑虚损、气血衰少、精血虚亏、肝肾亏虚为主要病机，以神疲体倦、心悸、自汗、头晕、脉虚弱等为主要临床表现的一种慢性虚弱性病证。王教授认为，卒中后疲劳是临床上的常见病、多发病，卒中后各个时期均可发生，尤以恢复期最多见，且证型以气虚血瘀证为主，治疗时应虚实兼顾，以补气、活血、化瘀为主，使邪去而正复。

　　中风参芪通络颗粒是王教授以中医基础理论为指导为缺血性中风后（恢复期）疲劳气虚血瘀证而设，经临床观察发现此方安全有效。此方由黄芪、党参、茯苓、天麻、红花、鸡血藤、赤芍、川芎、水蛭、金钱白花蛇组成。方中黄芪、茯苓、党参益气健脾，使气旺脾健，水谷得化，肌体得养；鸡血藤、赤芍、红花、水蛭、川芎、金钱白花蛇活血破瘀，使瘀血去而脉络通。诸药合用虚实兼顾，共奏益气活血通络之功，使邪气得除，正气得复。

　　（本文摘自笔者硕士研究生赵慧鹏毕业论文《中风参芪通络颗粒剂治疗缺血性中风后（恢复期）疲劳（气虚血瘀证）的临床观察》）

第八节　清肝解郁化痰法治疗缺血性中风后失眠

　　王教授在临床治疗各种疾病中不断探索、总结，在辨治缺血性卒中后失眠中经验颇丰，认为缺血性卒中大致相当于中风病—中经络，对于缺血性卒中后失眠，从其发生发展来讲认为该病有着中风病恢复期多痰、多虚的病理基础。百病多有痰作祟，如《丹溪心法》曰："湿土生痰，痰生热，热生风也。"虚久易生痰，痰易阻遏脏腑气机。肝气易受影响，多郁结，肝郁久之则化火／热，火热易扰心神，发为不寐。临床上缺血性卒中后失眠患者多痰、多虚、多肝郁、多火热。王教授总结缺血性卒中后失眠临床常见类型时，认为肝郁痰热型临床最为常见，与"不寐"中介绍的肝火扰心及痰热扰心证型有相似性，但二病有着不同的病理因素，因此不能一概而论。肝郁痰热型缺血性卒中失眠的基本病机为肝气郁滞、痰热扰心。而柴芩温胆汤有清肝解郁、化痰安神的功效，切中其基本病机。

在辨治缺血性卒中后失眠时，王教授认为该病主要病位责之于心、肝，心藏神，凡能内扰到心神的病理因素，可能会引起失眠。《灵枢·本神》载："心主神""肝藏魂""肺藏魄"。由此可见，人体为一个相互影响的统一体，肝肺功能与心神密切相关。缺血性卒中后失眠是在中风病的病理基础上发展而来的，中风病的病理因素有"风、火、痰、瘀、虚"，对于中风病患者因突如其来的神经功能障碍，产生害怕或担心情绪；过度思虑，忧思郁怒则伤肝，使肝之功能失调。思虑郁怒伤肝致肝火妄动，影响心君之火，易扰心神。正如《金匮要略》中言："夫治未病者，见肝之病，知肝传脾。"因此，郁怒伤肝会影响脾的正常功能。脾主运化，运化失常则生痰湿，痰湿易阻遏中焦气机，《杂病源流犀烛》云："而其为物，则流动不测，故其为害……周身内外皆到，五脏六腑俱有。"《仁斋直指方》曰："气结则生痰，痰盛则气愈结。"因此，痰邪既为病理产物，又为致病因素；肝火夹痰妄行，心神易扰发为失眠。故王师认为，肝郁痰热型缺血性卒中后失眠的病理基础为"郁、痰、热"，治疗大法则以清肝解郁、化痰安神为主。

柴芩温胆汤是由小柴胡汤及温胆汤组合而来。具体由柴胡、黄芩、半夏、竹茹、枳实、陈皮、甘草、远志等八味药组成。王教授在调治肝郁痰热型缺血性卒中后失眠常采用柴芩温胆汤加减，在原方基础上加石菖蒲以豁痰化湿；茯苓健脾安神；酸枣仁宁心安神。临床上根据患者病情轻重及时调整各药用量。从整方组成来看，构成精妙，包含小柴胡汤及温胆汤，小柴胡汤出自《伤寒论》，主治"胸胁苦满，默默不欲饮食，心烦喜呕"。肝郁痰热型缺血性卒中后失眠患者每到夜间即入睡困难或早醒，有明显的节律性，可看作小柴胡汤证中的"往来证"。因此，历代医家多以此方为主方加减辨证治疗各种失眠症。温胆汤出自《备急千金要方》，主治"大病后虚烦不得眠"。二方合用可清肝解郁、化痰安神。

（本文摘自笔者硕士研究生郭昊睿毕业论文《柴芩温胆汤加减治疗缺血性卒中后失眠（肝郁痰热型）的临床研究》）

第九节　泄热通腑化瘀法治疗中风病等危重病应激性胃黏膜病变

中风病等危重病应激性胃黏膜病变是内科危重病的常见并发症，是导致应激性溃疡和出血、胃肠黏膜屏障功能障碍、肠道细菌易位，全身性炎性反应综合征和多脏器功能不全的重要环节。临床表现不典型，具有较高的发病率和死亡率。目前，对其病理生理机制的认识尚不完全统一。治疗以西医为主，缺乏特殊有效的手段。而中医泄热解毒、通里攻下法对危重病胃肠功能衰竭具有明显保护作用。

王教授认为，中风病等危重病应激性胃黏膜病变的病机以胃热炽盛、灼伤胃络、血溢脉外、瘀血阻络、腑气不通为主。多由内外合邪，肝失疏泄，肝阳亢盛，横逆犯胃，胃失和降，邪热内结，清者不升，浊者不降，腑气不通，浊邪与肝火、痰热相搏。一则邪热内炽，迫血妄行，胃络受伤，血溢脉外；二则火盛气逆，气机失和，瘀血内生，兼之或由素体正虚，或由邪热耗伤，"壮火食气"，又可见气阴不足之证。在内科疾病中，本病常见于中风病、高热、胸痹（真心痛）、喘证等。原发疾病虽然不同，但其基本病机却一致，总为中焦胃腑郁热，腑气不通，有形之积滞与无形之瘀阻互结，以热（虚、实）、瘀为主，兼有虚（气阴），病机演化中因病情、治疗方法不同又常见虚实转化，闭脱互见。治宜清积热，下瘀血，通腑气，益气存阴，从而泄热存阴，推陈出新。

一、热瘀互结，腑气不通，气阴不足为基本病机

胃是人体重要脏腑之一，其基本生理功能是司受纳、腐熟水谷，为

246

水谷之海。胃与脾相合，主纳水谷，化精微，输布灌注心、肺、肝、肾四脏。人体正因为凭借脾胃的运化精微与转输糟粕的功能，方能维持正常生命活动。在中医学的发展历程中，从《黄帝内经》、仲景学说到金元四大家、明清医家皆重视从二便、饮食，切胃气、循按腹部，以及结合寒热、汗出等，把握胃气即胃肠功能，认为胃气盛衰是决定疾病发生、发展、转归、存亡之关键。脾胃元气不足时，病邪可自表入里，郁热于里，阻遏气机或由实转虚，由阳证转为阴证。反之，三阴病经过治疗正复邪实，脾胃元气渐复，邪可由里出表，由虚转实，阳盛阴退而转为阳明病即阳明为出路，《伤寒论》184条云："阳明居中，主土也，万物所归，无所复传。"最终可使病去正复。

中医学认为，中风病等危重病的发生无论外邪致病或正虚内伤皆可内外合邪，肝失疏泄，横逆犯胃，气机不畅致气滞、血瘀，内生痰浊、郁热，中焦气机升降失常，脏腑功能失调。一方面，可使脾气不升，胃气不降，内蕴化热，邪热内结，清者不升，浊者不降，腑气不通；另一方面，由于清阳之气不能敷布，后天之精不能归藏，饮食清气无法入胃致胃失所养，痰浊之物不能排出，浊邪、肝火、痰热内阻犯胃，灼伤胃络，血溢脉外，出现吐血、黑便、甚至便血等。临床症状可见发热、腹胀、便闭、呕吐浊血，舌质红或绛，脉洪大或细数，或见腹部灼热，四肢不温，指甲青紫等。至本病后期，热盛伤阴，"壮火食气"，或平素正虚，阴本不足，常见热瘀仍在，气阴已伤。尤其中风病患者多为肝肾阴虚、气血衰少之体，更易发生上述病机改变。

综上所述，热瘀互结、腑气不通、气阴耗伤是中风病等危重病应激性胃黏膜病变的基本病机，三者相互关联，瘀热内存，中焦气滞，耗气伤阴，病情迁延，正气更虚，瘀热更盛，腑实燥结，痞满闭吐俱见，更伤气阴，如此恶性循环，病情难愈，甚至死亡。

二、泄热通腑，化瘀止血为基本治法

在危重病和急诊医学领域，胃肠屏障功能已引起了人们极大的关注。正常肠道中所含的细菌和内毒素的量足以将宿主致死数遍有余。胃肠道屏障功能的健全是诸多胃肠功能乃至整体生理功能得以维持正常的根本所在，与中医学认为六腑（胃肠）以通为用，与"六腑者，传化物而不藏""胃者，水谷之海"（《素问·五脏别论》）"胃者，五脏六腑之海也"（《灵枢·五味》）的观点相似。现代医学认为，胃肠的正常运动是胃肠黏膜屏障功能正常的基本点。由此出发的一系列研究认为，通里攻下、泄热消积的中药（如大承气汤）能防止或减轻胃肠黏膜的过氧化损伤，改善肠道微循环，减轻危重症患者血中内毒素的含量，因而能减轻内毒素对肠黏膜上皮细胞的直接损伤和破坏等作用，从而确定了泄热通腑化痰法为基本治法。

三、益气养阴的重要性

危重病患者合并应激性溃疡的发生、发展病程中，正气占有极重要的地位。机体的正气虚弱，则无力祛邪，不能及时削弱、终止邪气的致病作用。如前所述，应激性胃黏膜病变中瘀热互结是其初始发展至极期的主要病机，那么耗气伤阴也将成为本病进一步演变、变证发生的必然病机。中医理论认为：一方面，气血相依，津液同源；津液未伤，气血未衰，正气充实，则邪虽踞而不能害，虽害亦不能深；另一方面，气血同根，气血相依；血虽能生气，但需依赖于气的统帅、推动、固摄。若气阴耗伤，则气摄无能，血溢无止，气更伤矣。故以益气养阴之法扶其正气，实为治本之举，正胜则可祛邪、胜邪，终致症状消除，疾病向愈。

四、三法并用体现中医治疗危重病祛邪扶正的治则

疾病的发生发展过程，从邪正关系而言，是正气与邪气相互斗争的过程。邪正相争的胜负，不仅决定着疾病的发生，而且还影响着疾病的进退。扶正可使正气加强，"正足则邪自去"。祛邪排除了疾病的侵犯、干扰和对正气的损伤，"邪去则正安"。王教授认为，在危重病发生、发展过程中出现的气阴耗伤属因实致虚，故可大胆运用泄热通腑、化瘀止血之法。

综上所述，泄热通腑、化瘀止血、益气养阴，为治疗中风病等危重病应激性胃黏膜病变的基本治法之一。针对其根本病机，临床多获事半功倍之效。

黄及合剂是王教授带领团队成员在多年的临床实践中以泄热通腑、化瘀止血、益气养阴为治法，反复探索，而最终形成的中药复方，治疗中风

病等危重病应激性胃黏膜病变获得良好效果。黄及合剂由生大黄、人参、白及等组成。大黄味苦性寒，归胃、大肠、脾、肝、心经，具有泻下积热、活血祛瘀、解毒凉血的功效，为君药；白及甘涩而微苦，归胃、肝、肺经，有收敛止血、消肿生肌之功，用为臣药；人参味甘微苦，性温，大补元气，补脾益肺，生津止渴，安神增智，固脱救逆，可治一切病因所致元气虚衰或见津伤、血虚之证，为佐药；与大黄相伍，相得益彰，补气摄血而养阴，又可抑制生大黄苦寒之性。纵观全方，针对危重病应激性胃黏膜病变的病机之本，辨病与辨证相结合，味少而精，热、瘀、结、虚并治，功专力宏，诸药合用，共奏凉血化瘀、通腑和胃、祛邪扶正之功。

（赵敏整理）

一、获奖项目目录

序号	获奖成果名称	获奖级别及形式	主要完成人	获奖编号	授奖单位	获奖成果内容简介
1	中风星蒌通腑胶囊治疗急性缺血性中风痰热腑实证机理及其新药研究	河南省科技进步奖二等奖	王新志（1）	2004-J-157-R01/10	河南省人民政府	应用中风星蒌通腑胶囊治疗急性缺血性中风痰热腑实证有利于恢复患者的症状和神经功能，提高其生活能力
2	中风星蒌通腑胶囊治疗急性缺血性中风痰热腑实证机理及其新药研究	河南省科技成果奖一等奖	王新志（1）	豫教［2004］03491号	河南省教育厅	应用中风星蒌通腑胶囊治疗急性缺血性中风痰热腑实证有利于恢复患者的症状和神经功能，提高其生活能力
3	中华实用中风病大全	河南省优秀著作奖一等奖	王新志（1）	豫教［2000］00460号	河南省教育厅	对全国中医、西医，中西医结合专业专病之临床、教学、科研工作具有重要的指导意义
4	中华实用中风病大全	河南省科技进步奖三等奖	王新志（1）	00357	河南省科学进步奖评审委员会	对全国中医、西医，中西医结合专业专病之临床、教学、科研工作具有重要的指导意义
5	为自己开方	第四届河南省社会科学普及优秀作品奖特等奖	王新志（1）	011	河南省社会科学界联合会	使用通俗易懂的语言将中医中药知识普及给大众，指导人们在日常生活未病先防、已病防变

序号	获奖成果名称	获奖级别及形式	主要完成人	获奖编号	授奖单位	获奖成果内容简介
6	急性缺血中风中医综合治疗方案和疗效评价的示范研究	广州中医药大学科技进步奖特等奖	王新志（1）	2007-04	广州中医药大学	系统整理、总结、创新中风病中医诊疗方案，旨在规范本病中医治疗
7	颅内血肿微创穿刺清除技术治疗高血压性脑出血引进及推广	河南省医学新技术引进奖二等奖	王新志（1）	2010-YX-028-R01/10	河南省卫生厅	引进并开展新技术，为脑出血的治疗提供新方法，成功挽救大量患者
8	龟羚熄风胶囊治疗缺血性中风的临床与实验研究	河南省科学技术进步奖二等奖	王新志（2）	2001-J-103-R02/08	河南省人民政府	创建新药为中风病的治疗提供方法
9	中医药治疗艾滋病的基础理论与临床证治规律研究	河南省中医管理局一等奖	王新志（3）	2006-1-001	河南省中医管理局	为更深入的研究奠定了文献学基础，探讨治疗艾滋病中药研究趋势，为中医药对艾滋病的诊治及科研提供了新思路
10	中风回言胶囊疗效及作用机理的研究	河南省科技进步奖二等奖	王新志（2）		河南省人民政府	
11	缺血性中风早期康复和避免复发中医方案研究	中华中医药学会科学技术奖一等奖	王新志（10）	201101-08 LC-96-R-07	中华中医药学会	通过对缺血性中风患者早期康复及避免复发方案的研究，为中风病早期治疗及防止复发提供中医治疗方案，充分体现了中医特色

序号	获奖成果名称	获奖级别及形式	主要完成人	获奖编号	授奖单位	获奖成果内容简介
12	缺血中风急性期阴阳类证辨证体系构建及应用研究	中华中医药学会科学技术奖一等奖	王新志(10)	200801-051LC-21-R-10	中华中医药学会	创建了全新的中风病辨证方法,并形成体系,以指导广大临床工作者
13	基于禀赋概念的"五态人"与中风发病相关性	河南省中医管理局一等奖	王新志(2)	2016-1-006	河南省中医管理局	通过研究体质及中风发病的关系,为中风病防治提供新思路
14	基于禀赋概念的"五态人"与中风发病相关性	河南省科学技术进步奖三等奖	王新志(2)	2017-J-309-R02/07	河南省人民政府	通过研究体质及中风发病的关系,为中风病防治提供新思路
15	基于禀赋概念的"五态人"与中风发病相关性	河南省教育厅科技成果奖一等奖	王新志(2)	豫教〔2017〕3829号	河南省教育厅	通过研究体质及中风发病的关系,为中风病防治提供新思路
16	基于禀赋概念的"五态人"与中风发病相关性	中华中医药学会科学技术奖三等奖	王新志(3)	201803-23JC-19-R-03	中华中医药学会	通过研究体质及中风发病的关系,为中风病防治提供新思路

二、著作目录

序号	完成人	著作名称	出版社	统一书号	出版时间
1	主编	中华实用中风病大全	人民卫生出版社	ISBN 978-7-1170-2433-4	1996
2	主编	中风脑病诊疗全书(第一版)	中国医药科技出版社	ISBN 7-5067-2037-X	2000
3	主编	中风急症	天津科技翻译出版公司	ISBN 978-7-5433-0640-0	1994
4	主编	中风病	河南科学技术出版社	ISBN 978-7-5349-4386-7	2010
5	第一编著	为自己开方:名老中医的特效养生妙招	江苏人民出版社	ISBN 978-7-2140-5979-6	2009

序号	完成人	著作名称	出版社	统一书号	出版时间
6	第一编著	给自己开方：名老中医的特效家庭自助疗法	中国中医药出版社	ISBN 978-7-5132-2250-1	2015
7	主编	中医脑病主治医生480问	中国协和医科大学出版社	ISBN 978-7-8113-6528-3	2012
8	独著	有情之品疗有情之身	中国中医药出版社	ISBN 978-7-5132-4132-8	2018
9	主编	中医内科急症临床	中国医药科技出版社	ISBN 978-7-5067-0738-1	1993
10	主编	特发性结肠炎证治	天津科技翻译出版公司	ISBN 978-7-5433-0675-1	1994
11	主编	中风脑病诊疗全书（第二版）	中国中医药出版社	ISBN 978-7-5132-3829-8	2017
12	副主编	实用中风病康复学	人民卫生出版社	ISBN 978-7-1171-3376-0	2010
13	副主编	神经病学	人民军医出版社	ISBN 978-7-8019-4776-5	2006

三、代表性论文目录

［1］王新志，宫洪涛，王海军.中风失语中医研究述评［J］.北京中医药大学学报，1996，19(1):6-9.

［2］王新志，刘向哲.中风病中医治疗10法［J］.中医杂志，2002，43(4):305-307.

［3］王新志，李燕梅，刘向哲，等.中风星蒌通腑胶囊治疗急性缺血性中风120例［J］.中华中医药学刊，2002，20(2):153-154.

［4］王新志.中风证治［J］.河南中医，2001，21(4):1-3.

［5］王新志，李燕梅，张金生.《内经》论中风病因钩玄［J］.北京中医药大学学报，2002，25(3):14-15.

［6］王新志，刘建浩.《内经》论中风浅谈［J］.中医学报，2003，18(2):6-8.

［7］王新志，王海军，李燕梅.中风失语研究述评［J］.中医杂志，2005，46(1):68-70.

［8］王新志.浅谈"心气实则笑不休"［J］.中医杂志，2007，

48(5):473-474.

　　［9］王新志，杨海燕，刘向哲，等.缺血性中风痰热腑实证与通腑法研究进展［J］.中医药通报，2009，8(5):63-66.

　　［10］王新志.中风病恢复期当心肾与脑同治本虚标实兼顾［J］.北京中医药大学学报(中医临床版)，2010，17(6):27-28.

　　［11］王新志，王双利.通腑疗法预防脑卒中相关性肺炎的临床研究［J］.中医学报，2010，25(4):630-632.

　　［12］王新志，贺光临.王新志教授治疗慢性头痛经验介绍［J］.中医临床研究，2013(9):89-89.

　　［13］王新志，朱盼龙.王新志教授运用乌头治疗中风的经验［J］.中医临床研究，2012(23):96-97.

　　［14］王新志，朱盼龙.三期辨治可逆性后部白质脑病综合征初探［J］.中医学报，2014，29(9):1369-1370.

　　［15］王新志，彭壮.耳石症手法复位后残余症状的中医治疗思维［J］.中医药通报，2014，19(6):30-31.

　　［16］王新志，张艳博.益气举陷法治疗中风后吞咽障碍案例举隅［J］.中国中医药现代远程教育，2015，13(1):123-124.

　　［17］王新志，许可可.虫类药治疗中风研究现状［J］.北京中医药，2015，34(7):526-528.

　　［18］王新志，姜守军，吴静.电刺激小脑顶核治疗急性脑梗死的临床疗效观察［J］.中风与神经疾病杂志，2002，19(1):41-42.

　　［19］王新志，李燕梅.中成药上市后再评价的现状与思考［J］.中国新药杂志，2006，15(18):1517-1519.

　　［20］王新志，姬令山.中风后悲哭辨证论治3则［J］.新中医，2010(3):121-122.

　　［21］王新志.控制血压，改掉"四个快、一个坏"［J］.家庭科学，2011(1):21.

　　［22］王新志.自制雾化排痰法［J］.家庭保健，2011(5):48.

　　［23］王新志，何世桢.骨质疏松用土元和骨碎补就能修复如初［J］.中华养生保健，2011(1):58.

［24］王新志，代景娜.通腑法治疗急性缺血性中风40例临床观察［J］.国际中医中药杂志，2011，33(6):541-543.

［25］王新志.百会穴实乃"百岁穴"［J］.医药与保健，2011，18(2):62.

［26］王新志，张鲁峰，陈尚琼，等.葛根素注射液治疗内耳眩晕病56例临床观察［J］.国际医药卫生导报，2001(10):48-49.

［27］赵敏，王新志.通腑化痰法对急性出血性中风血肿吸收速度与神经功能的影响［J］.中华中医药学刊，2002，20(4):429-430.

［28］荆志伟，周志焕.活血化瘀法治疗急性出血性中风的探讨［J］.中医研究，2002，15(4):2-4.（指导：王新志）

［29］缪晓路，黄燕，裴建，等.缺血中风急性期应用阴阳辨证的证候分级回归分析［J］.中西医结合心脑血管病杂志，2007，5(12):1166-1167.

［30］潘峰，郭建文，王新志，等.急性缺血性中风综合治疗方案多中心临床试验研究［J］.天津中医药，2007，24(6):458-461.

［31］刘向哲，郭蕾，王新志，等.论禀赋的先天实质和后天表现［J］.北京中医药大学学报，2007，30(9):587-589.

［32］李燕梅，王新志.从单味中药颗粒剂的利弊探讨单味中药剂型的改革［J］.中国中医药科技，2007，14(5):359-360.

［33］刘向哲，王永炎，王新志.论《黄帝内经》的禀赋学思想［J］.中医杂志，2007，48(12):1131-1133.

［34］张跃红，王新志.降压增视汤治疗高血压性视网膜病变32例临床观察［J］.河南中医，2007，27(6):50-51.

［35］刘向哲，王新志，王永炎.试论禀赋与中风病的相关性［J］.中华中医药杂志，2007，22(11):754-756.

［36］杨国防，王新志.王新志教授从肠胃论治中风经验［J］.河南中医，2009，29(5):444-445.

［37］路永坤，冯国磊，关运祥，等.中风芪红利水胶囊对脑缺血大鼠脑组织的影响［J］.时珍国医国药，2009，20(12):2992-2994.（通讯作者：王新志）

［38］李燕梅，王新志，张慧永.培元通脑胶囊治疗脑卒中后假性球麻

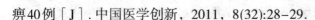

痹40例［J］.中国医学创新，2011，8(32):28-29.

　　［39］付渊博，邹忆怀，王新志.星蒌通腑汤治疗急性缺血性中风痰热腑实证临床观察［J］.中华中医药学刊，2010，28(3):668-670.

　　［40］代景娜，王新志.升陷汤治疗眼肌型重症肌无力一例［J］.国际中医中药杂志，2010，32(3):266.

　　［41］王双利，王新志.交泰丸合磁朱丸治疗顽固性失眠的临证心得［J］.光明中医，2010，25(4):593-595.

　　［42］王菁婧，索爱琴，王新志，等.高同型半胱氨酸血症患者个体化治疗疗效分析［J］.郑州大学学报(医学版)，2011，46(2):291-293.

　　［43］刘向哲，王新志，王永炎.基于禀赋概念的"五态人"与中风发病相关性初步研究［J］.中国中医基础医学杂志，2011，17(8):910-911.

　　［44］李小云，王新志.中医综合治疗椎-基底动脉供血不足性眩晕50例［J］.光明中医，2011，26(2):274-275.

　　［45］刘向哲，王新志，王永炎.试论禀赋与体质的关系［J］.北京中医药大学学报，2011，34(7):441-443.

　　［46］曹玮，张振强，王新志.中风芪红利水饮治疗缺血性中风的临床疗效及对血管内皮功能的影响［J］.中医学报，2011，26(1):74-76.

　　［47］刘延浩，王新志.结节性硬化症从痰论治［J］.光明中医，2011，26(3):466-467.

　　［48］江利敏，王新志，李燕梅.甲亢性周期性麻痹的临床诊治分析［J］.医药论坛杂志，2012，33(10):91-92.

　　［49］刘向哲，王新志，杨国防.扶正固本法治疗脑梗死疗效观察［J］.中国实用神经疾病杂志，2012，15(5):49-51.

　　［50］江利敏，王新志，李燕梅，等.多巴反应性肌张力障碍36例临床分析［J］.中国实用神经疾病杂志，2012，15(20):20-21.

　　［51］江利敏，尤晓涵，王新志，等.数字减影血管造影首次阴性蛛网膜下腔出血患者的病因及诊治对策［J］.中国实用神经疾病杂志，2013，16(3):12-14.

　　［52］刘向哲，王新志，王永炎.试论禀赋与遗传的关系［J］.中国中医基础医学杂志，2013，19(4):458-459.

［53］刘向哲，王新志，王聪.健脾补肾活血方对脑梗死患者神经功能缺损和T细胞亚群的影响［J］.中国实验方剂学杂志，2013，19(3):279-282.

［54］朱现民，尹连海，张敏，等.针灸治疗血管性痴呆现状［J］.河南中医，2013，33(6):950-952.（通讯作者：王新志）

［55］朱现民，霍尚飞，卢璐，等.天突穴在救治危急病症中的应用［J］.中国针灸，2013，33(6):523-525.（通讯作者：王新志）

［56］谷建云，王新志.浅谈寒热并举在中医方剂配伍中的应用［J］.中国中医基础医学杂志，2013，19(6):625-626.

［57］徐泽合，王新志.柴胡加龙骨牡蛎汤治疗肝郁脾虚型慢性疲劳综合征42例［J］.河南中医，2013，33(6):847-848.

［58］许蒙，王新志.王新志教授治疗眼轮匝肌痉挛临床经验总结［J］.光明中医，2014，29(4):820-821.

［59］杨海燕，王新志，朱盼龙.通腑法在重症脑血管病中的应用体会［J］.现代中医临床，2014，21(2):13-14.

［60］毛峥嵘，王新志.王新志教授治疗中风通腑后腹胀痛经验举隅［J］.现代中医临床，2014，21(2):15-16.

［61］付渊博，孙敬青，宣雅波，等.基于GEE模型评价中医综合方案对缺血性中风患者神经功能损伤的临床观察［J］.中华中医药杂志，2015，30(3):952-955.

［62］郭昊睿，王新志.中医药治疗中风后肩手综合征思路［J］.中医药通报，2015，14(5):45-46.

［63］贾翔，朱敏，王新志.星蒌通腑汤治疗急性缺血性中风痰热腑实证30例［J］.河南中医，2015，35(6):1272-1273.

［64］赵慧鹃，王新志.王新志教授运用炙甘草汤的经验浅探［J］.中国中医药现代远程教育，2015，13(2):23-24.

［65］许可可，王新志.王新志从风论治前庭性偏头痛经验［J］.中医药通报，2015，14(6):27-28.

［66］付渊博，王麟鹏，赵因，等.中医综合方案对脑梗死患者NIHSS评分的影响［J］.北京中医药，2016，35(4):295-298.

［67］魏戎，谢雁鸣，常艳鹏，等.中医药干预缺血性中风病3年随访结局评价［J］.中华中医药杂志，2016，31(10):3970-3976.

［68］曾利敏，张亚男，王新志.王新志教授治疗脑血管病后汗证的经验［J］.国医论坛，2016，31(2):19-20.

［69］张亚男，曾利敏，王新志.王新志教授从肝脾论治抑郁躯体化头部症状经验［J］.国医论坛，2016，31(3):29-30.

［70］周红霞，刘学文，程先宽，等.芳香解语汤治疗大脑前循环梗塞后运动性失语的临床观察［J］.中国中医基础医学杂志，2016，22(9):1206-1207.（通讯作者：王新志）

［71］王小燕，杨帅，汪道静.王新志从奇恒论治小脑萎缩经验拾零［J］.国医论坛，2017，32(3):13-15.（指导：王新志）

［72］汪道静，杨帅，王小燕，等.王新志教授运用温阳解郁法治疗郁证经验［J］.国医论坛，2017，32(5):18-19.（通讯作者：王新志）

［73］王彦华，杨国防，周红霞，等.针刺阿呛组穴治疗脑卒中后假性球麻痹吞咽困难的临床研究［J］.辽宁中医杂志，2017(11):164-166.（通讯作者：王新志）

［74］李代均，王新志.王新志老中医用磁朱丸治疗耳鸣、脑鸣经验探讨总结［J］.中医临床研究，2017，9(36):104-105.

［75］李菡，朱涛，王新志.针刺配合康复训练治疗中风后吞咽障碍临床观察［J］.陕西中医，2011，8(3):329-330.

［76］许蒙，王新志.黄连阿胶汤加味治疗更年期失眠应用举隅［J］.光明中医，2017，32(8):1190-1191.

［77］许蒙，王新志."胃不和则卧不安"——其实"卧不安"则"胃也不和"［J］.光明中医，2017，32(6):783-784.

［78］刘向哲，毋少华，王新志.颅内血肿微创穿刺清除术对高血压脑出血患者hs-CRP及D-二聚体的影响［J］.中国实用神经疾病杂志，2017，20(3):28-30.

［79］周红霞，王彦华，刘向哲.脑血疏口服液治疗气虚血瘀型急性脑梗死的临床研究［J］.中国新药杂志，207，26(12):1423-1427.

［80］刘向哲，郭鹏飞，王新志.颅内血肿微创穿刺清除术治疗高血压

脑出血的Meta分析［J］.中国中西医结合急救杂志，2017，24（03）：257-261.

［81］王孟秋，王新志.王新志教授运用甘草泻心汤治疗灼口综合征验案举隅［J］.光明中医，2018，33(17):2496-2497.

［82］王灿，王新志.浅谈对中医"眩晕"病名的思考［J］.中医药通报，2018，17(4):34-35+41.

［83］孙永康，刘彩芳，杨海燕，等.中医药治疗中风后肢体疼痛研究进展［J］.光明中医，2018，33(11):1673-1675.（通讯作者：王新志）

［84］林燕杰，王新志.王新志教授治疗不明原因发作性疾病验案2则［J］.光明中医，2018，33(8):1186-1187.

［85］孙永康，杨海燕，王新志.王新志应用猪牙皂治疗脑系疾病经验［J］.中国中医基础医学杂志，2019，25（9）：1238-1240.

［86］路永坤，王新志，杨国防，等.平肝补肾法联合肌肉起止点针刺对中晚期帕金森病患者运动、平衡功能及日常生活活动能力的影响［J］.广州中医药大学学报，2020,37(10):1907-1912.

［87］丁亮吾，王新志.小续命汤联合针刺治疗脑梗死后肢体功能障碍60例［J］.

河南中医，2020，40(7):1051-1053.

［88］邝玉慧，陈欣菊，徐方飚，等.基于网络药理学和分子对接探讨不换金正气散治疗新型冠状病毒肺炎分子机制研究［J］.中药药理与临床,2020,36(4):52-58.（通讯作者：王新志）

［89］孙永康，王新志，杨海燕.王新志教授治疗脑出血与脑梗死用药比较［J］.中西医结合心脑血管病杂志，2020，18(12):1973-1975.

［90］徐方飚，王新志，邝玉慧，等.基于网络药理学预测小麦抗抑郁作用机制［J］.中华中医药学刊，2020，38(9):124-127+268-269.

［91］王博，王新志.王新志调整脏腑气机治疗情志病经验［J］.中医杂志，2020，61(11):954-956.

［92］康紫厚，王新志.王新志教授运用"子午流注理论"治疗顽固性失眠心悟掇萃［J］.亚太传统医药，2020，16(5):79-81.

［93］许蒙，王新志.从圆运动理论治疗不寐［J］.中医学报，2020，

35(4):746-749.

［94］路永坤，王新志，刘向哲，等.参归通络汤对严重狭窄大脑中动脉远端脑组织低灌注区侧支循环的影响［J］.中国老年学杂志，2020，40(7):1376-1379.

［95］孙永康，徐方飚，王新志.王新志教授在脑病中运用轻清走上之品经验［J］.中医研究，2020，33(3):42-45.

［96］康紫厚，王新志，王建萍.天智颗粒治疗风阳上扰型前庭阵发症的疗效及对中医眩晕程度分级评分、DHI评分的影响［J］.中西医结合心脑血管病杂志，2020，18(5):738-741.

［97］孙永康，杨海燕，王新志.王新志分期论治郁证经验［J］.中国中医基础医学杂志，2020，26(1):132-134.

［98］杨海燕，王新志，孙永康.王新志教授治疗脑梗死药-证-症分析研究［J］.中西医结合心脑血管病杂志，2020，18(1):137-142.

四、培养博士、硕士研究生及拜师弟子

1.协助王永炎院士培养两名博士研究生杨辰华、刘向哲。

姓名	性别	学习时间	现工作单位	职务	职称	毕业论文
杨辰华	男	2003年	河南省中医药研究院	科主任	主任医师	玄府理论及其在血管性痴呆治疗中的应用研究
刘向哲	男	2008年	河南中医药大学第一附属医院	科主任	主任医师	禀赋概念的现代诠释及与中风发病相关性研究

2.自己培养博士研究生5人。

姓名	性别	学习时间	现工作单位	职务	职称	毕业论文
杨海燕	女	2012—2015年	河南中医药大学第一附属医院		副主任医师	名老中医王新志教授学术思想及治疗中风病学术经验整理与研究
毛峥嵘	男	2012—2015年	河南中医药大学第一附属医院	科主任	主任医师	王新志教授辨治风后通脐学术思想和临床经验整理及临床应用研究

姓名	性别	学习时间	现工作单位	职务	职称	毕业论文
张艳博	女	2015—2019年	河南中医药大学第一附属医院		住院医师	通腑方干预脑卒中痰热腑实证预防卒中相关性肺炎发生的机制
李代均	男	2020—至今	河南中医药大学		住院医师	
孙永康	男	2020—至今	河南中医药大学		住院医师	

3.其培养的硕士研究生继续深造其他院校博士学位18人。

姓名	性别	学习时间	现工作单位	职务	职称	博士就读院校
赵敏	男	2003—2006年	河南中医药大学第一附属医院	副院长	主任医师	天津中医药大学
张文立	男	2006—2009年	河北工程大学医学院	中医系临床教研室主任	副教授	上海中医药大学
荆志伟	男	2004—2007年	中国中医科学院	副处长	研究员	中国中医科学院
裴卉	女	2006—2009年	中国中医科学院西苑医院		副主任医师	北京中医药大学
周红霞	女	2018—至今	河南中医药大学第一附属医院		主任医师	河南中医药大学
杨克勤	女	2013—2016年	河南中医药大学第一附属医院		副主任医师	山东中医药大学
刘建浩	男	2007—2010年	三亚市中医院	副院长	主任医师	上海中医药大学
耿振平	女	2004—2007年	河南省中医药研究院		主任医师	河南中医药大学
王彦华	女	2013—2016年	河南中医药大学第一附属医院		主任医师	山东中医药大学
关运祥	男	2018—至今	河南中医药大学第一附属医院		副主任医师	河南中医药大学

姓名	性别	学习时间	现工作单位	职务	职称	博士就读院校
路永坤	男	2007—2010年	河南中医药大学第一附属医院		主治医师	广州中医药大学
吴彦青	男	2008—2011年	首都医科大学附属北京中医医院		副主任医师	北京中医药大学
姬令山	男	2008—2011年	河南省中医院		副主任医师	广州中医药大学
付渊博	男	2008—2011年	首都医科大学附属北京中医医院	针灸科主任	副主任医师,副教授	北京中医药大学
贾翔	男	2009—2012年	广州市中西医结合医院		副主任医师	广州中医药大学
王小燕	女	2018—至今	湖北中医药大学		住院医师	湖北中医药大学
王孟秋	女	2019—至今	湖北中医药大学		住院医师	湖北中医药大学
王博	女	2020—至今	中国中医科学院		住院医师	中国中医科学院

4.培养硕士研究生79人。

序号	姓名	性别	学习时间	现工作单位	职务	职称	毕业论文
1	赵敏	男	1998—2001年	河南中医药大学第一附属医院	副院长	主任医师	黄芪合剂对中风等危重病应激性胃粘膜病变的治疗作用及其机制的临床研究
2	高祖明	男	1998—2001年	浙江大学医学院附属第二医院		主任医师	胃黏膜病变的治鼠急性脑缺血再灌注损伤作用的实验研究

序号	姓名	性别	学习时间	现工作单位	职务	职称	毕业论文
3	刘向哲	男	1999—2002年	河南中医药大学第一附属医院	脑病一区科主任	主任医师	中风星蒌通腑胶囊对急性脑缺血大鼠脑组织中兴奋性氨基酸钙离子及含水量的影响
4	张鲁峰	女	1999—2002年	武警河南总队医院	科副主任	副主任医师	通腑化痰法对抗急性脑缺血损伤作用的实验研究
5	张曙霞	女	1999—2002年	蓬莱市中医院		副主任医师	中风星蒌通腑胶囊对急性脑缺血再灌注损伤作用机制的实验研究
6	孙佩然	女	2000—2003年	香港科技大学生命科学部	访问学者	助理研究员	不同黄芪用量的补阳还五汤对气虚血瘀型缺血性中风大鼠的实验研究
7	杨海燕	女	2000—2003年	河南中医药大学第一附属医院		副主任医师	黄芪不同剂量补阳还五汤对脑缺血大鼠保护作用的实验研究
8	张文立	男	2001—2004年	河北工程大学医学院	康复治疗系临床教研室主任	副教授	中风星蒌通腑治疗缺血性中风机理研究
9	牛永义	男	2001—2004年	平煤神马集团总医院	中医科主任	主任医师	通腑化痰法对抗急性脑缺血损伤作用的实验研究
10	荆志伟	男	2001—2004年	中国中医科学院	副处长	研究员	星蒌承气汤治疗缺血性中风机理研究
11	吴涛	男	2002—2005年	河南推拿职业学院	教务处长	副主任医师	中风回言胶囊临床疗效观察及作用机理研究

序号	姓名	性别	学习时间	现工作单位	职务	职称	毕业论文
12	李中良	男	2002—2005年	河南推拿职业学院	河南推拿职业学院党委委员、副院长		中风芪红利水饮对中风气虚血瘀水湿停滞患者血清SOD、MDA含量影响
13	刘敬平	女	2002—2005年	洛阳协和医院	所长	主任医师	中风芪红利水饮治疗缺血性脑中风临床研究及对TXB2、6-K-PGF1α的影响
14	罗继红	女	2002—2005年	河南省中医药研究院附属医院		副主任医师	中风芪红利水饮对缺血性中风患者细胞因子影响的临床研究
15	曹玮	女	2002—2005年	河南中医药大学继续教育学院		副主任医师	中风芪红利水饮对缺血性中风气虚血瘀水停证患者血管内皮功能的影响
16	裴卉	女	2002—2005年	中国中医科学院西苑医院		副主任医师	益气养阴活血法对糖尿病性脑血管内皮细胞凋亡作用及机理的实验研究
17	周红霞	女	2003—2006年	河南中医药大学第一附属医院		副主任医师	中风芪红利水饮对急性脑缺血模型大鼠血清一氧化氮（NO）、内皮素（ET）及脑组织含水量的影响
18	杨克勤	女	2003—2006年	河南中医药大学第一附属医院		主任医师	中风七虫益髓胶囊对缺血性中风患者临床疗效及血管内皮功能的影响

序号	姓名	性别	学习时间	现工作单位	职务	职称	毕业论文
19	王山	男	2003—2006年	南阳市中心医院		副主任医师	中风星蒌通腑饮对急性缺血性中风患者血管内皮细胞功能的影响
20	尹亚东	男	2003—2006年	舞阳县人民医院	副院长	主任医师	缺血性进展型卒中相关多因素分析及与中医辨证分型关系的研究
21	刘建浩	男	2003—2006年	三亚市中医院	副院长	主任医师	芪红利水饮治疗缺血性中风SOD、MDA研究
22	负建业	男	2003—2006年	安阳市中医院	科副主任	副主任医师	中风芪红利水饮对急性脑缺血大鼠血浆 PGI_2、TXA_2 及再灌注损伤的影响
23	耿振平	女	2004—2007年	河南省中医药研究院		主治医师	中风芪红利水胶囊对急性脑缺血大鼠脑组织中SOD、MDA含量的影响
24	王彦华	女	2004—2007年	河南中医药大学第一附属医院		主任医师	中风七虫益髓胶囊治疗急性缺血性中风的临床疗效观察及对 TNF-α、IL-8的影响
25	何岩莉	女	2004—2007年	河南中医药大学第一附属医院	超声科主任	主任医师	镇晕方治疗椎-基底动脉供血不足性眩晕的临床研究
26	张跃红	女	2004—2007年	河南中医药大学第一附属医院		主任医师	增视益明丸治疗高血压眼底改变的临床观察

序号	姓名	性别	学习时间	现工作单位	职务	职称	毕业论文
27	王荣荣	女	2004—2007年	河南理工大学医学院		讲师	中风芪红利水胶囊对急性脑缺血大鼠脑组织中血栓素 B2、6-酮-前列环素 Fla 的影响
28	关运祥	男	2004—2007年	河南中医药大学第一附属医院		副主任医师	中风芪红利水胶囊对急性缺血性大鼠凝血纤溶机制的影响
29	路永坤	男	2004—2007年	河南中医药大学第一附属医院		主治医师	中风芪红利水胶囊对急性脑缺血大鼠脑组织中氨基酸、钙离子、含水量的影响
30	辛辛	男	2004—2007年	黄河科技学院附属医院		主治医师	中风芪红利水胶囊对急性脑缺血大鼠脑组织肿瘤坏死因子、白介素8及病理变化的影响
31	苏刘涛	男	2005—2008年				中风星蒌通腑胶囊治疗急性缺血性中风痰热腑实证的临床研究
32	吴彦青	男	2005—2008年	首都医科大学附属北京中医医院		副主任医师	中风芪红利水胶囊对急性脑缺血大鼠血液流变学及病理组织学的影响
33	姬令山	男	2005—2008年	河南省中医院		副主任医师	聪智颗粒治疗血管性痴呆（脾肾两虚兼痰瘀阻窍证）的临床研究

序号	姓名	性别	学习时间	现工作单位	职务	职称	毕业论文
34	付渊博	男	2005—2008年	首都医科大学附属北京中医医院	针灸科主任	副主任医师，副教授	中风星蒌通腑胶囊治疗缺血性中风急性期（痰热腑实夹瘀证）的临床研究
35	孙莉	女	2005—2008年	郑州大学第三附属医院		副主任医师	穴位注射治疗精血不足及脾肾亏虚型脑瘫的临床研究
36	王亮	男	2005—2008年	郑州大学第三附属医院	科主任	副主任医师	穴位注射结合功能训练治疗痉挛性脑性瘫痪临床研究
37	贾翔	男	2006—2009年	广州市中西医结合医院		副主任医师	出血性中风急性期"瘀热阻窍证"临床调查研究
38	赵瑞霞	女	2006—2009年	郑州人民医院		副主任医师	缺血性中风"病证结合、方证相应"的临床研究
39	杨国防	男	2006—2009年	河南中医药大学第一附属医院		主治医师	缺血性中风常见中医体质类型与证候的相关性研究
40	董旭辉	男	2006—2009年	河南中医药大学第三附属医院		副主任医师	灯盏生脉胶囊治疗缺血性中风恢复期的临床研究
41	王双利	女	2007—2010年	中国人民解放军联勤保障部队第九八八医院		主治医师	中医综合方案治疗早期缺血性中风的临床研究
42	虞璐	女	2008—2011年	郑州大学第五附属医院		副主任医师	针刺配合吞咽训练治疗脑卒中后吞咽障碍临床研究

序号	姓名	性别	学习时间	现工作单位	职务	职称	毕业论文
43	李峥亮	女	2008—2011年	河南大学淮河医院		主治医师	缺血性中风常见体质类型与可干预性危险因素的相关性研究
44	李小云	女	2008—2011年	郑州大学第一附属医院	总住院医	主治医师	中医综合治疗椎－基底动脉供血不足性眩晕
45	代景娜	女	2008—2011年	郑州人民医院		主治医师	急性缺血性中风临床路径的临床研究
46	刘延浩	男	2008—2011年	开封市中心医院		主治医师	苁蓉总苷胶囊治疗血管性痴呆临床观察
47	张慧永	男	2009—2012年	安阳市中医院		主治医师	针刺阿呛组穴治疗缺血性脑卒中假性球麻痹吞咽困难的临床研究
48	丁亮吾	男	2009—2012年	许昌市人民医院	康复科主任	副主任医师	芪蛭通络胶囊治疗脑梗死恢复期（气虚痰瘀阻络证）临床研究
49	郭利娟	女	2009—2012年	濮阳市中医院		主治医师	针刺阿呛穴治疗脑卒中假性球麻痹吞咽困难的中西医机制探讨
50	陈卓	男	2009—2012年	北京东方艾美生物技术有限公司	运营总监		地黄饮子对复发性中风肝肾亏虚型尿失禁的临床研究
51	兰卫洁	女	2009—2012年	濮阳市油田总医院		主治医师	丹红注射液治疗急性脑梗死临床观察及对Lp(a)、hs–CRP影响

序号	姓名	性别	学习时间	现工作单位	职务	职称	毕业论文
52	贺光临	男	2010—2013年	宝安区人民医院		全科主治医师	缺血性中风复发常见体质类型调查与可干预性危险因素的研究
53	王学凯	男	2010—2013年	新乡市中心医院		主治医师	天龙通络胶囊治疗脑梗死恢复期(中经络风痰瘀阻证)临床观察
54	康紫厚	男	2011—2014年	郑州市第二人民医院		主治医师	甜梦口服液联合帕罗西汀治疗缺血性中风后焦虑抑郁共病(肾虚证)的临床研究
55	朱盼龙	男	2011—2014年	许昌市中医院		主治医师	芪红利水饮配合微创血肿清除术治疗脑出血的临床研究
56	许蒙	女	2011—2014年	河南中医药大学第三附属医院		主治医师	黄连阿胶胶囊治疗不寐(阴虚火旺证)临床研究
57	彭壮	男	2012—2015年	漯河市中医院		主治医师	加味旋覆代赭汤治疗缺血性中风后呃逆症的临床研究
58	张艳博	女	2012—2015年	河南中医药大学第一附属医院		住院医师	中医药治疗缺血性中风恢复期丘脑痛的临床观察
59	赵慧鹏	女	2012—2015年	长垣县妇幼保健院		主治医师	中风参芪通络颗粒剂治疗缺血性中风后(恢复期)疲劳(气虚血瘀证)的临床观察

序号	姓名	性别	学习时间	现工作单位	职务	职称	毕业论文
60	许可可	女	2013—2016年	郑州市中心医院		住院医师	解郁丸对缺血性卒中后抑郁及脑源性神经营养因子（BDNF）的影响
61	张亚男	女	2013—2016年	郑州市第二人民医院		住院医师	丹红注射液对血瘀型急性缺血性中风患者血清PLGF的影响
62	曾利敏	女	2013—2016年	郑州市第七人民医院		住院医师	冰红酒剂配合康复训练对缺血性脑卒中后肩手综合征早期的临床研究
63	赵俊朝	男	2014—2017年	郑州市第二人民医院		住院医师	王新志教授对缺血性卒中后汗证相关学术思想的研究
64	郭昊睿	男	2014—2017年	开封市第二人民医院		住院医师	柴芩温胆汤加减治疗缺血性卒中后失眠（肝郁痰热型）的临床研究
65	汪道静	女	2015—2018年	河南省直第三人民医院		住院医师	王新志教授运用经方从五脏论治情志病经验总结
66	王小燕	女	2015—2018年	湖北中医药大学		住院医师	王新志教授治疗郁证学术思想及用药规律探讨
67	陈俊华	女	2015—2018年	河南中医药大学第一附属医院		住院医师	针刺阿呛组穴治疗缺血性中风后吞咽障碍的临床疗效分析
68	李代均	男	2015—2018年（韩国留学生）	河南中医药大学		住院医师	龟鹿二仙胶治疗EAMG小鼠的免疫学机制探讨

序号	姓名	性别	学习时间	现工作单位	职务	职称	毕业论文
69	王孟秋	女	2016—2019年	湖北中医药大学		住院医师	王新志教授从痰论治脑系疑难病学术思想研究
70	林燕杰	女	2016—2019年	郑州市第七人民医院		住院医师	王新志教授运用虫类药治疗脑系疾病学术思想研究
71	王灿	女	2017—2020年	驻马店市中医院		住院医师	王新志教授治疗中风后"脚挛急"的临床经验和用药规律分析
72	王博	女	2017—2020年	中国中医科学院		住院医师	通关缩泉饮联合针刺八髎穴治疗缺血性脑卒中后急迫性尿失禁的临床研究
73	孙永康	男	2017—2020年	河南中医药大学		住院医师	王新志教授辨治中风后排便异常学术思想研究
74	徐方飚	男	2018—2021年	河南中医药大学		住院医师	
75	李明远	男	2019—2022年	河南中医药大学		住院医师	
76	孙田烨	女	2019—2022年	河南中医药大学		住院医师	
77	宋研博	男	2020—2023年	河南中医药大学		住院医师	
78	崔馨月	女	2020—2023年	河南中医药大学		住院医师	
79	潘媛媛	女	2020—2023年	河南中医药大学		住院医师	

5.拜师弟子16人。

序号	姓名	性别	拜师时间	现工作单位	职务	职称
1	梁增坤	男	2017 年	中牟县中医院	科主任	副主任医师
2	杨占锋	男	2017 年	临颍县中医院	科主任	副主任医师
3	吴向东	男	2018 年	平顶山中医院	科主任	主任医师
4	杨士杰	男	2018 年	平顶山中医院		副主任医师
5	刘彬	男	2017 年	信阳淮滨芦集医院	医务科长	主治医师
6	肖忠源	男	2018 年	武陟县中医院	科主任	副主任医师
7	王小玮	男	2017 年	沁阳市中医院	科主任	副主任医师
8	杨令湖	男	2017 年	沁阳市中医院	科主任	副主任医师
9	赵丽娜	女	2017 年	巩义市中医院	科主任	副主任医师
10	张鸿彬	男	2017 年	巩义市中医院		主治医师
11	孙国平	男	2018 年	沁阳市中医院	科主任	副主任医师
12	连学雷	男	2018 年	沁阳市中医院		主治医师
13	朱公平	男	2018 年	沁阳市中医院	科副主任	副主任医师
14	赵宇	男	2018 年	沁阳市中医院		副主任医师
15	郭伟霞	女	2018 年	南阳张仲景医院		主治医师
16	王聪	女	2018 年	南阳张仲景医院		主治医师